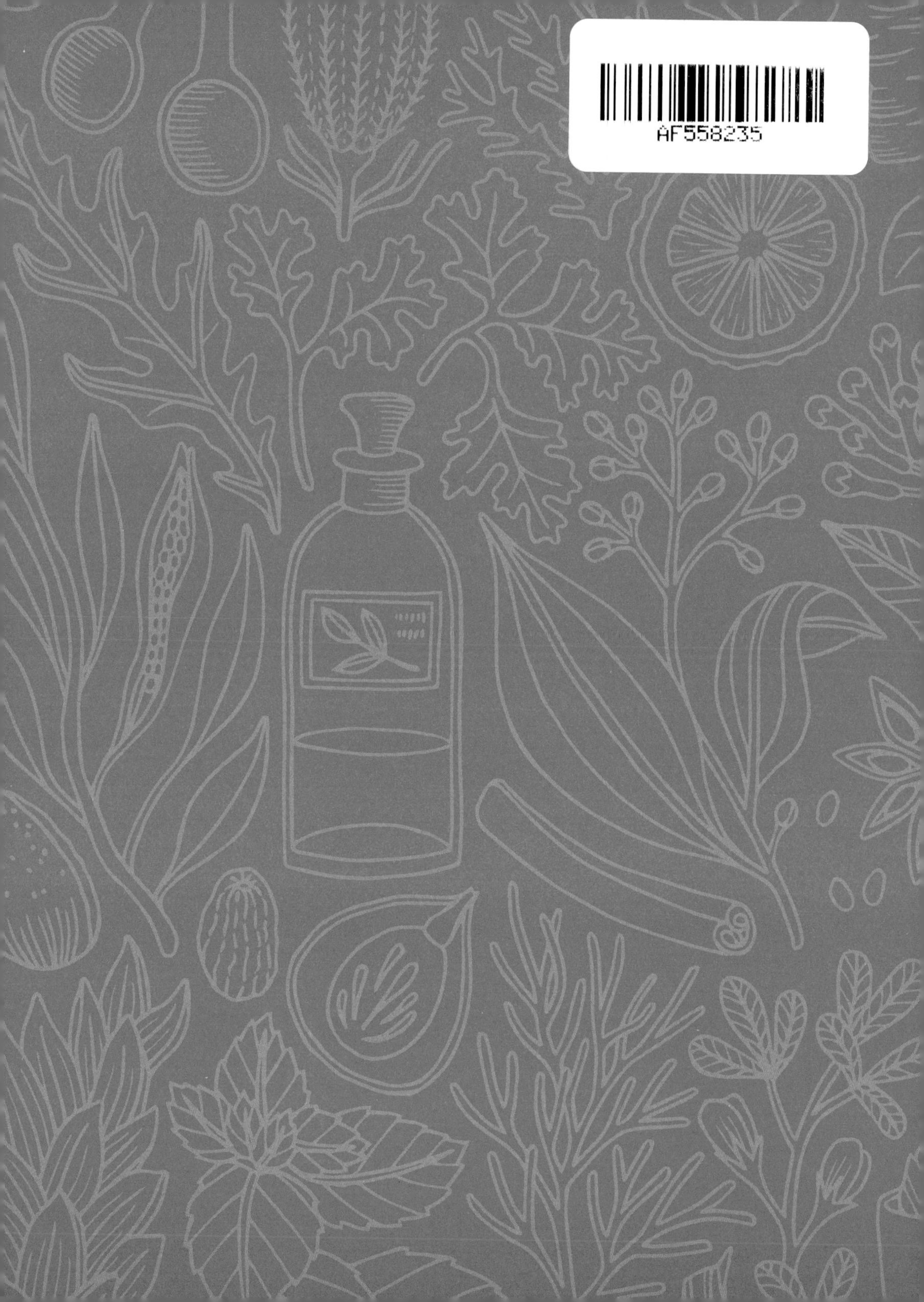

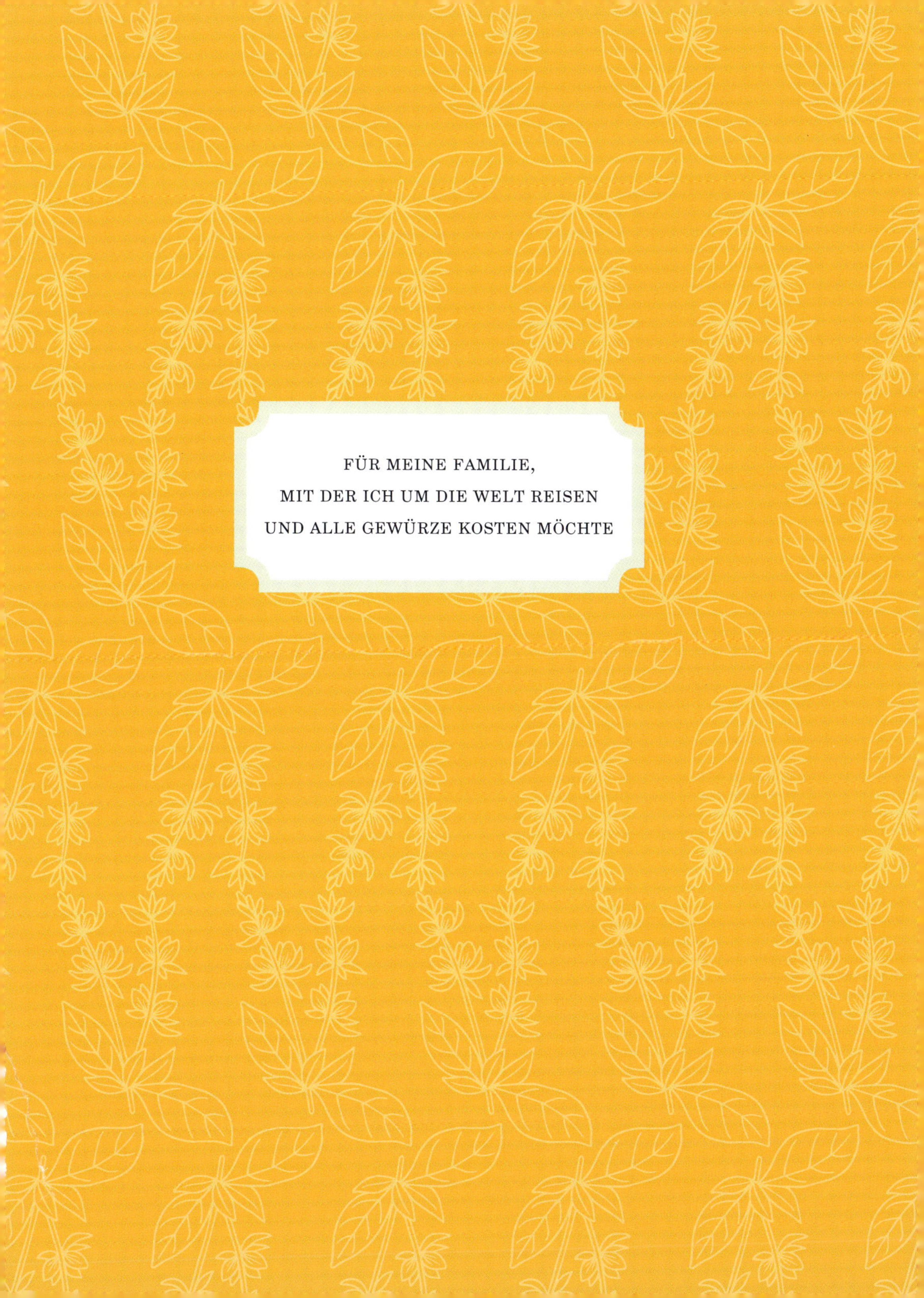
FÜR MEINE FAMILIE,
MIT DER ICH UM DIE WELT REISEN
UND ALLE GEWÜRZE KOSTEN MÖCHTE

Impressum

Deutsche Ausgabe

Clare, Bevin. Die heilende Gewürz Apotheke
1. Auflage, 2020
ISBN 978-3-946245-08-7

Herba Press ist ein Imprint der Edition Reuss GmbH
www.herba-press.de
info@herba-press.de

Englische Originalausgabe
Spice Apothecary: Clare, Bevin.
Storey Publishing. 210 MASS MoCA Way North Adams, MA 01247,
www.storey.com

Übersetzung aus dem Englischen: Dr. med. Eberhard J. Wormer
Redaktion: Matthias Reuss
Lektorat: Norbert Misch-Kunert

Abbildungsnachweise:
Fotografie Innenteil © Michael Piazza Photography/SAINT LUCY Represents.
Zusätzliche Fotos © Bevin Clare, 78, 79, 170–175. Funke Koleosho, 42. © margo555 stock.adobe.com, 97 left. © Mars Vilaubi, 6, 87, 89 top, 90 right, 91, 94 right, 96 left, 97 right, 99 bottom left, 101 left. © MaxyM/Shutterstock.com, decorative labels, 10 and throughout. © Michael Tims, 28. © Patricia Howell, 142.
© Sandeep Agarwal, 150.

BEVIN CLARE

Die heilende Gewürz Apotheke

Ihre tägliche Dosis Gesundheit und Immunstärkung mit medizinisch wirksamen Gewürzen

HERBA PRESS

INHALT

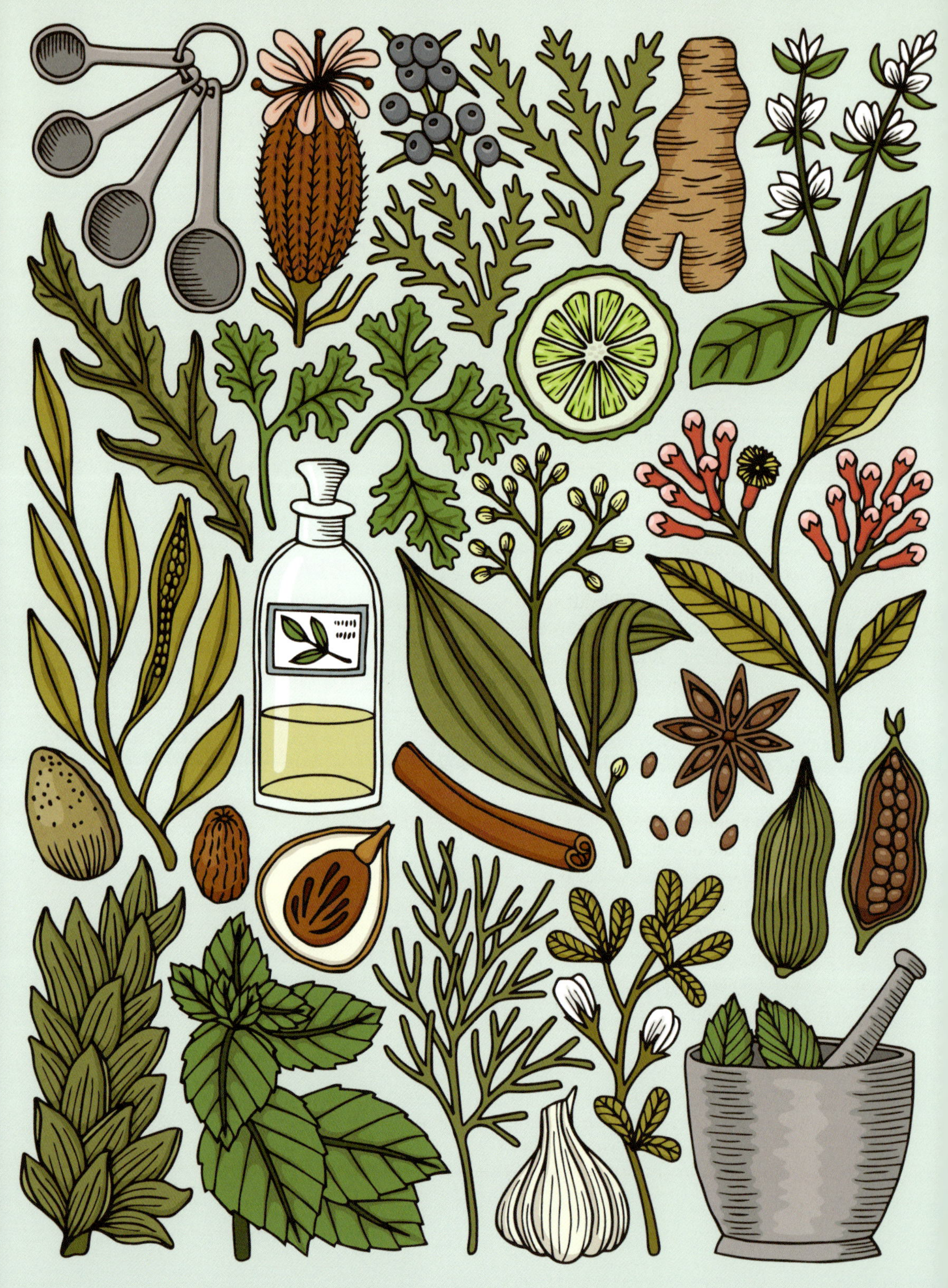

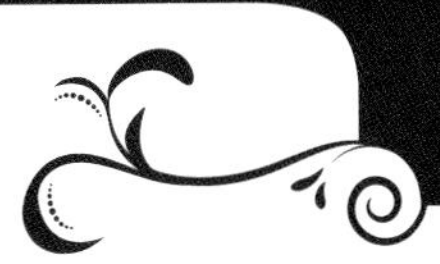

VORWORT

GEWÜRZE *ALS* MEDIZIN

Immer wieder werde ich gefragt: „Was nehmen Sie täglich ein, um gesund zu bleiben?“ Vielleicht denken die Leute ich hätte große Kessel mit köchelnder Medizin zu Hause, oder Schüsseln mit regenbogenfarbenen Kapseln oder Dutzende braune Tinkturfläschchen auf dem Küchentisch stehen. Wenn ich dann erkläre, dass Knoblauch, Zimt, schwarzer Pfeffer und Basilikum die einzige Medizin sind, die ich täglich zu mir nehme, spüre ich manchmal ein wenig Enttäuschung. Schlicht und einfach Gewürze? Keine Rezepte für ewige Jugend oder Unsterblichkeit.

Unterschätzen wir die Heilkraft von Gewürzen? Könnte Wohlschmeckendes medizinisch nützlich sein? Könnte etwas, mit dem unsere Großeltern tagtäglich gekocht haben, die Grundlage guter Gesundheit sein und sogar helfen Viren, Bakterien und Pilze zu bekämpfen?

Wir haben vergessen, dass sich der Mensch gemeinsam mit der Pflanzenwelt entwickelt hat, die eine Fülle von Kräutern und Gewürzen hervorbrachte. Kräuter und Gewürze wurden sowohl zur Zubereitung von (mitunter ungenießbarer) Nahrung als auch zur Konservierung von Lebensmitteln und traditionell verwendet. „Nahrung“ und „Medizin“ sind nicht immer klar abgrenzbar.

In Zeiten salziger, überwürzter Fertigkost haben feine Küchenkräuter und delikate Gewürze das Nachsehen. Doch seit Urzeiten wissen wir: Wir brauchen die Gewürzmedizin! Früher gehörte sie zum täglichen Leben. Heute ist sie bisweilen elitäre Arznei in schicken Fläschchen und Kapseln. Kräutermedizin muss aber nicht zwangsläufig teuer oder exklusiv sein. Im Gegenteil, je mehr Sie Ihre Medizin riechen und schmecken, ertasten, mahlen und mörsern können, umso besser. Unzählige wissenschaftliche Studien haben die günstigen Wirkungen von Kräutern und Gewürzen für die Gesundheit bestätigt. Mein Appell an gesundheitsbewusste Menschen: Nutzen Sie die Gewürze als tägliche Medizin.

Gewürzmedizin ist familiäre, gemeinschaftliche und traditionell-kulturelle Medizin. Ein Hauch von Kardamom kann die Freuden einer Hochzeitsfeier heraufbeschwören. Der berauschende Duft von Rosmarin verbreitet kultivierte Eleganz. Die Kinder streuen Zimt auf ihre heiße Schokolade. Die Großeltern würzen damit ihr Abendessen, um die Gesundheit von Herz und Kreislauf zu stärken. Viele Kräuter lassen sich ganz einfach selbst kultivieren, im Garten, auf dem Balkon, auf der Fensterbank. Werden Sie kreativ, „urban gardening” ist gesund und liegt im Trend.

Gewürze sind perfekte Medizin und mein tägliches Tonikum, meine Verbindung mit Vergangenheit und Gegenwart. Sie sind Glücksbringer, wenn ich Essen für meine Familie zubereite. Ich lade Sie ein, die aromatischen Gewürze und köstlichen, gesunden Küchenkräuter mit mir näher kennenzulernen und zu genießen.

Bevin Clare

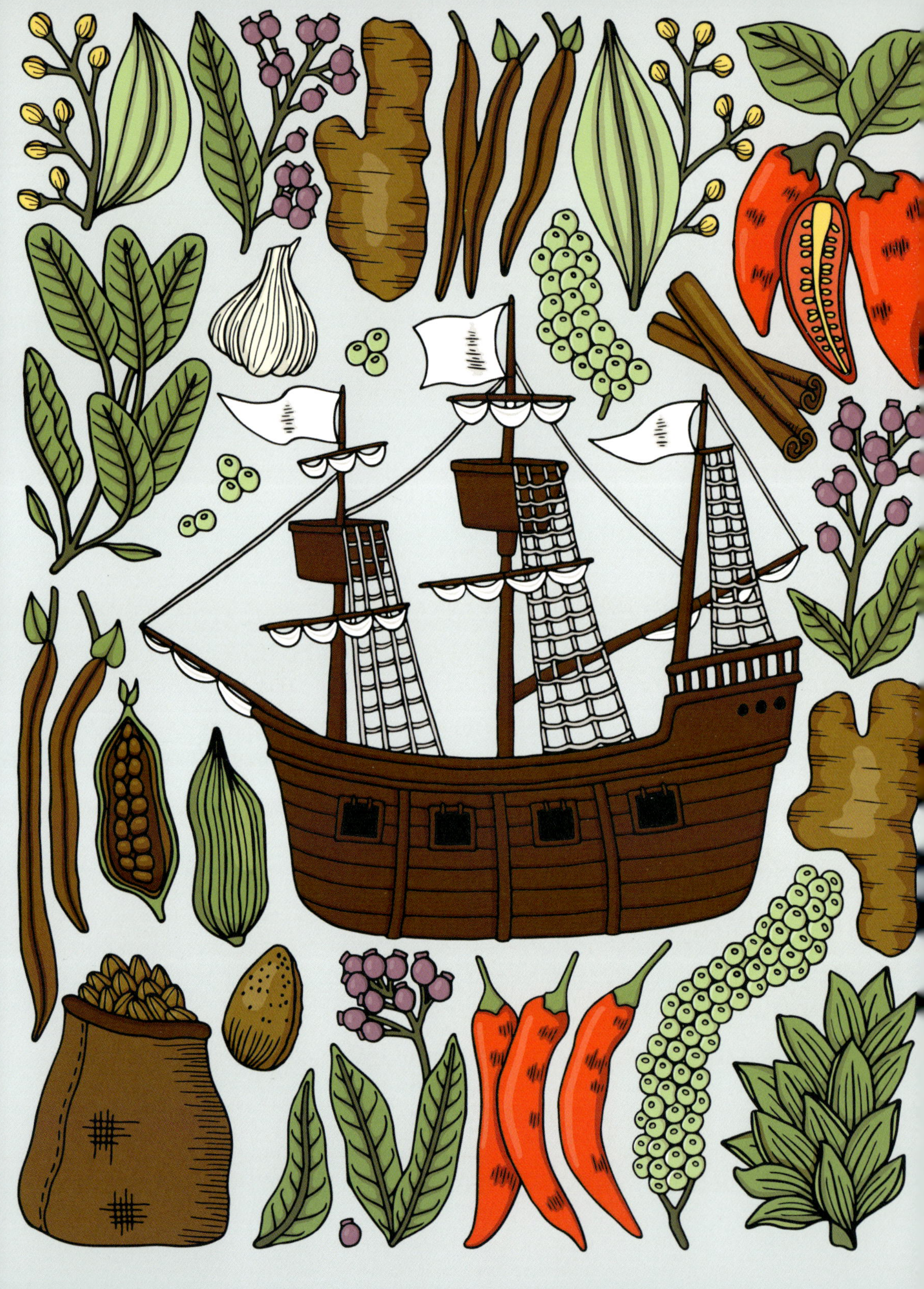

KAPITEL 1

Was uns mit Gewürzen verbindet

Unsere Sinne sind auf den Geruch, Geschmack und die Empfindung von Gewürzen abgestimmt. Überall auf der Welt benutzen Menschen Gewürzpflanzen als Küchenkräuter, als heilkräftige Medizin und als spirituelle Kultobjekte. Trotz zunehmender Präsenz von synthetischen Aromen kehren wir immer wieder zu natürlichen Gewürzen zurück. Wohlriechende Gewürze veredeln jedes Gericht und bringen viele gesunde Stoffe mit.

GLOBALER GEWÜRZHANDEL

Gewürze faszinieren uns seit Langem. Sie wurden mit Gold aufgewogen, waren sagenumwoben und der Stolz vieler ruhmreicher Nationen. Sie haben uns dazu angestachelt, Ozeane zu überqueren, Kriege zu führen und auf Schatzsuche zu gehen. Viele wichtige Handelsrouten entstanden durch den Gewürzhandel – insbesondere im Mittleren Osten, in Indien und China mitsamt ihren Verbindungen nach Europa.

Der Blick auf die Karte von Europa verdeutlicht die Nachhaltigkeit der alten Gewürzhandelsrouten. Venedig entwickelte sich zum bedeutenden Hafen, wo Schiffe mit exotischen Spezereien aus fernen Weltgegenden anlandeten, mit Ingwer, Zimt und Pfefferkorn. Holländer und Engländer standen im Wettbewerb der Kolonisierung gewürzreicher Regionen und der Einrichtung von Handelswegen. Gewürze waren jahrhundertelang eine Triebfeder des europäischen Kolonialismus in tropischen Ländern – häufig standen Profite und die Ausbeutung der betroffenen einheimischen Kulturen im Vordergrund, Gewalt und Zerstörung inklusive. Die Gier nach den Aromen seltener Gewürze war übermächtig und wirkte nicht selten sehr destruktiv.

Die Suche nach einem Seeweg zu den Gewürzinseln (dem heutigen Indonesien) führte Christoph Columbus nach Nordamerika. Aber die Neue Welt hat im direkten Vergleich zur Überfülle asiatischer und sogar europäischer Gewürze viel weniger zu bieten. Vanille, Chili und Piment sind die populärsten Kräuter und Gewürze, die von Amerika nach Europa exportiert werden.

Heutzutage sind die USA weltgrößter Abnehmer von Gewürzen, und Asien ist der größte Produzent. Manche Gewürze wie Pfeffer sind zum „Big Business“ geworden. Produktionszentren finden sich nicht nur in Gewürzregionen, sondern weltweit. Der in Amerika beheimatete Pfeffer wird in großem Maßstab in Brasilien kultiviert und Ingwer, der aus Asien stammt, in den Tropen angebaut.

Was sich kaum verändert hat: Gewürze sind relativ teuer. Je schwieriger der Anbau , desto teurer. Safran ist das teuerste Gewürz der Welt. Es wird aus den „Griffeln“ seiner Krokusblüten gewonnen und ist extrem arbeitsintensiv. Die Safranblüte hat nur drei Griffel, die von Hand geerntet werden. Jeder einzelne Griffel muss getrocknet werden, um Farbe und Aroma zu behalten. Das zweitteuerste Gewürz ist Vanille, ein Orchideengewächs. Aufzucht und Bestäubung sind äußerst schwierig. Die Kapselfrüchte (Vanilleschoten) der sensiblen Pflanzen brauchen lange bis zur Reife und müssen genau zum richtigen Zeitpunkt geerntet werden. Sie erfordern viel Pflege und Handarbeit.

Heute produziert man Gewürze in großen Mengen weltweit, vor allem in den Tropen. Die USA, Europa und Japan, die relativ wenig Gewürze für den Weltmarkt herstellen, sind die Hauptabnehmer von Kräutern und Gewürzen. Geschmacksvorlieben und die Vielfalt der verfügbaren Gewürze trugen zur global ansteigenden Nachfrage bei. Handel und Verbrauch von Gewürzen haben rund um die Welt Hochkonjunktur, unabhängig vom ökonomischen oder politischen Status. Gewürze sind „Global Player“, für die Küche und die Gesundheit.

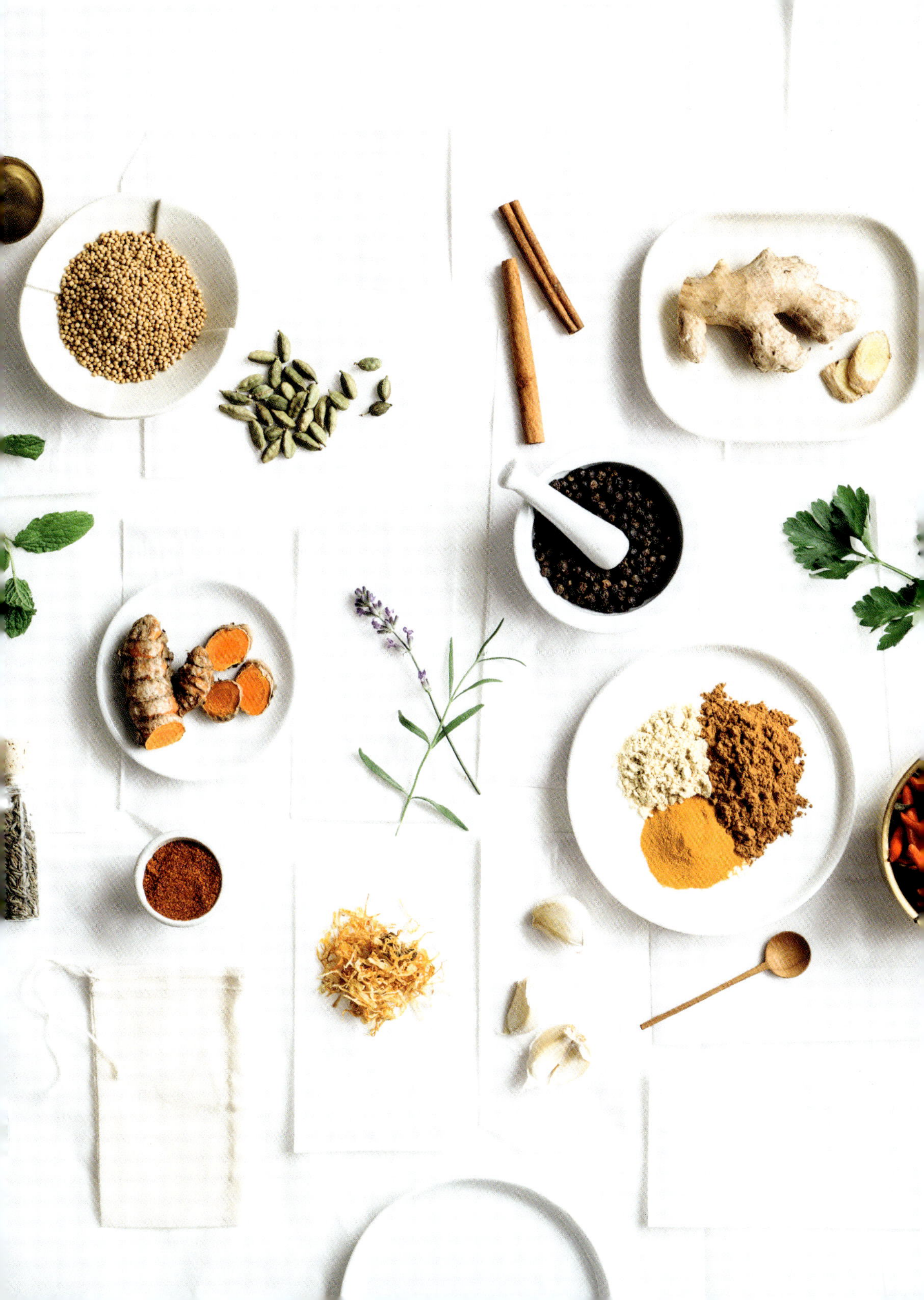

DIE HEIMAT DER GEWÜRZE

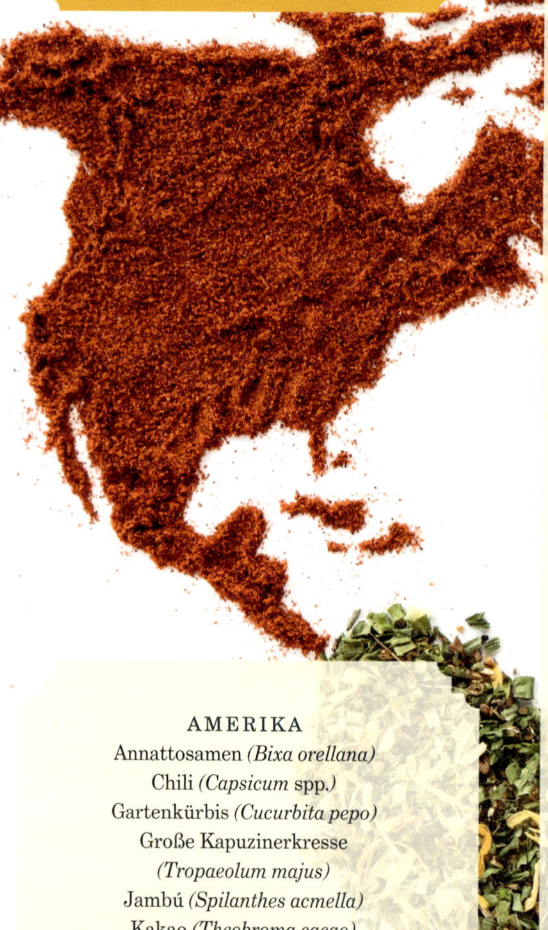

NORDEUROPA UND EURASIEN

Beifuß *(Artemisia vulgaris)*
Eberraute *(Artemisia abrotanum)*
Kümmel *(Carum carvi)*
Meerrettich *(Armoracia rusticana)*
Minze *(Mentha* spp.*)*
Schnittlauch *(Allium schoenoprasum)*
Selleriesamen *(Apium graveolens)*
Wacholder *(Juniperus communis)*

MITTELMEERRAUM

Ajowan *(Trachyspermum copticum)*
Anis *(Pimpinella anisum)*
Fenchel *(Foeniculum vulgare)*
Garten-Senfraute *(Eruca sativa)*
Gerber-Sumach *(Rhus coriaria)*
Koriander *(Coriandrum sativum)*
Kreuzkümmel *(Cuminum cyminum)*
Lavendel *(Lavandula angustifolia)*
Myrte *(Myrtus communis)*
Oregano *(Origanum vulgare)*
Petersilie *(Petroselinum crispum)*
Rosmarin *(Rosmarinus officinalis)*
Safran *(Crocus sativus)*
Salbei *(Salvia officinalis)*
Schwarzkümmel *(Nigella sativa)*
Sommer-Bohnenkraut *(Satureja hortensis)*
Thymian *(Thymus vulgaris)*
Weinraute *(Ruta graveolens)*
Ysop *(Hyssopus officinalis)*

AFRIKA

Mohrenpfeffer *(Xylopia aethiopica)*
Paradieskörner *(Aframomum melegueta)*
Sesam *(Sesamum indicum)*
Tamarindenbaum *(Tamarindus indica)*

AMERIKA

Annattosamen *(Bixa orellana)*
Chili *(Capsicum* spp.*)*
Gartenkürbis *(Cucurbita pepo)*
Große Kapuzinerkresse *(Tropaeolum majus)*
Jambú *(Spilanthes acmella)*
Kakao *(Theobroma cacao)*
Mexikanischer Blattpfeffer *(Piper auritum)*
Mexikanischer Drüsengänsefuß *(Chenopodium ambrosioides)*
Mexikanischer Estragon *(Tagetes lucida)*
Paprika *(Capsicum annuum)*
Piment *(Pimenta dioica)*
Rosa Pfeffer *(Schinus terebinthifolius)*
Sassafras *(Sassafras albidum)*
Vanille *(Vanilla planifolia)*
Zitronenstrauch *(Aloysia citrodora)*

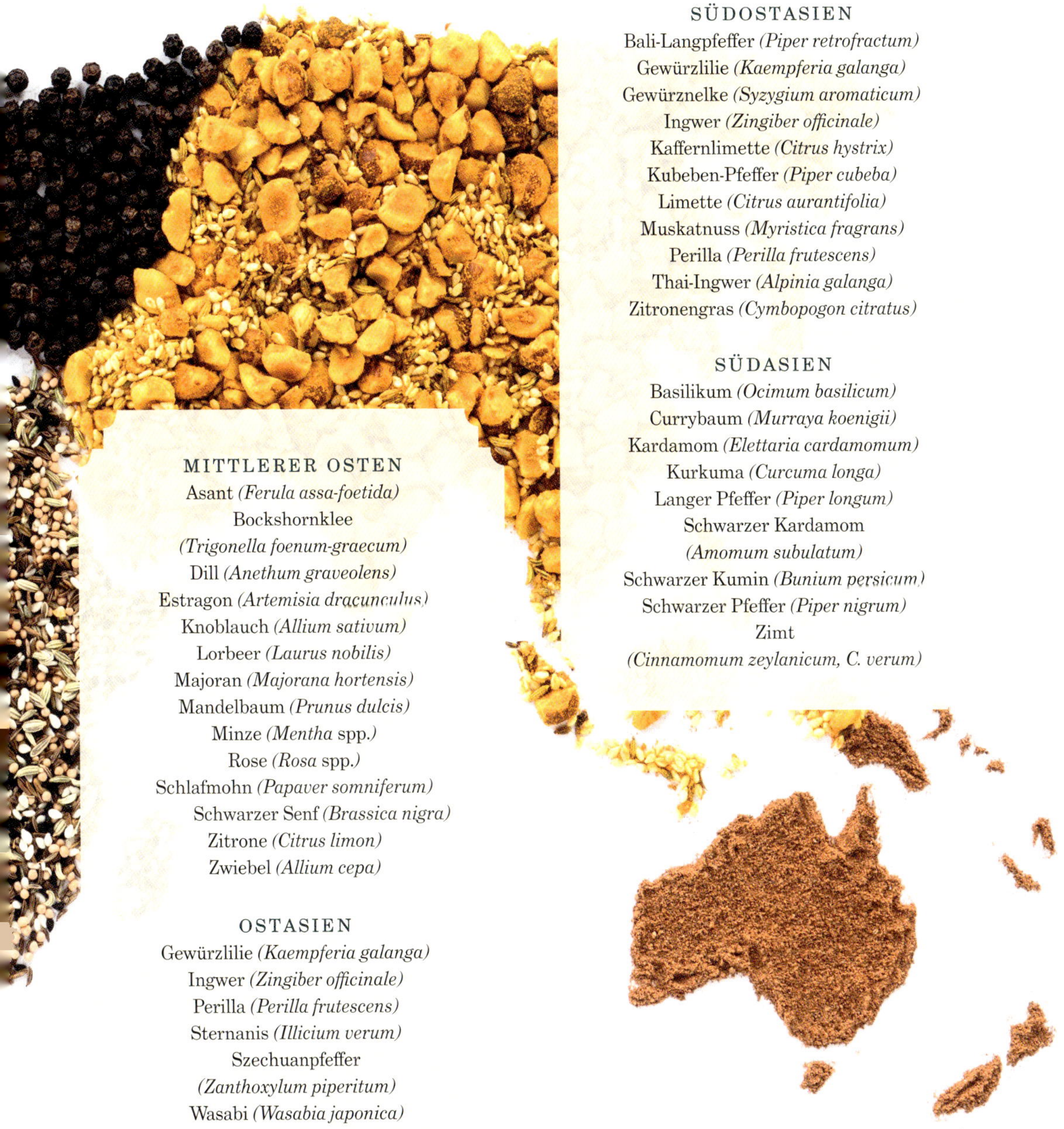

SÜDOSTASIEN

Bali-Langpfeffer *(Piper retrofractum)*
Gewürzlilie *(Kaempferia galanga)*
Gewürznelke *(Syzygium aromaticum)*
Ingwer *(Zingiber officinale)*
Kaffernlimette *(Citrus hystrix)*
Kubeben-Pfeffer *(Piper cubeba)*
Limette *(Citrus aurantifolia)*
Muskatnuss *(Myristica fragrans)*
Perilla *(Perilla frutescens)*
Thai-Ingwer *(Alpinia galanga)*
Zitronengras *(Cymbopogon citratus)*

SÜDASIEN

Basilikum *(Ocimum basilicum)*
Currybaum *(Murraya koenigii)*
Kardamom *(Elettaria cardamomum)*
Kurkuma *(Curcuma longa)*
Langer Pfeffer *(Piper longum)*
Schwarzer Kardamom
(Amomum subulatum)
Schwarzer Kumin *(Bunium persicum)*
Schwarzer Pfeffer *(Piper nigrum)*
Zimt
(Cinnamomum zeylanicum, C. verum)

MITTLERER OSTEN

Asant *(Ferula assa-foetida)*
Bockshornklee
(Trigonella foenum-graecum)
Dill *(Anethum graveolens)*
Estragon *(Artemisia dracunculus)*
Knoblauch *(Allium sativum)*
Lorbeer *(Laurus nobilis)*
Majoran *(Majorana hortensis)*
Mandelbaum *(Prunus dulcis)*
Minze *(Mentha* spp.*)*
Rose *(Rosa* spp.*)*
Schlafmohn *(Papaver somniferum)*
Schwarzer Senf *(Brassica nigra)*
Zitrone *(Citrus limon)*
Zwiebel *(Allium cepa)*

OSTASIEN

Gewürzlilie *(Kaempferia galanga)*
Ingwer *(Zingiber officinale)*
Perilla *(Perilla frutescens)*
Sternanis *(Illicium verum)*
Szechuanpfeffer
(Zanthoxylum piperitum)
Wasabi *(Wasabia japonica)*
Zimtkassie *(Cinnamomum cassia)*

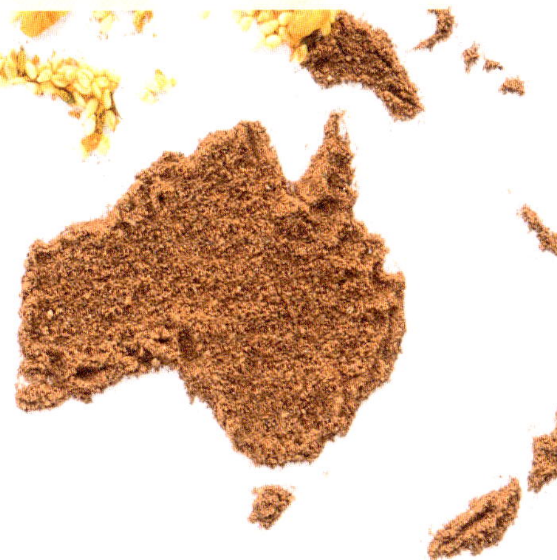

PFLANZEN VERSTEHEN

Wenn wir den Geschmack und Duft eines Gewürzkrauts wahrnehmen, das frisch geerntet wurde, erfahren wir auch etwas über das Überleben und die Gesundheit der Pflanze. Die produzierten Aromastoffe dienen unterschiedlichen Zwecken, sie sind nicht nur Gaumenkitzler. Pflanzen setzen Aromen für die Kommunikation und zur Abwehr ein. Aromen sind verbindende Merkmale aller Pflanzen rund um den Globus.

Herbalisten verwenden den Begriff *Kräuter* für medizinisch relevante Pflanzenteile im weitesten Sinne. Was *Gewürze* betrifft, verstehen wir darunter hauptsächlich Samen, Blüten, Rinde, Wurzeln, Sprossen, Pollen und Früchte von Pflanzen – und aus den Blättern werden leckere Küchenkräuter. Terminologie hin oder her: Alle Pflanzenteile, die Aromen enthalten, können geerntet und medizinisch genutzt werden.

Gewürzpflanzen erntet man auch in unterschiedlichen Stadien des Wachstums. Die runden Koriandersamen und das frische Kraut (Cilantro) stammen von derselben Pflanze. Das Kraut stammt von der Grünpflanze. Sind die Blüten ausgereift, bekommen wir die Samen. Es gibt zudem optimale Erntezeiten für Aromapflanzen. Vanille braucht bis zu neun Monate, um auszureifen. Sobald sich die Pflanze leuchtend grün verfärbt hat, werden die unreifen Schoten geerntet. Gewürze, zum Beispiel Zimt, stammen von verschiedenen Spezies und unterscheiden sich deutlich, was die Aromen, Heilwirkungen und die Kosten betrifft. Manche Gewürze schmecken getrocknet am besten, andere frisch. Wieder andere sind vorverarbeitet oder geräuchert oder fermentiert.

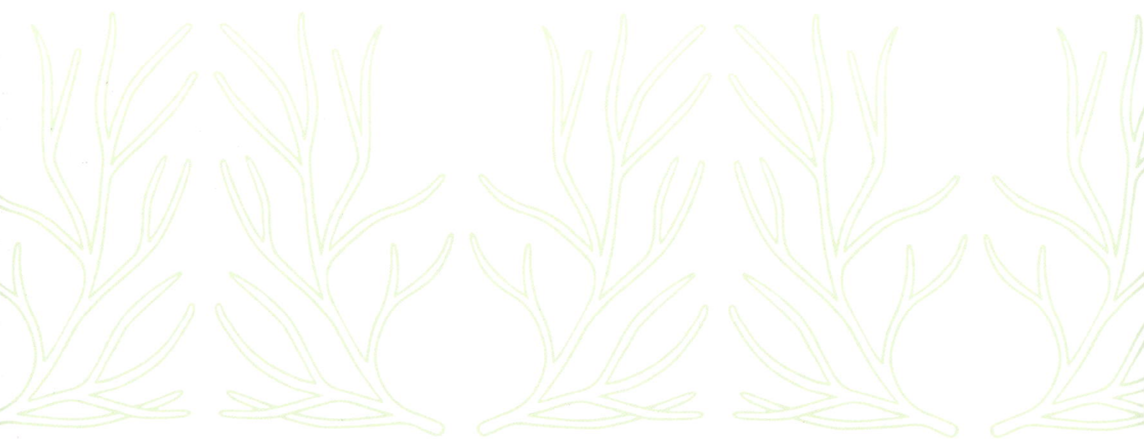

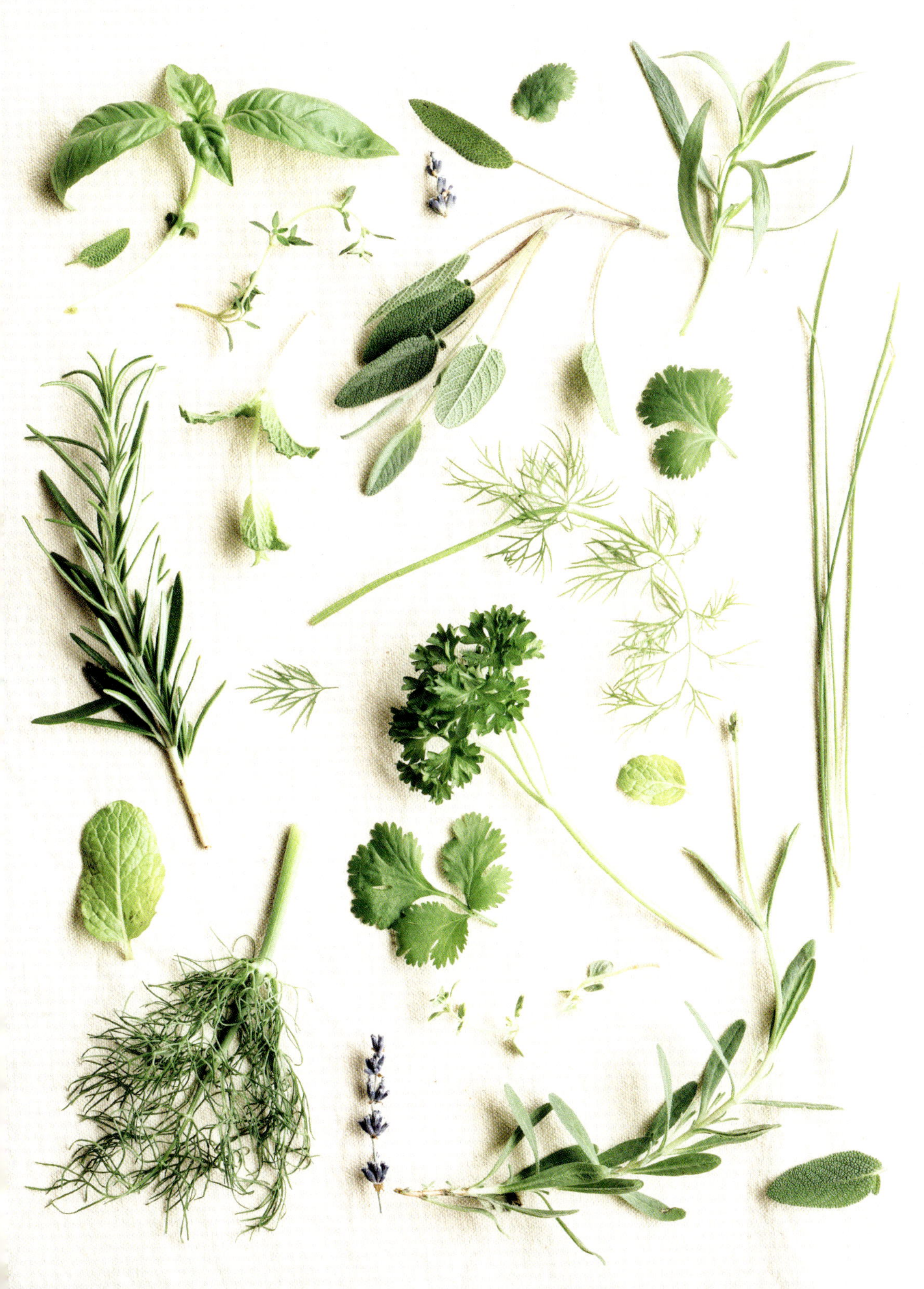

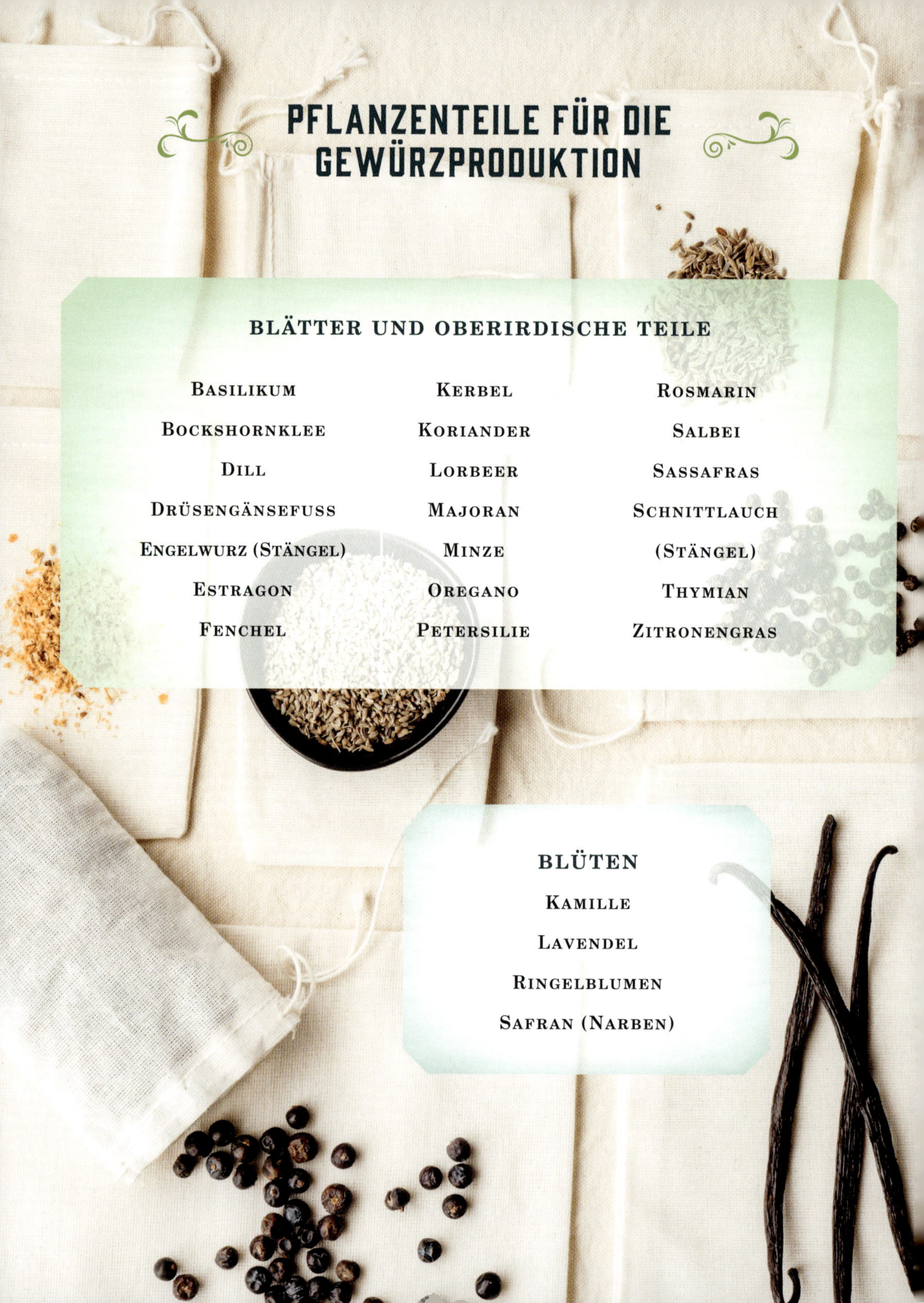

Pflanzenteile für die Gewürzproduktion

Blätter und oberirdische Teile

Basilikum
Bockshornklee
Dill
Drüsengänsefuss
Engelwurz (Stängel)
Estragon
Fenchel
Kerbel
Koriander
Lorbeer
Majoran
Minze
Oregano
Petersilie
Rosmarin
Salbei
Sassafras
Schnittlauch (Stängel)
Thymian
Zitronengras

Blüten

Kamille
Lavendel
Ringelblumen
Safran (Narben)

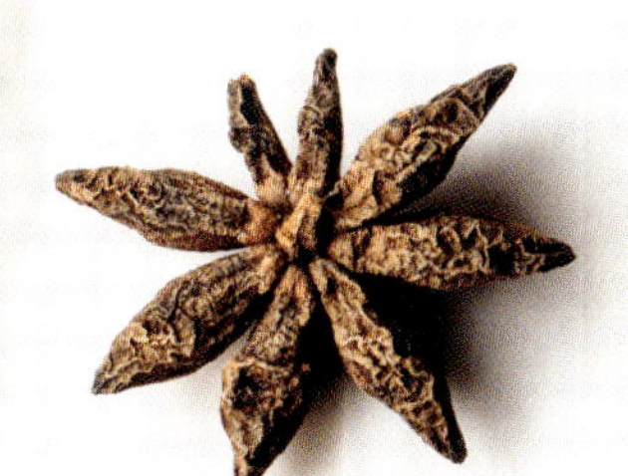

Samen und Schoten

Annatto

Bockshornklee

Kardamom

Schlafmohn

Schwarzkümmel

Sellerie

Senf

Sesam

Sternanis

Früchte

Anis*

Chili

Dill

Fenchel*

Piment (Beere)

Schwarzer Pfeffer (Beere)

Kakao (Bohne)

Koriander

Kreuzkümmel*

Kümmel*

Macis

Muskatnuss

Sumach (Beere)

Vanille (Bohne)

Wacholder (Beere)

Zitrusfrüchte

*Getrocknete Früchte („Samen")

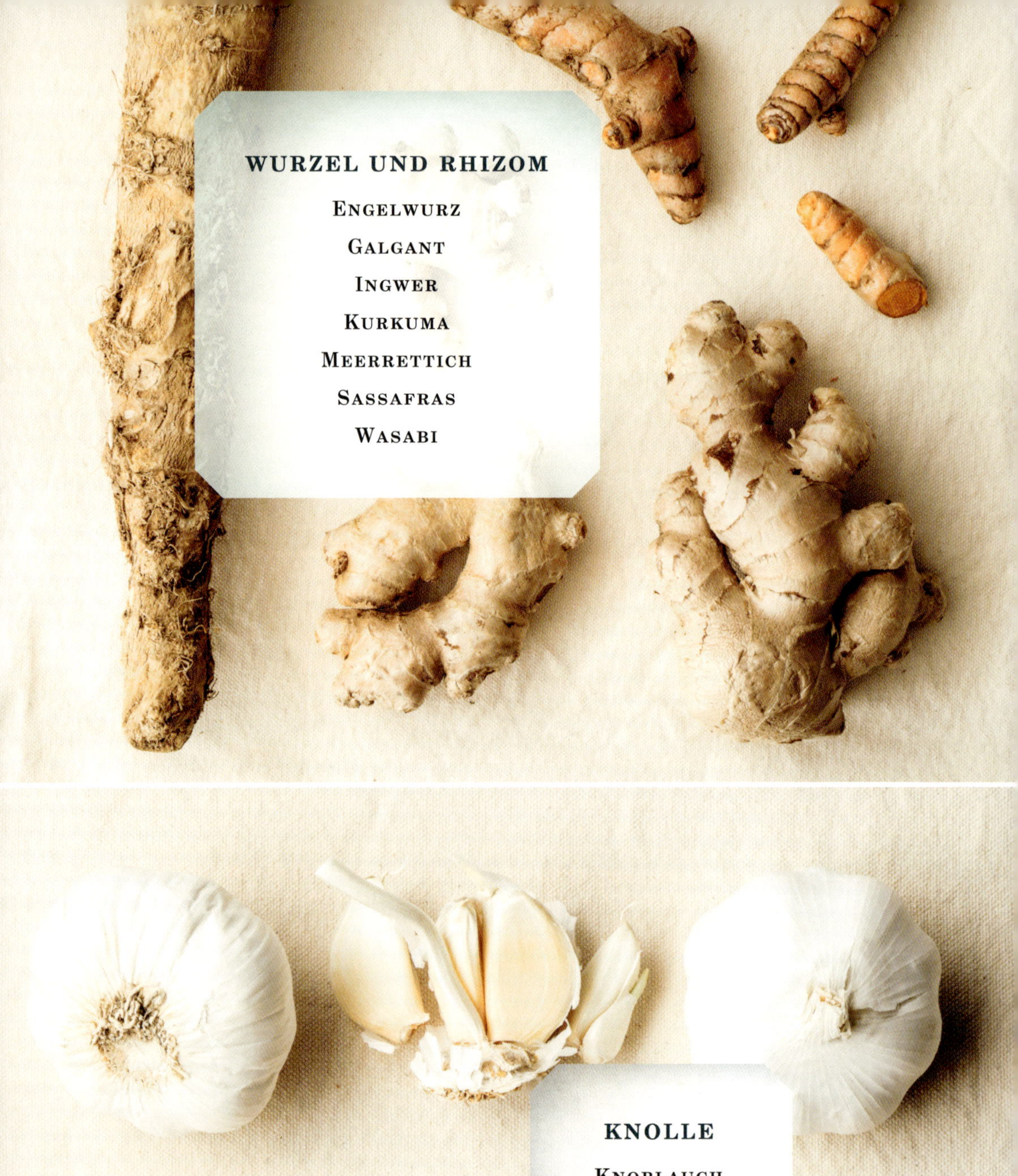

WURZEL UND RHIZOM

Engelwurz

Galgant

Ingwer

Kurkuma

Meerrettich

Sassafras

Wasabi

KNOLLE

Knoblauch

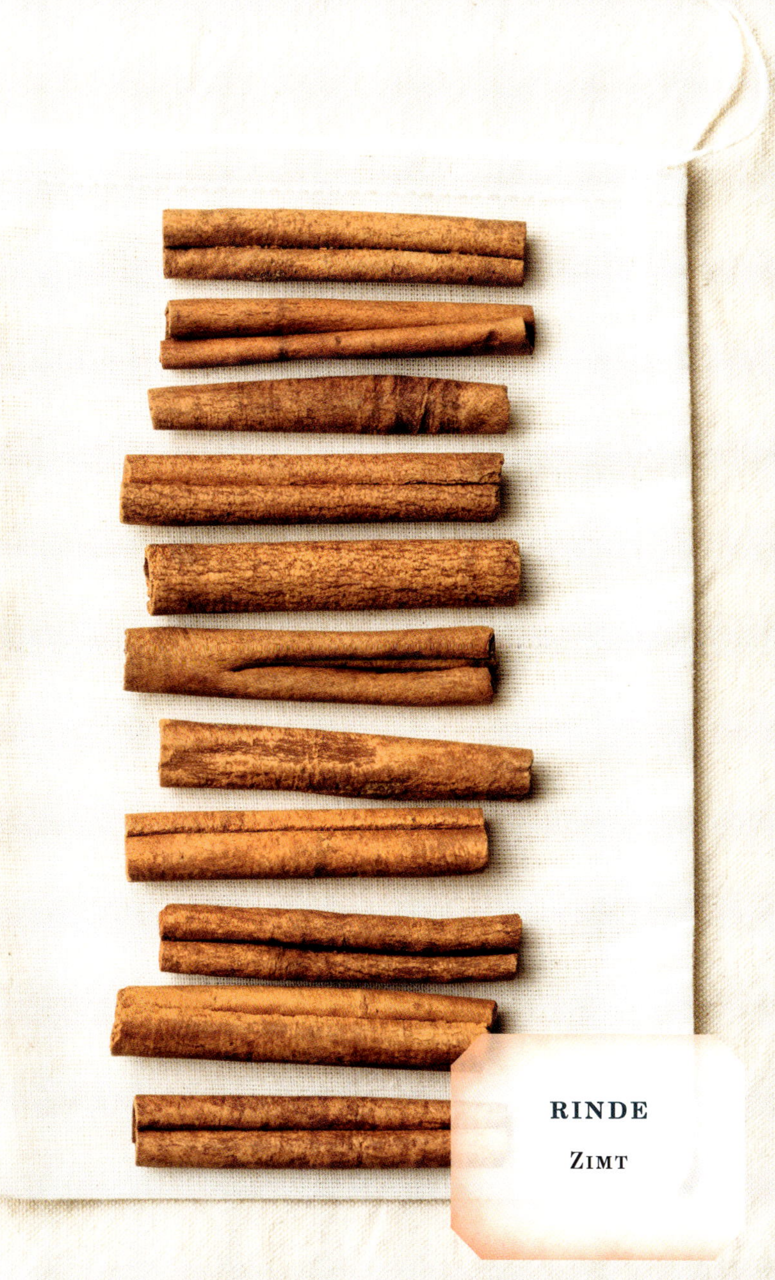

RINDE

ZIMT

PFLANZENFAMILIEN

Pflanzen und andere lebende Organismen werden wissenschaftlich genetisch verwandten Familien zugeordnet. Wenn wir über eine Pflanze sprechen, handelt es sich meist um eine bestimmte Art (Spezies). Im Fall von Ingwer wäre das die Spezies *Zingiber officinale*. Manchmal muss man auch Varietäten oder Hybriden miteinbeziehen, wie bei Minze, die zur Familie der Lippenblütler gehört. In anderen Fällen gibt es mehrere Spezies von Gewürzen in einer Gattung (Genus), wie der Zitrusfamilie (Rautengewächse).

Ein Blick auf die Pflanzenfamilien offenbart interessante Details. Pflanzen derselben Familie haben oft manche chemischen und materiellen Eigenschaften gemeinsam. Beispielsweise sieht das Kraut von Doldenblütlern *(Apiaceae)* wie Karotten, Petersilie und Koriander sehr ähnlich aus. Alle Lippenblütler *(Lamiaceae)* wie Minze, Basilikum und Salbei haben kreuzgegenständige Laubblätter.

Das Wissen über die verwandtschaftlichen Beziehungen von Gewürzpflanzen kann man in der kreativen Küche praktisch anwenden. Es hilft dabei, sich vorzustellen, welche aromatischen Eigenschaften zu neuen, ungewöhnlichen oder überraschenden Geschmackserfahrungen beitragen könnten. Delikate Kompositionen aus der Gewürzküche.

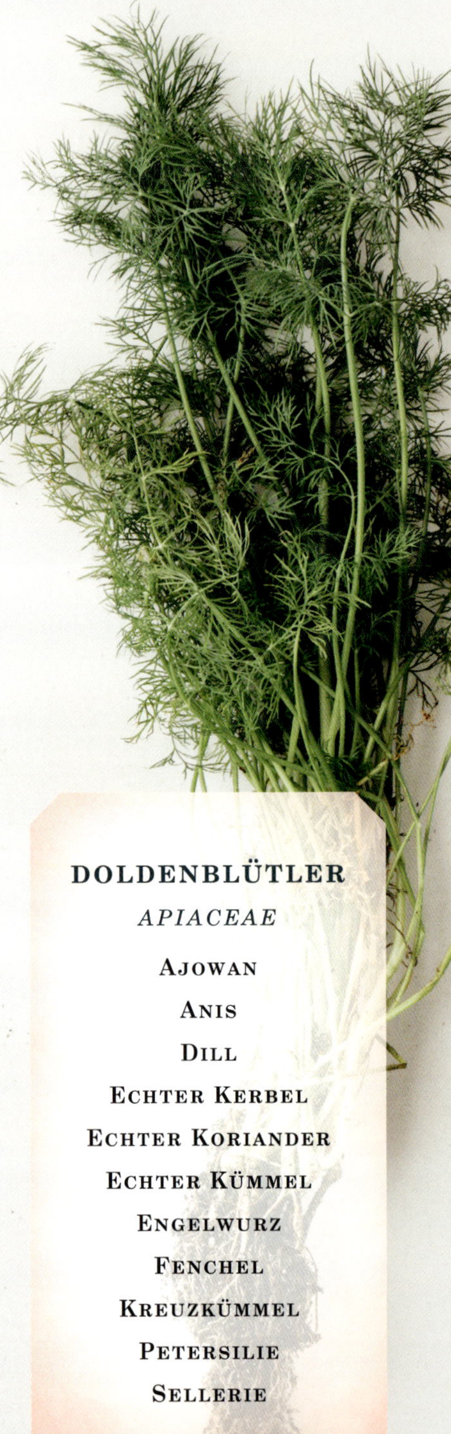

DOLDENBLÜTLER

APIACEAE

AJOWAN

ANIS

DILL

ECHTER KERBEL

ECHTER KORIANDER

ECHTER KÜMMEL

ENGELWURZ

FENCHEL

KREUZKÜMMEL

PETERSILIE

SELLERIE

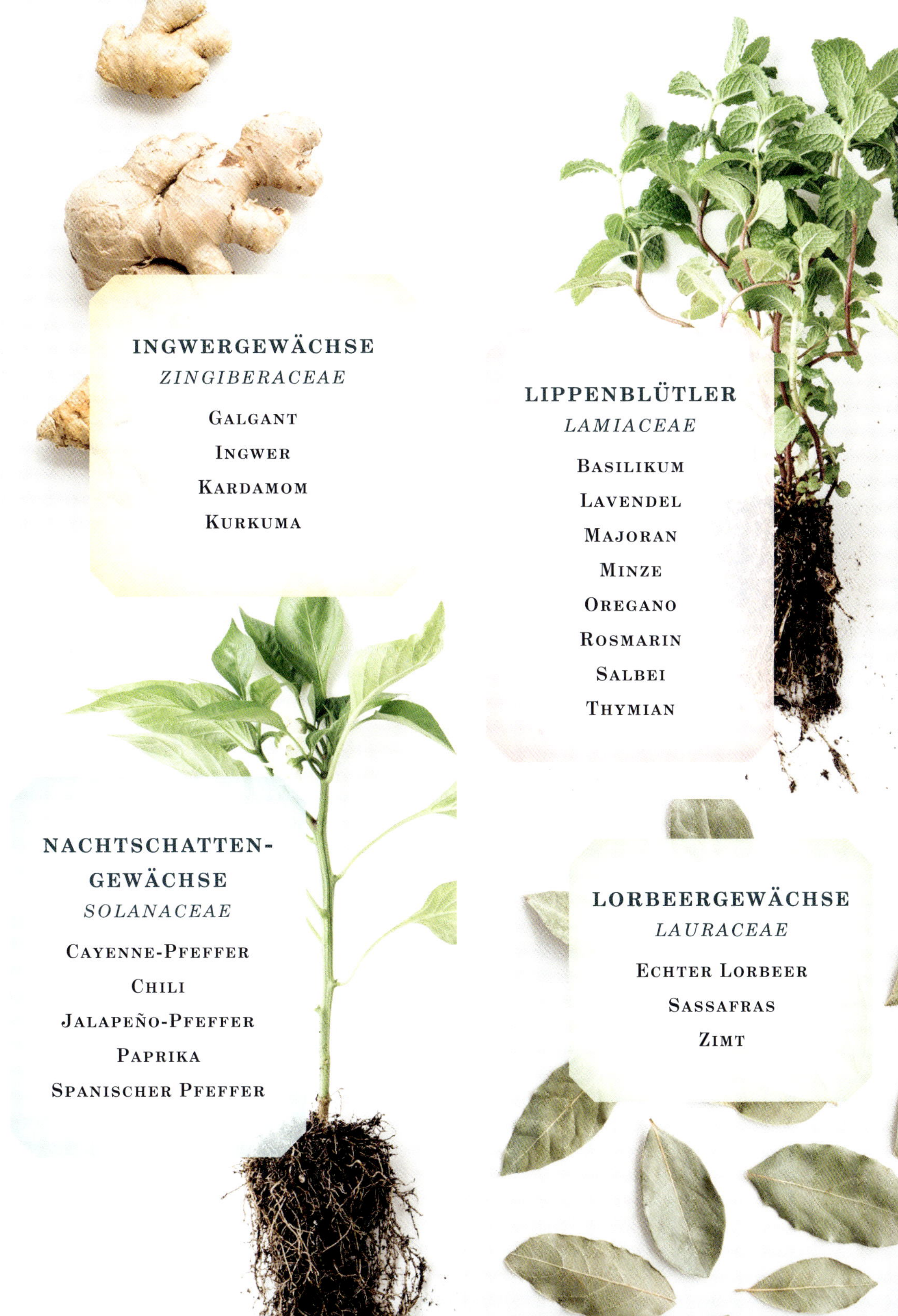

Ingwergewächse
Zingiberaceae

Galgant

Ingwer

Kardamom

Kurkuma

Lippenblütler
Lamiaceae

Basilikum

Lavendel

Majoran

Minze

Oregano

Rosmarin

Salbei

Thymian

Nachtschatten-gewächse
Solanaceae

Cayenne-Pfeffer

Chili

Jalapeño-Pfeffer

Paprika

Spanischer Pfeffer

Lorbeergewächse
Lauraceae

Echter Lorbeer

Sassafras

Zimt

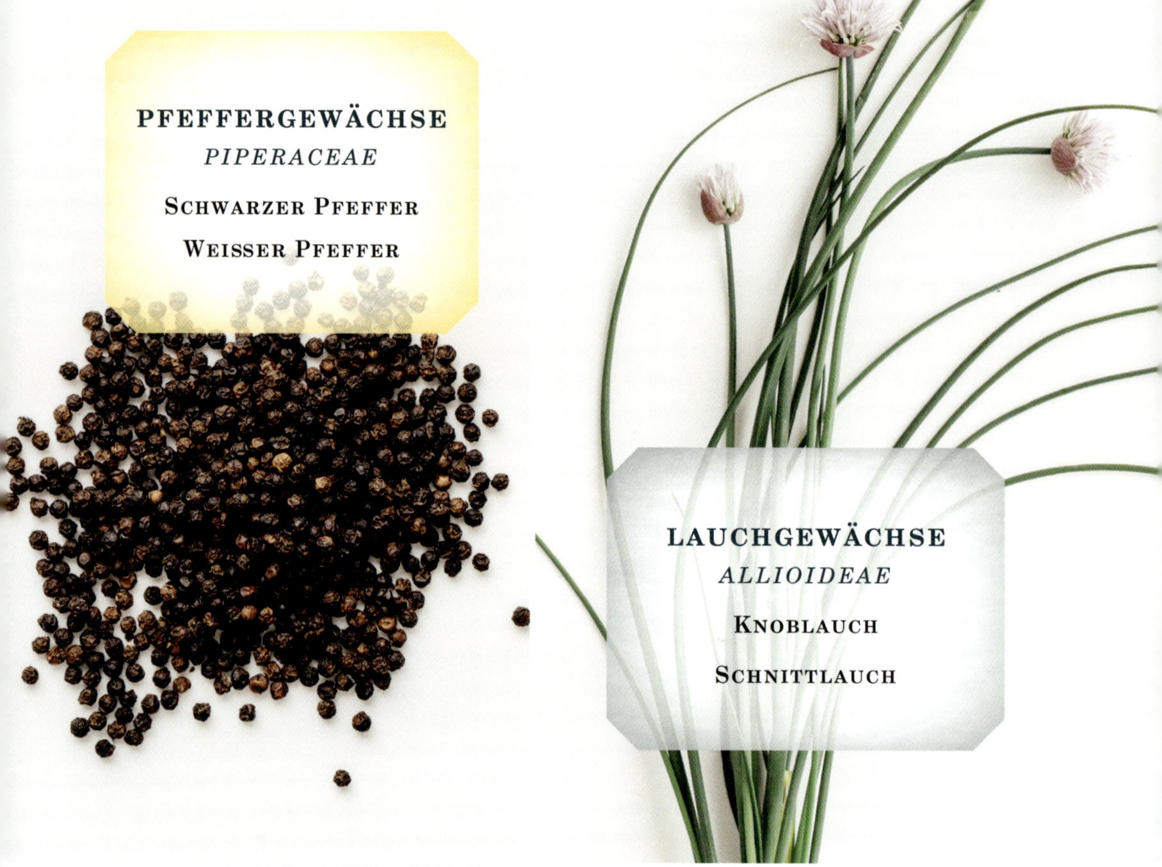

PFEFFERGEWÄCHSE
PIPERACEAE

SCHWARZER PFEFFER

WEISSER PFEFFER

LAUCHGEWÄCHSE
ALLIOIDEAE

KNOBLAUCH

SCHNITTLAUCH

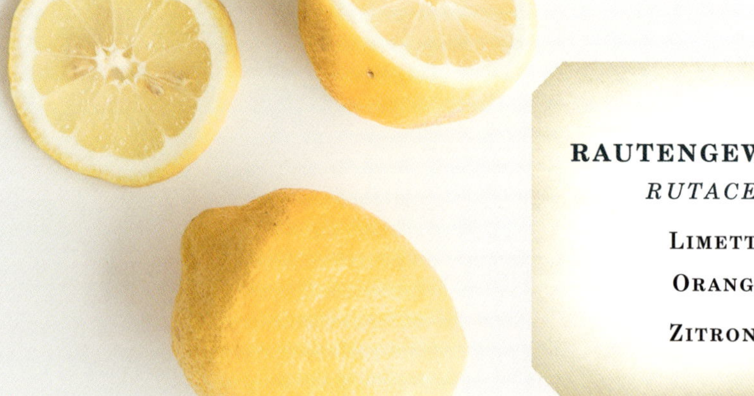

RAUTENGEWÄCHSE
RUTACEAE

LIMETTE

ORANGE

ZITRONE

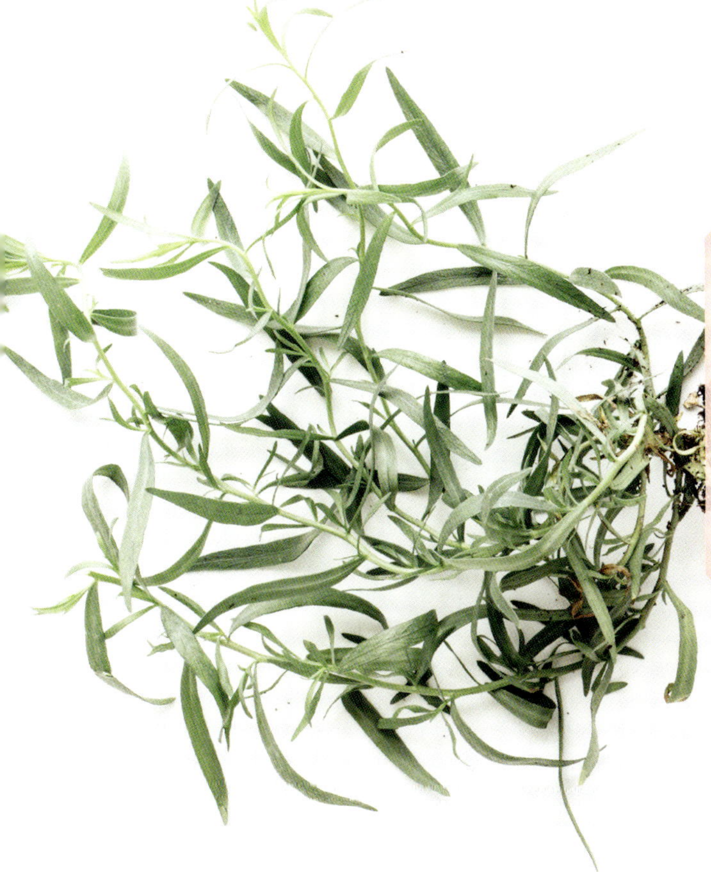

KORBBLÜTLER
ASTERACEAE

Estragon

Gemeine Wegwarte

Kamille

Ringelblumen

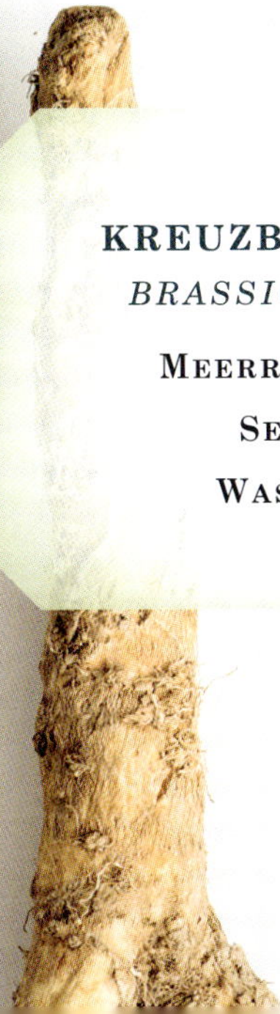

KREUZBLÜTLER
BRASSICACEAE

Meerrettich

Senf

Wasabi

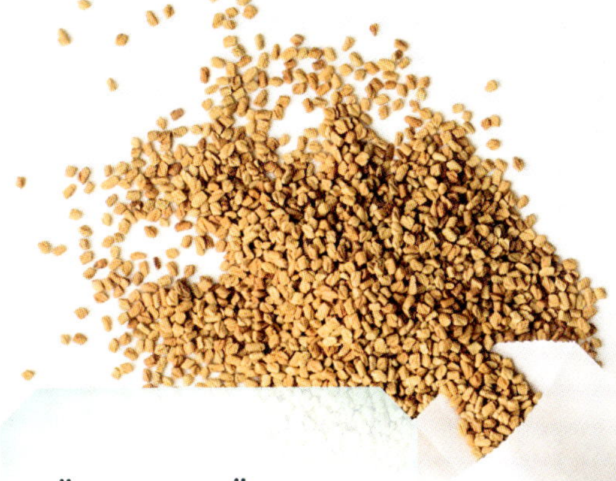

HÜLSENFRÜCHTLER
FABACEAE

Bockshornklee

Echtes Süssholz

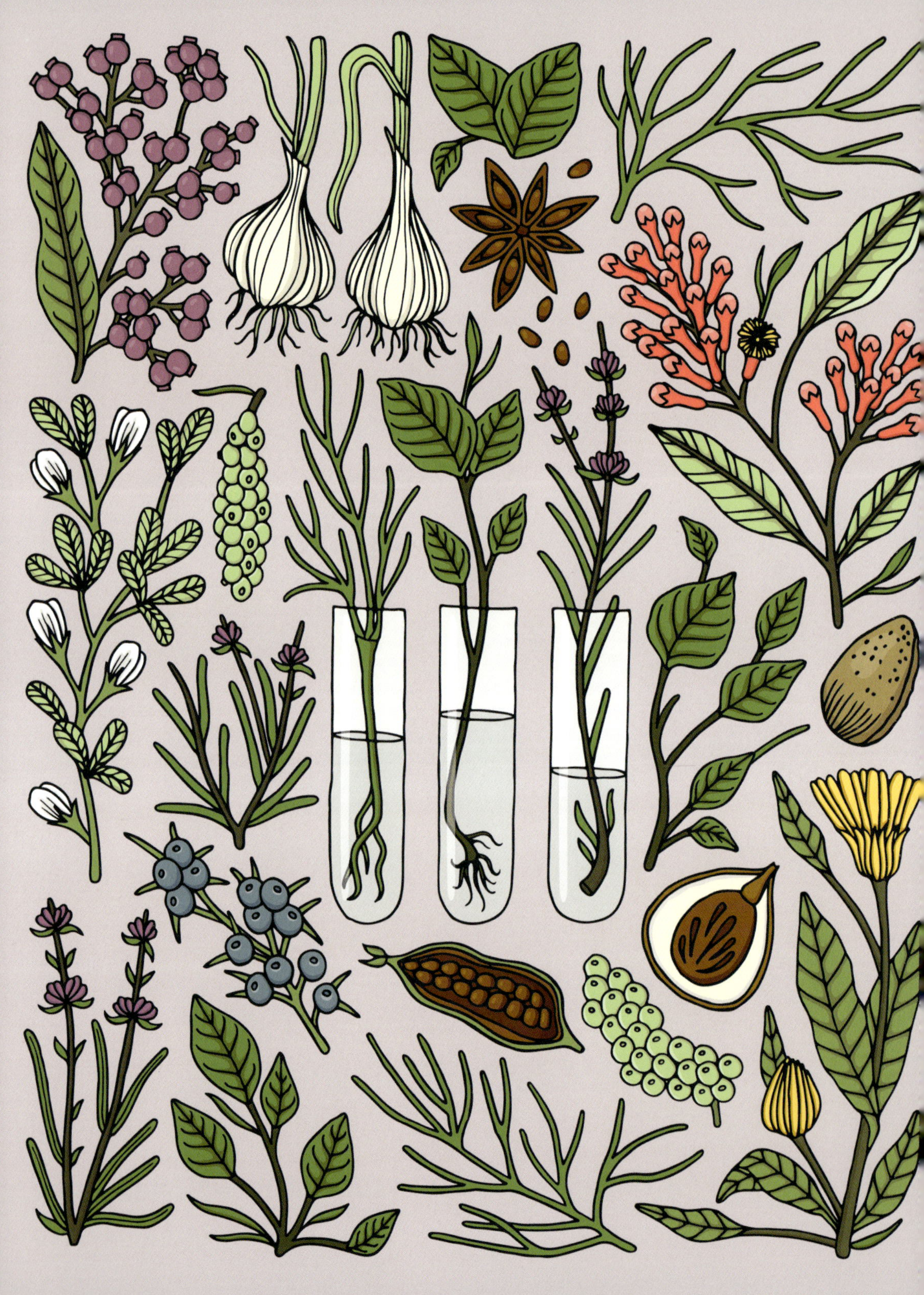

KAPITEL 2

Wie Gewürzmedizin funktioniert

Gewürze haben für die Gesundheit größte Bedeutung. Das wird von der westlichen Medizin stark unterschätzt. Unter anderem verwendet man Gewürze traditionell zur Konservierung von Nahrungsmitteln, um das Wachstum von Bakterien und Krankheitskeimen zu hemmen. Viel wichtiger ist die ausgeklügelte Pflanzenchemie, die zur Vorbeugung und Heilung so mancher Krankheit beitragen kann, Immunstärkung inklusive.

KÜCHENKRÄUTER ALS NAHRUNGSMITTEL

Der Mittelmeerdiät werden viele positive Gesundheitseffekte attestiert – vor allem wegen der hochwertigen Fette, der Vollkornprodukte, frischem Fisch und reichlich Obst und Gemüse. Gerne vergessen wird der hohe Anteil frischer und getrockneter Kräuter wie Fenchel, Petersilie, Thymian, Oregano und Kümmel, die in den Gerichten der Mittelmeerregion allgegenwärtig sind. Diese und andere Gewürzkräuter haben einiges zu bieten: Antioxidanzien im Überfluss, phytochemische Diversität und ein breites Spektrum an Heilwirkungen.

Je mehr wir über die Heilkraft der Gewürze wissen, desto mehr können wir sie zum Vorteil für unsere Gesundheit einsetzen. Zahllose Studien haben aufgezeigt, dass Gewürze im Essen zur Vorbeugung, Immunstärkung und sogar zur Heilung weit verbreiteter Erkrankungen beitragen, beispielsweise Herzinfarkt, Schlaganfall, Arthritis, Diabetes und Krebs. Die medizinische Anwendung von Gewürzkräutern wird durch Sicherheitsdaten gestützt: ununterbrochener, massenhafter Konsum solcher gesunder Pflanzen seit Tausenden Jahren. Nahrungspflanzen sind von Natur aus sehr bekömmlich. Es gibt keine kulinarische Überdosis.

Das Beste daran: zwanglose Gesundheitsvorsorge mit leckeren Küchenkräutern. Gewürzküche macht Freude, ist einfach und kostet nicht viel. Eine gute Gelegenheit, unser Leben (und unsere Teller) mit der köstlichen Medizin duftender Kräuter zu bereichern.

HEILKRÄFTIGE PFLANZENCHEMIE

Gewürzkräuter gehören zu den vielschichtigsten Charakteren der Pflanzenwelt. Ein Kraut kann Hunderte verschiedene bioaktive Komponenten enthalten. Diese Komponenten können Gesundheit, Immunsystem und Krankheit bei Menschen gezielt beeinflussen – einzeln und alle zusammen. Der Verbund von Pflanzenstoffen ermöglicht erstaunliche Verstärkerwirkungen (Synergien). Die geballte Power der Pflanzenchemie vieler Komponenten ist die Stärke des Heilkrauts. Wir kennen zwar die Wirkung bestimmter Einzelkomponenten, betrachtet man aber genauer die Bestandteile der ganzen Pflanze, nimmt die interaktive Komplexität der Phytochemie enorm zu – zu unserem Vorteil.

Die Heilkräuter produzieren ihre Phytopower in erster Linie nicht zum Wohl der Menschheit, sondern zur eigenen, artübergreifenden Kommunikation. Das heißt, die für uns angenehmen Geschmäcker und Düfte von Gewürzen haben wesentlichen Anteil am Leben der Pflanzen, insbesondere was das Überleben ihrer Spezies betrifft. Wir können uns glücklich schätzen, diese aromatischen Botschaften aus der Welt der Gewürze zu empfangen. Wir lassen uns Pfeffer, Ingwer und Knoblauch schmecken und stärken die Gesundheit, jenseits des Tellerrands.

SCHÜTZENDE POLYPHENOLE

Die meisten medizinischen Gewürzkräuter enthalten reichlich phytochemische Komponenten, die als Polyphenole bezeichnet werden. Polyphenole bilden eine große

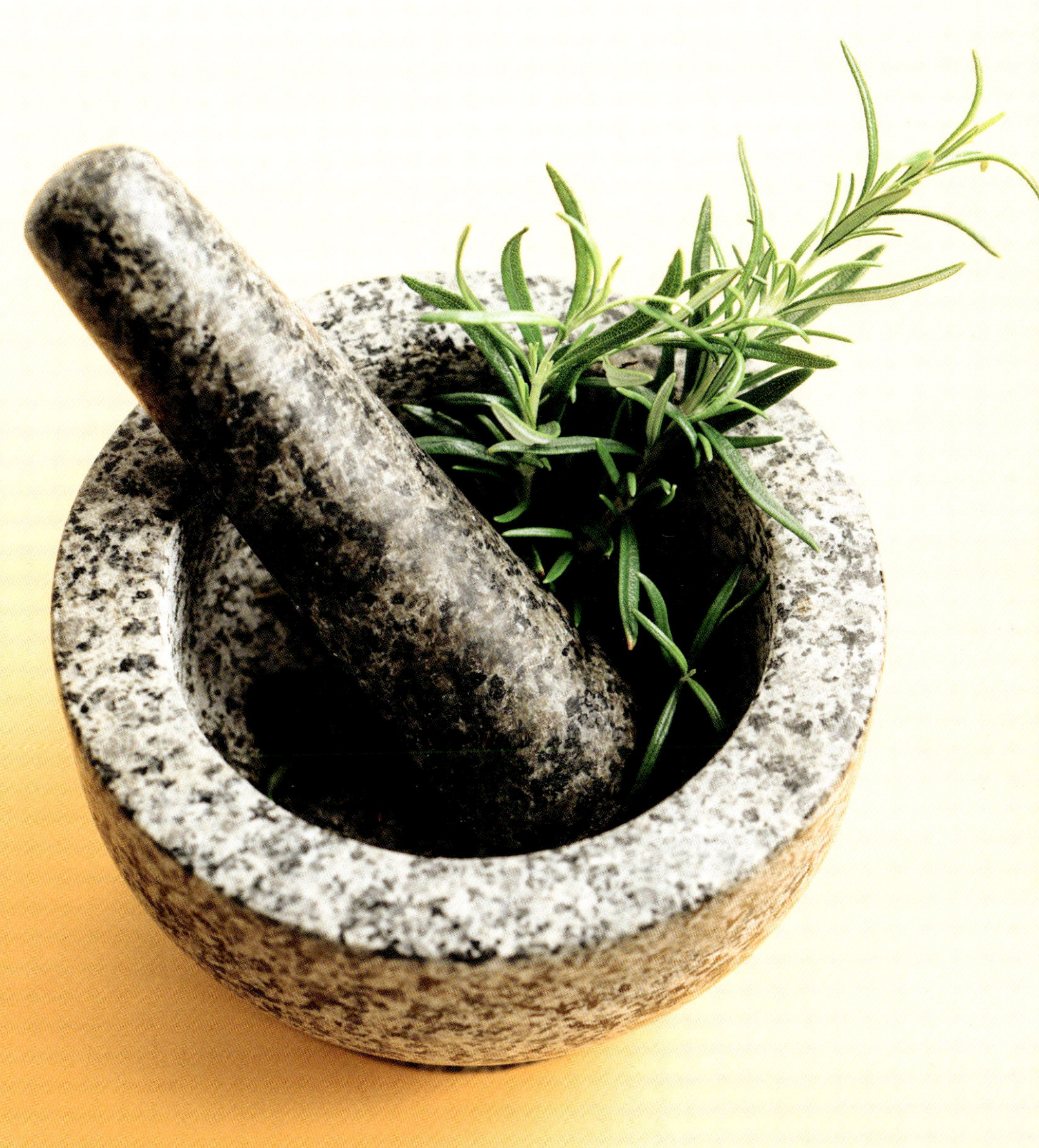

Aromatische Pflanzen wie Rosmarin sind ein integraler Bestandteil der gesunden Ernährung. Rosmarin spielt eine wichtige Rolle für die positiven Gesundheitseffekte der Mittelmeerdiät.

Gruppe strukturell unterschiedlicher Stoffe. Bekannte Untergruppen sind beispielsweise Flavonoide, Isoflavone, Flavonole, Phenolsäuren, Cumarine, Tannine und Lignane.

Polyphenole werden wegen ihrer antioxidativen Wirkung im Körper sehr geschätzt. Antioxidanzien sind ein erstrangiger Gesundheitsfaktor. Sie werden zur optimalen Funktion und Erhaltung der Zellintegrität gebraucht und spielen eine wichtige Rolle für die Bekämpfung von Entzündungen. Antioxidative Gewürz- und Heilkräuter haben sogar krebshemmende und neuroprotektive Wirkungen. An vielen Krankheiten sind Entzündungen beteiligt, die antioxidativ bekämpft werden können: Herzinfarkt, Schlaganfall, Arteriosklerose, Typ-2-Diabetes, Asthma, Immunschwäche und Infektionen. Polyphenole kommen nicht nur in Gewürzen vor. Sie sind in der gesamten Pflanzenwelt weit verbreitet. Kräuter und Gewürze enthalten aber relativ hohe Konzentrationen an Polyphenolen – vor allem Phenolsäuren und Flavonoide.

RADIKALFÄNGER

Antioxidanzien sind grundsätzlich gut für die Gesundheit. Komplexe Antoxidanzien in Nahrungsmitteln haben aber mehr zu bieten. Das antioxidative Potenzial von Speisen, die sich auf dem Teller befinden, kann sehr hoch sein, sagt aber wenig darüber aus, ob und wie der Körper davon profitieren wird. Manche Antoxidanzien überstehen die Darmpassage und vervielfachen ihre Wirksamkeit, neutralisieren oxidativen Stress (freie Radikale) und hemmen andere Entzündungsstoffe. Andere Antioxidanzien werden durch die Verdauung zerstört oder in andere Stoffe umgewandelt, die andere Auswirkungen haben.

Gewürze sind Heilkräuter, die aufgrund ihrer komplexen Pflanzenchemie ein breites Wirkspektrum haben. Man sollte den Blick nicht nur auf die direkte antientzündliche oder antioxidative Wirksamkeit richten. Viel wichtiger ist, wie das Kraut die Körperchemie beeinflusst, beispielsweise die endogene Entzündungshemmung und zellschädliche Oxidation. Der Mensch verfügt von Natur aus über sehr belastbare interne Systeme, die Entzündungen hemmen und freie Radikale abfangen. Entzündungen sind eine Hauptursache fast aller chronischen und degenerativen Erkrankungen. Das sagt die Wissenschaft: Der gesunde Lebensstil schützt vor solchen Risiken. Heilkräuter mit delikaten Aromen finden Sie in Ihrer Gewürzapotheke.

MEDIZINISCHE GEWÜRZFORSCHUNG

Unzählige Studien haben sich mit dem Einfluss der Ernährung auf die Gesundheit von Bevölkerungen oder Individuen befasst, ohne heilende Gewürze miteinzubeziehen. Allzu oft betrachtet man Gewürze nur als Geschmackszutat, nicht als Medizinkräuter. Woher wissen wir, dass Gewürze bei Menschen spezifisch wirksam sind – vor allem dann, wenn sie zusammen mit Speisen konsumiert werden, die in der Regel ähnliche oder überlappende Wirkungen haben?

Es mangelt insbesondere an Mitteln zur Erforschung von Gewürzkräutern, um mehr über die Wirkung von Kräutern und Gewürzen im Körper zu erfahren. In der Regel wird bei größeren Epidemien, bei

Akutbedarf oder zur Entwicklung von Arzneimitteln in die Forschung investiert. Gewürze können nicht patentiert oder als Medikamente verkauft werden. Somit sind kaum Profite zu erwarten – und Forschungsmittel Mangelware. Unternehmen können aber sogenannte „Naturprodukte" entwickeln, die auf bestimmte Wirkungen abzielen, beispielsweise Zahnpasta gegen Karies oder ein passendes Arthritispräparat. Man kann auch ein oder mehrere Einzelkomponenten isolieren, etwa konzentriertes *Allicin* aus Knoblauch. Solche Strategien ermöglichen den Verkauf von Produkten zu höheren Preisen, verglichen mit den Kosten für die pflanzlichen Rohstoffe.

Die Forschung wird dadurch erschwert, dass Pflanzen zahllose Komponenten enthalten (Hunderte chemische Stoffe), dass sie eine komplexe Pflanzenchemie haben und dass weitere Einflussgrößen hinzukommen (Anbauregion, Jahreszeit u. a.). Noch komplizierter wird es, wenn man Anwendungen von Gewürz- und Heilkräutern miteinbezieht, beispielsweise getrocknete oder frische Kräuter und in welcher Dosierung. Alles in allem wissen wir wenig darüber, wie Wachstumsbedingungen oder Jahreszeiten die Pflanzenchemie in Bezug auf die Gesundheit des Menschen beeinflussen. Es fehlen klinische Studien.

Man kann aber die Chemie von Heilkräutern untersuchen und deren Wirkung bei Menschen, Tieren oder spezifischen Krankheiten beobachten. Diese Art Forschung ist einigermaßen klar und präzise. So lässt sich die Wirkung von Kurkuma bei Typ-2-Diabetes im Anfangsstadium bestimmen. Deutlich schwieriger ist es, herauszufinden, welche Wirkungen bei Individuen zu erwarten sind, die Kurkuma in Currygerichten täglich konsumieren. Ohne ausreichende Forschungsmittel und neue wissenschaftliche Methoden werden wir keine Antworten auf solche Fragen bekommen. Allerdings wissen wir ganz genau, durch Studien belegt, dass der regelmäßige Verzehr von Gewürzen positive Effekte für die Gesundheit hat. Es gibt aber noch viel zu tun.

VORTEIL GANZE PFLANZE

Grundsätzlich sollte man das ganze Gewürz statt isolierte Extrakte von Einzelkomponenten verwenden. Das ist für die Gesundheit und das Wohlbefinden am besten. Einzelkomponenten statt komplexe ganze Pflanzen (oder gar Gewürzmischungen) zu untersuchen, ist einfacher, verglichen mit ganzen Pflanzen als Gewürz im Essen. Die Überlegenheit von konzentrierten Einzelstoffen ist nur in seltenen Fällen in Studien nachgewiesen worden. Im Endergebnis haben wir somit sehr viele Studien über Einzelkomponenten, jede Menge patentierte Produkte und arzneimittelartige Stoffe. Was fehlt, sind Studien, die sich mit der Langzeitwirkung von Gewürz- und Heilkräutern als ganze Pflanzen im Nahrungsangebot befassen.

Gewürze in ursprünglicher Form sind von Natur aus wohlschmeckend und dynamisch. Wer sie täglich zu sich nimmt, vermeidet wissenschaftliche Mutmaßungen über pflanzliche Wirkmechanismen und die bisweilen zweifelhaften Vorteile bestimmter Pflanzenextrakte.

Naturbelassene, ganze Gewürzkräuter bringen zahlreiche Vorteile für die gesamte Gesundheit mit, die beim Einsatz isolierter Komponenten nicht zu erwarten sind. Warum sollte man ganz spezifische

Normale Dosierungen naturbelassener Gewürze sind aufgrund ihrer komplexen Pflanzenchemie schwer zu bestimmen. Glücklicherweise profitiert unser Körper von der langen Partnerschaft mit der Pflanzenwelt und weiß, was und wie viel ihm guttut.

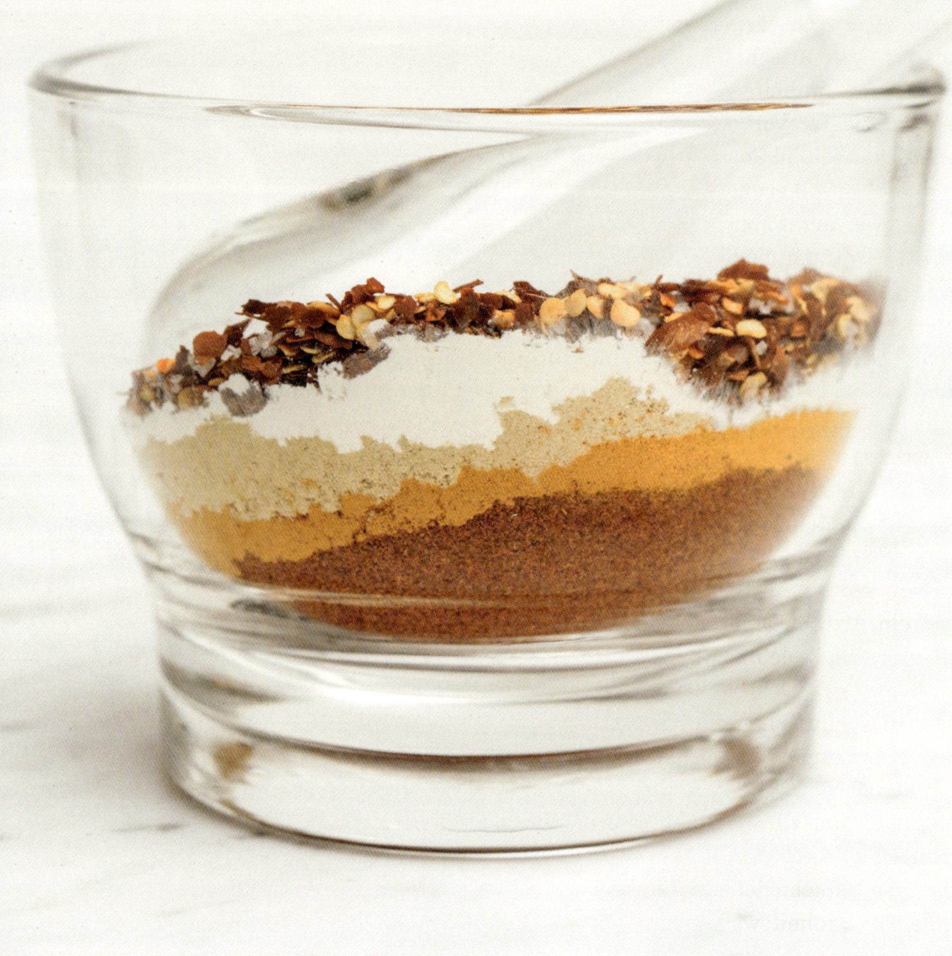

Pflanzenkomponenten isolieren, nur weil Herz und Kreislauf günstig beeinflusst werden, wenn man von der ganzen Pflanze in Bezug auf die Cholesterinwerte und den Blutdruck genauso profitiert?

KRANKHEITSVORBEUGUNG MIT GEWÜRZEN

Die Anwendung von Gewürzen beruht in der Regel auf kulinarischen Vorlieben, Tradition und Gewohnheiten – nicht auf einer beabsichtigen Vorbeugung von bestimmten Krankheiten. Sogar in Kulturkreisen, wo die Bevölkerung Unmengen eines einzelnen Gewürzes konsumiert (z. B. Knoblauch), ist es kaum möglich, zu beurteilen, ob die Wirkungen von Knoblauch oder von anderen Nahrungsmitteln kommen (etwa Olivenöl oder Vollkorn). Da man von Gewürzen allein nicht leben kann, ist es kaum möglich, die Wirkung einer kulinarischen Dosierung realistisch einzuschätzen.

Man kann aber den individuellen Verzehr von Gewürzkonzentraten zeitlich begrenzt untersuchen. Fast alle üblichen Gewürzstudien setzen mittlere bis hohe Dosierungen ein. Aus den Ergebnissen ließe sich leicht ableiten, welche Wirkung ein Gewürz in geringerer Dosierung und bei sporadischer Anwendung haben könnte. Da wir häufig Mischungen von Heil- und Gewürzkräutern verwenden, kann der regelmäßige Konsum zur Krankheitsvorbeugung beitragen.

Es gibt vier verschiedene Arten von Studien, die Gesundheitswirkungen von Gewürzen untersuchen können: *in vitro* (im Labor), *in vivo* (bei Tieren), klinisch (bei Menschen) und epidemiologisch (bei Bevölkerungen).

LABORSTUDIEN

Laborstudien benutzen meist Zellkulturen (menschliche Zellen), die mit Gewürzen oder isolierten Einzelstoffen zu Testzwecken versetzt werden. Solche Studien funktionieren und sind preiswert. Faktoren des wirklichen Lebens bleiben aber außen vor: Einflüsse der Verdauung auf Gewürze und deren Stoffwechselprodukte, die im Körper zirkulieren. Zudem werden in Laborstudien meist höhere Konzentrationen benutzt als in der Küche. Darüber hinaus prüfen Laborstudien bevorzugt isolierte Einzelstoffe von Medizinkräutern. Da Gewürze meist Hunderte verschiedene Komponenten enthalten, sind die Ergebnisse solcher Studien mit Einzelkomponenten nur von begrenztem Wert. Auch medizinische Wirkungen von Pflanzen konnen im Labor stark verändert sein. Ein Gewürz enthält beispielsweise eine Komponente, die medizinisch relevant, aber nur gering bioverfügbar ist. Im selben Gewürz könnten allerdings weitere Komponenten stecken, die die Bioverfügbarkeit der Medizinkomponente erhöhen. Das Gewürz als Ganzes wäre dann medizinisch wirksamer als jede isolierte Einzelkomponente.

TIERSTUDIEN

Tierstudien arbeiten mit der Hypothese, dass andere Spezies (z. B. Mäuse) physiologisch annähernd mit dem Menschen vergleichbar sind, um die Wirkung eines Stoffs auf die Gesundheit und bei Krankheiten beurteilen zu können. Tierversuche sind ethisch bedenklich und eigentlich unnötig, um die potenzielle Toxizität von Gewürzen

INTERAKTIONEN VON GEWÜRZEN UND MEDIKAMENTEN

Cayenne-Pfeffer erhöht die Wirkstoffaufnahme.

Knoblauch und Ingwer (hochdosiert) können die Wirkung von Blutverdünnern verstärken.

Sichere Dosierungen: wie in der Küche, z. B. Basilikum, Bockshornklee, Fenchel, Holunder, Rosmarin, Salbei, Thymian.

zu testen. Die Pflanzenstoffe können problemlos bei Menschen untersucht werden. Es gibt nur wenige Tiermodelle in der Forschung, die für Versuchstiere nicht schädlich sind. Außerdem ist der Anwendungsmodus von Gewürzen in manchen Tierstudien gleichfalls fragwürdig (Bauchfellinjektion statt Fütterung).

KLINISCHE STUDIEN

Randomisierte placebokontrollierte Doppelblindstudien, die beispielsweise die Wirksamkeit von Medikamenten prüfen, gelten als Goldstandard der klinischen Medizin. In solchen Studien werden häufig noch weitere Faktoren untersucht, die das Ergebnis einer therapeutischen Intervention beeinflussen. Klinische Studien mit Menschen (gesunde Probanden, Patienten) können über längere Zeiträume laufen und sind sehr teuer. Man bekommt klare Vorstellungen davon, wie ein bestimmtes Gewürz in spezifischer Dosierung und Zubereitung bestimmte Aspekte von Gesundheit oder Krankheit beeinflusst. Es lässt sich aber nicht genau sagen, welche gesunden Langzeitwirkungen vom täglichen Gewürzkonsum zu erwarten sind.

BEVÖLKERUNGSSTUDIEN

In solchen Studien werden bestimmte Kollektive oder Bevölkerungen untersucht, die in Bezug auf den Lebensstil und die Ernährung vergleichbar sind. Beispielsweise vergleicht man Gruppen älterer Menschen in einer Region, die sich mit der einen oder anderen Kostform ernähren. Obwohl auch Faktoren wie sozio-ökonomischer Status oder Abstammung untersucht werden können, zeigen epidemiologische Daten bestenfalls eine Korrelation auf. Für die Antwort auf die Frage, ob wir Gewürze konsumieren sollen oder nicht, reicht wahrscheinlich die Korrelation – präzisere Antworten liefern nur klinische Studien. Das heißt, Bevölkerungsstudien sind repräsentativer, wenn es um die Nutzung von Gewürzen im täglichen Leben und die Zubereitung von Speisen geht.

AUF DER SICHEREN SEITE

Gewürze sind außerordentlich gut verträglich. Wir können hier auf die jahrtausendealte Geschichte der kulinarischen Anwendung von Gewürzen verweisen, was die Sicherheit betrifft. Die meisten Gewürze kommen in relativ geringer Dosierung bei der Zubereitung von Speisen zum Einsatz. Eine Art Nahrungskonzentrat. Komplexe, vielfältig wirksame Aromapflanzen begleiten uns seit Urzeiten. Sie sind ein gesundes Geschenk der Natur – ohne signifikante Risiken und Nebenwirkungen.

INTERAKTIONEN

Selbstverständlich ist es sinnvoll, mögliche Interaktionen von Gewürzen und Medikamenten zu berücksichtigen. Menschen in aller Welt nutzen täglich Gewürze in der Küche und nehmen gleichzeitig diverse Medikamente ein. Denken Sie an die feurigen Curry-Gerichte, die mit reichlich konzentrierten Gewürzen zubereitet und auf dem indischen Subkontinent in fast jeder Mahlzeit enthalten sind. Das ist nicht unbedingt ein Nachweis für die Unbedenklichkeit dieser Gewürze. Es weist aber darauf hin, dass wir hochgradig anpassungsfähig sind, was die gleichzeitige Anwendung von Gewürzen und Medikamenten betrifft. In manchen Fällen hat das sogar Vorteile. Wird das Gewürz in natürlicher Form eingenommen, sind Interaktionen oder Nebenwirkungen sehr unwahrscheinlich.

Beispielsweise kann Curcumin potenziell Interaktionen mit Medikamenten auslösen. Das gilt aber nicht für Kurkuma. Das ganze Gewürzkraut und die Wurzel enthalten eine Vielzahl verschiedener Komponenten und sind multifaktoriell wirksam.

Gewürze und andere Heilkräuter unterliegen nicht so strengen Regularien wie Medikamente. Das bedeutet auch, dass die Sicherheit und Toxizität nicht nach Pharmastandards geprüft wurden, bevor sie auf den Markt kommen. Da Gewürze ganze naturbelassene Stoffe, mehr Nahrungs-mittel als Medikament sind, muss man sich keinerlei Sorgen machen, wenn einfache Anwendungsregeln für Heilkräuter beachtet werden. Für gesunde Erwachsene, nicht schwangere Frauen und Kinder sind die kulinarischen Dosierungen aller Gewürze in diesem Buch sehr sicher.

WARNHINWEISE

Unter bestimmten Umständen können Probleme auftauchen, wenn heilende Gewürze abweichend von der üblichen Anwendung in der Küche verwendet werden oder individuelle medizinische Vorgaben zu beachten sind. Vorsicht ist dann angebracht, wenn Gewürze nicht in nahrungsüblicher Form, sondern als Kapsel oder Tablette eingenommen werden. Der „Geschmackstest“ entfällt ja dann: Das starke Aroma vieler Gewürze begrenzt die verträgliche Verzehrmenge. Bei Gewürzen, die nicht in großen Mengen konsumiert werden sollten, korreliert der kräftige Geschmack häufig mit einer starken Pflanzenchemie. Beispielsweise haben die Samen von Doldenblütlern wie Kreuzkümmel, Koriander, Anis und Fenchel alle ein starkes Aroma. Das mindert die Gefahr, problematisch hohe Dosierungen einzunehmen. Nimmt man das gleiche Gewürz konzentriert in Kapselform ein, schmeckt

WIE GEWÜRZE IHR AROMA ENTFALTEN

Haben Sie sich jemals gefragt, warum manche Gewürze sanft würzig sind und andere wie Feuer brennen? Oder warum sich Gewürzduft im ganzen Haus ausbreitet? Aromatische und geschmackliche Aspekte sind faszinierende Pflanzenchemie.

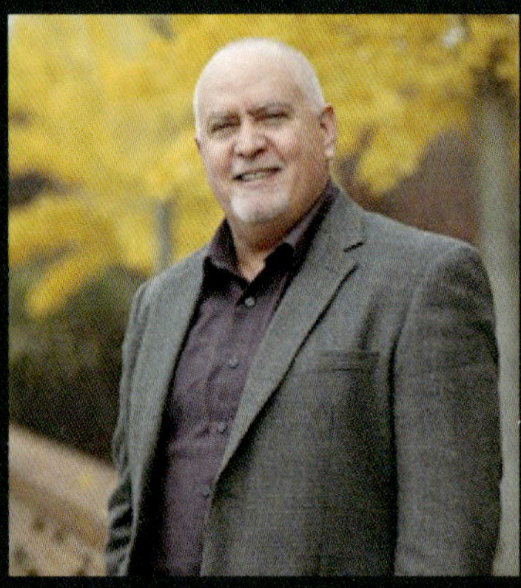

MICHAEL TIMS, PhD, glaubt, dass das Geheimnis von edlen Gewürzen mit der Kommunikation von Pflanzen zu tun hat. Dr. Tims wuchs in verschiedenen Ländern auf – in Thailand, Hongkong, Deutschland, Rumänien und Griechenland – und lernte die kulinarischen Eigenheiten jeder Kultur kennen. Seine liebsten Erinnerungen beziehen sich auf das Essen, auf Geschmack und Aroma. Er erinnert sich daran, dass er als Kind mit seiner Mutter Gumbo (scharfe Suppe mit Okraschoten) gekocht hatte und an die vielfältigen Geschmäcker und Düfte, die durch die Kombination von Kräutern und Gewürzen entstanden waren. Das Ganze ist mehr als die Summe seiner Teile.

Dr. Tims arbeitet an der *Maryland University of Integrative Health* und befasst sich intensiv mit der Frage, wie Heilkräuter aromatische Komponenten entwickeln. Wie empfinden Menschen den Duft und Geschmack von Kräutern und Gewürzen? Unser Geruchssinn wird durch die Eigenschaften von Molekülen beeinflusst, die für Gerüche zuständig sind. Wichtige Faktoren der Geruchserkennung sind die Geschwindigkeit der Verflüchtigung der Moleküle (Schwebeteilchen in der Luft), wie löslich sie in Wasser oder Öl sind und der Säuregehalt von Nahrungsmitteln. Auch Gene beeinflussen den Geruchssinn.

Ein Molekül, das man riechen kann, wird Riechstoff oder Duftstoff genannt. Solche Moleküle müssen das olfaktorische System im oberen Nasengang erreichen. Das gelingt nur, wenn die Moleküle klein genug sind. In den Nasengängen befinden sich die passenden Rezeptoren für Riechstoffe. Jeder olfaktorische Rezeptor erkennt mehr als einen Riechstoff, und jeder Riechstoff kann von mehreren unterschiedlichen olfaktorischen Rezeptoren erkannt werden. Auch die Form des Moleküls ist von Bedeutung. Das heißt: Dockt das Molekül an einen Geruchsrezeptor an, verändert der Rezeptor seine Form, was Nervensignale auslöst, die zum Gehirn geschickt werden.

Es gibt verschiedene Theorien, wie Geschmack und Geruch auf molekularbiologischer Ebene funktionieren. Die Form des Moleküls, seine Eigenschaften, Polarität und Rezeptorbindung, alles beeinflusst die Geruchsintensität.

KURZE UND LANGE SCHWÄNZE

Vergleichen wir an dieser Stelle den schweren, süßen Duft von Vanille mit dem scharfen, stechenden Aroma von Lorbeerblättern. *Vanillin* verleiht der Vanille ihr charakteristisches süßes, parfümiertes und holziges Aroma. Das Molekulargewicht des Riechstoffs ist relativ gering. Die Moleküle verflüchtigen sich rasch und tauchen die Küche in Vanilleduft. Für das Aroma von Lorbeer ist *Eugenol* zuständig. Vergleicht man Vanille mit Lorbeer, fällt auf, dass Eugenol die gleiche Grundstruktur wie Vanillin hat – mit dem Unterschied, dass Eugenol einen kurzen Kohlenwasserstoff-Schwanz aufweist, was einen intensiveren Geruch vermittelt als Vanillin. Es gibt zwar strukturelle Ähnlichkeiten beider Riechstoffmoleküle, aber die Riechschwelle von Eugenol ist niedriger als bei Vanillin. Das heißt, man kann es leichter riechen, auch minimale Konzentrationen davon. Eugenols kurzer Kohlenwasserstoff-Schwanz ist zudem fester an den Geruchsrezeptor gebunden, verglichen mit Vanillin. Das erklärt, warum sich Vanilleduft rascher verflüchtigt als das Aroma von Lorbeerblättern.

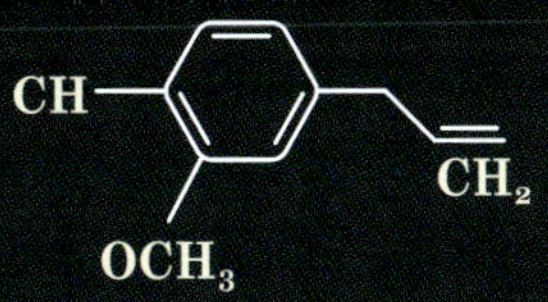

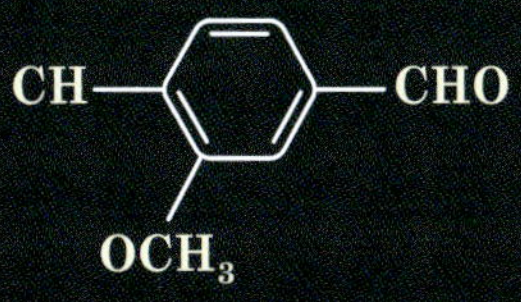

1. Eugenol
2. Vanillin

Vanillylaceton, in Ingwer und Senföl enthalten, hat einen längeren Kohlenwasserstoff-Schwanz, der mit der Vanillin-Grundform verbunden ist und das Molekül wasserunlöslich macht. Das ergibt eine süße, warme und holzige Duftnote. Da im Schwanz eine Carbonylgruppe vorhanden ist, haben Vanillylaceton-Moleküle eine gewisse gegenseitige Anziehungskraft, was Verflüchtigung verhindert. Somit gelangen solche Riechstoffe kaum in die Umgebungsluft, weshalb Ingweraroma nicht so schnell einen Raum beduften kann wie Vanille.

Capsaicin in Chili (Cayenne-Pfeffer) ist ein noch schwereres Molekül und hat einen langen Kohlenwasserstoff-Schwanz. Das begrenzt die Flüchtigkeit des Moleküls. Es gelangt weniger leicht in die Umgebungsluft – ein Grund dafür, dass Chili nicht so stark riecht, obwohl er teuflisch scharf schmecken kann.

Bevor wir es nicht im Mund haben, können wir nicht wissen, wie ein Gewürz schmeckt! Wer mit Gewürzen kocht, befindet sich mittendrin in der wunderbaren Welt der Pflanzenchemie.

man nichts und es kann zur Überdosierung kommen. Nur extrem hohe Dosierungen könnten Nebenwirkungen erzeugen – am häufigsten Magenprobleme oder Übelkeit.

Ist die Nierenfunktion beeinträchtigt oder werden Medikamente mit enger therapeutischer Breite eingenommen, ist gleichfalls Vorsicht geboten. In solchen Fällen könnten reichlich Gewürze in der Schonkost den Stoffwechsel mancher Medikamente verändern. Es kann auch zur Reizwirkung durch Gewürze bei Nierenschwäche kommen. Gewürzkräuter sind dann mit Vorsicht zu genießen. Durch regelmäßige Kontrolluntersuchungen vermeidet man Risiken. Wer Medikamente mit enger therapeutischer Breite einnimmt, etwa Antiepileptika oder Immunsuppressiva, sollte genau wissen, welche empfohlenen Gewürzkräuter für die Daueranwendung als Essenszutat geeignet sind.

Weitere mögliche Interaktionen betreffen blutverdünnende Medikamente und Gewürze wie Knoblauch und Ingwer. Mit beiden Gewürzen im Essen wird man dann auf der sicheren Seite sein, wenn die Medikation regelmäßig kontrolliert wird.

Es ist in jedem Fall empfehlenswert, mit einem Therapeuten über Fragen zu sprechen, die mit der sicheren Anwendung von Gewürzmedizin zu tun haben – vor allem, wenn es um Nahrungsergänzung geht.

SCHWANGERSCHAFT

In der Schwangerschaft wird der Stoffwechsel komplett umgestellt und die Vorgaben für Medizinkräuter ändern sich. Grundsätzlich sind heilende Gewürze auch für Schwangere sicher. Manche Gewürze sollten aber vermieden werden, wenn die Dosierungen höher sind als in der Küche. Küchenkräuter im Essen sind unbedenklich, da die natürlichen Aromen wie Alarmanlagen funktionieren. Sie riechen und schmecken sehr schnell, wenn ein Gewürz unverträglich ist. Folgen Sie Ihrer inneren Abneigung. In natürlicher Form sind viele Gewürzkräuter auch in der Schwangerschaft sicher. Vermeiden Sie aber Gewürzmedizin in Kapselform als Nahrungsergänzung in höherer Dosierung. Das betrifft etwa Kurkuma, Indisches Basilikum, Fenchel, Wacholder, Rosmarin, Salbei, Thymian und Bockshornklee.

Gewürze in kulinarischer Dosierung sind in der Schwangerschaft generell unbedenklich. Verwenden Sie mehrere verschiedene Gewürze statt ein hoch dosiertes Gewürz. Dann sind Sie auf der sicheren Seite. Ausnahmen sind Pfeffer und Chili, da bereits geringe Mengen davon die Absorption von Medikamenten erhöhen können. Allerdings variiert die individuelle Absorptionsrate von Medikamenten in der Allgemeinbevölkerung stark – mit oder ohne Gewürze wie Pfeffer und Chili.

GEWÜRZSYNERGIEN

Kräuterkundige sprechen dann von Synergie, wenn es um die geballte Heilwirkung von mehreren pflanzlichen Zubereitungen geht. Synergie bedeutet, dass zwei oder mehr Stoffe eine größere Wirkung haben als die Summe der Einzelstoffwirkungen. Es ist nicht gerade verlockend, ein Stück Brot, Tomatensauce und etwas Käse zu essen – eine Pizza hat da sehr viel mehr zu bieten!

Fast jede Kultur der Erde hat eine eigene Tradition, was Gewürzmischungen betrifft. Übliche Kombinationen kulinarischer Gewürze – etwa Ingwer und Knoblauch oder Petersilie und Salbei – schmecken häufig besser als nur eine Gewürzzutat. Auch Einzelgewürze machen Speisen schmackhaft, aber mit Gewürzmischungen profitieren Sie stärker von den gesunden Wirkungen der Küchenkräuter.

Das Synergiekonzept eignet sich auch gut dazu, schwer genießbare Gewürzmedizin besser verträglich zu machen. Beispielsweise sind Selleriesamen bei Gicht sehr zu empfehlen, da sie die Ansammlung von Harnsäure hemmen. Sicherlich gibt es Fans von Selleriesamen, aber die meisten Menschen würden das Gewürz in größerer Menge wohl nicht tolerieren. Die Kombination mit anderen Gewürzen wäre die Lösung: Nierenkräuter wie Petersilie und Salbei plus sellerieähnliche Kräuter wie Anis, Fenchel oder Koriander.

KOCHEN ODER NICHT KOCHEN?

Zahlreiche Faktoren können die Heilwirkungen von Gewürzen positiv oder negativ beeinflussen. Bleibt die Gretchenfrage: Kochen oder nicht kochen? Regel Nummer eins: Sie lassen sich aromatische Speisen schmecken und nehmen so viel Gewürz, wie Sie mögen und vertragen. Denken Sie nicht zu viel darüber nach – Gewürze sind gesunde Medizin!

Wer die Kochfrage stellt, schaut auf die Pflanzen. Zarte Kräuter wie Basilikum, Minze, Dill, Korianderkraut und Schnittlauch schmecken frisch gepflückt. Andere Kräuter wie Thymian, Rosmarin und Salbei sowie Wurzeln/Rhizome wie Ingwer und Kurkuma entfalten auch bei Erhitzung gesunde Aromen. Getrocknete Gewürze kann man kochen oder nicht, je nach Rezept. Feuchte Hitze setzt viele gesunde Stoffe frei: Suppe, Eintopf, Dämpfen und Sautieren. Die gute Nachricht: Ihre Verdauung erhöht sogar noch den antioxidativen Effekt der Gewürze. Ich liebe es, wenn Menschen und Gewürze beim Kochen zusammenfinden!

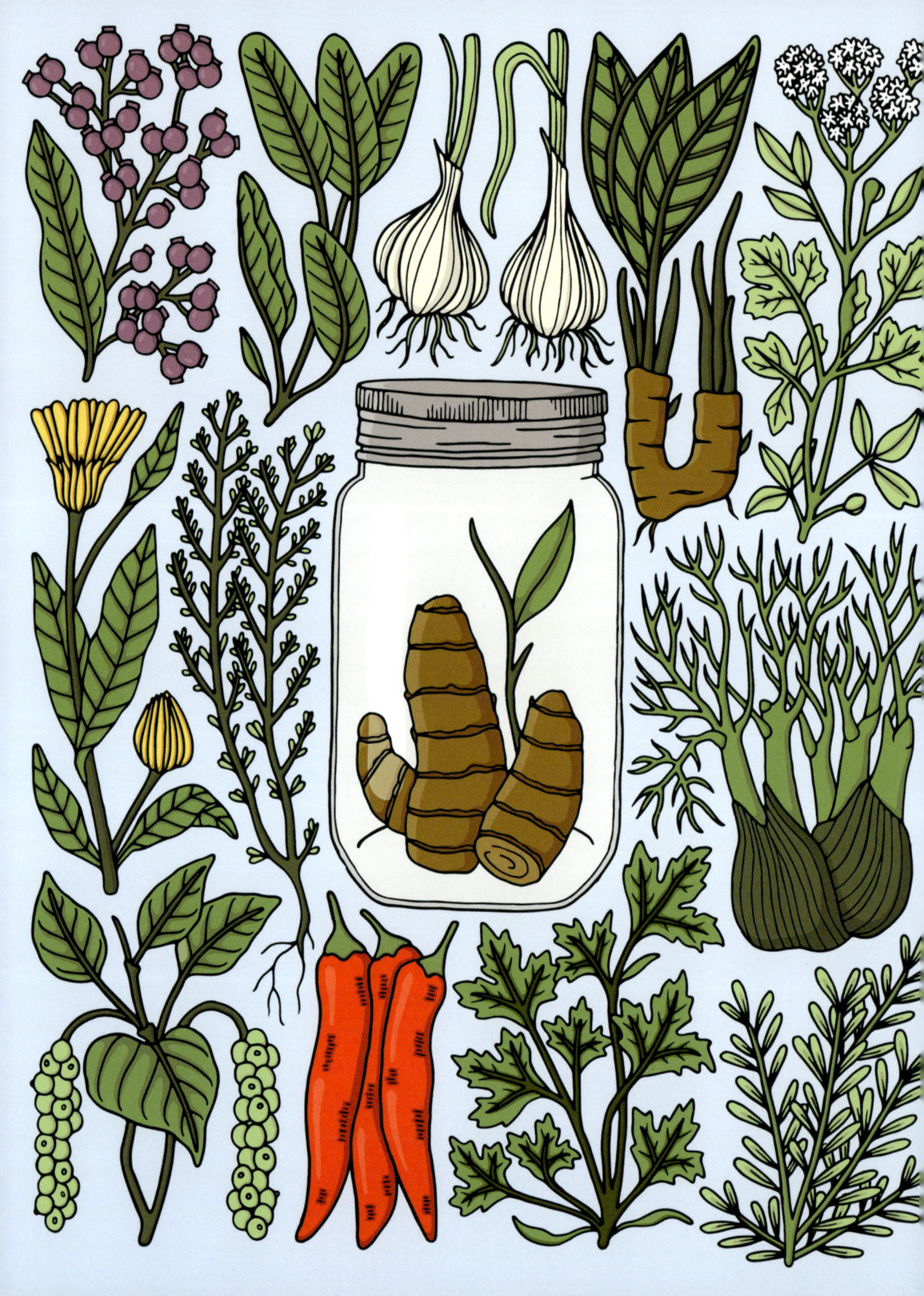

KAPITEL 3

Kreieren Sie Ihre Gewürzapotheke

Die 19 supergesunden Kräuter in diesem Kapitel sind die Grundausstattung Ihrer Gewürzapotheke. Diese Gewürze werden seit Jahrhunderten von den Kulturen dieser Welt verwendet. Sie sind leicht zu bekommen, vielseitig nutzbar, und sie schmecken gut. Klinische Studien weisen auf die Vorteile für die Gesundheit hin. Es gibt Hunderte heilende Gewürze – die hier vorgestellten Kräuter sind ein guter Anfang.

FRISCH ODER GETROCKNET

Gewürze können frisch oder getrocknet verwendet werden. In manchen Weltregionen gibt es frische Gewürzkräuter im Überfluss. Dort erfreut man sich einer schmackhaften Küche mit frischen Pfefferkörnern oder strahlend gelbem Kurkumasaft. Getrocknete Gewürze sind leicht und bequem zu handhaben und lange haltbar. Sie sind ganzjährig Tag für Tag in der Küche griffbereit und bereichern jedes Gericht.

FRISCHE ZÄHLT

Frische Kräuter und Gewürze finden Sie im Supermarkt, auf Bauern- und Wochenmärkten und als jahreszeitliche Gewächse im eigenen Garten. Im Gemüsebeet gezogen oder in Töpfen auf dem Balkon, sind viele aromatische Kräuter und Gewürze jederzeit für leckere Menükompositionen zur Hand. Fast überall auf der Welt kann man mindestens 10 bis 15 Gewürze für die Küche kultivieren. In gemäßigten Breiten gedeihen manche Kräuter sogar zu jeder Jahreszeit. Im Winter pflückt man schneebedeckte Zweige von Rosmarin oder Thymian oder sucht nach weiteren kälteresistenten Kräutern im winterlichen Garten. Mit reichlich frischen Gewürzen aus eigenem Anbau veredeln Sie jedes Gericht. Jede Mahlzeit bekommt mit Küchenkräutern wie Basilikum, Petersilie, Korianderkraut, Ingwer, Knoblauch, Bärlauch oder Rosmarin ein appetitanregendes Aroma. Für die tägliche kreative Küche bieten frische Gewürze unendliche Möglichkeiten, Speisen mit gesundem Geschmack zu verfeinern: Suppen, Salate, Gemüse- oder Fleischgerichte und Desserts.

GEPULVERT ODER GESCHNITTEN/GESIEBT

Getrocknete Gewürze gibt es entweder als Pulver oder zerkleinert (geschnitten/gesiebt). Hartes Pflanzenmaterial von Wurzeln, Rhizomen, Rinde oder Samen sind meist als Pulver im Angebot – beispielsweise Zimt, Ingwer, Kurkuma und Senf. Sie können solche Gewürze auch aus Frischmaterial herstellen, wenn Sie es raspeln oder mahlen oder einen Wasserauszug machen. Blattgewürze werden in der Regel klein geschnitten oder gesiebt. Sie sind dann länger haltbar als Gewürzpulver und geben eine delikate Garnitur für jedes Gericht ab. Bei gepulverten Blättern oder Blüten ist Vorsicht geboten. Die vergrößerte Oberfläche der Krautfragmente verkürzt die Haltbarkeit.

GEWÜRZSHOPPING

Weniger geläufige Gewürze in größerer Menge finden Sie im Gewürzhandel oder in speziellen Märkten wie Asia-Läden, türkischen oder indischen Lebensmittelgeschäften. Suchen Sie in Supermärkten nach Großpackungen oder lassen Sie sich im Gewürzladen die gewünschten Mengen abwiegen. Wer in der Welt der Gewürze unterwegs ist, findet schnell heraus, dass die kleinen Gewürzbehälter aus dem Supermarkt oftmals nicht die beste Lösung sind – wenig Inhalt, viel Verpackung oder zu teuer. Bei den am häufigsten verwendeten Gewürzen lohnt sich eine größere Menge als Vorrat. Selten benutzte Gewürze wie Kardamom, Chili, Gewürznelken, Senf und Muskatnuss halten Sie in kleinen Mengen vor. Wer ganz gesund einkaufen will, achtet auf biologisch angebaute Ware.

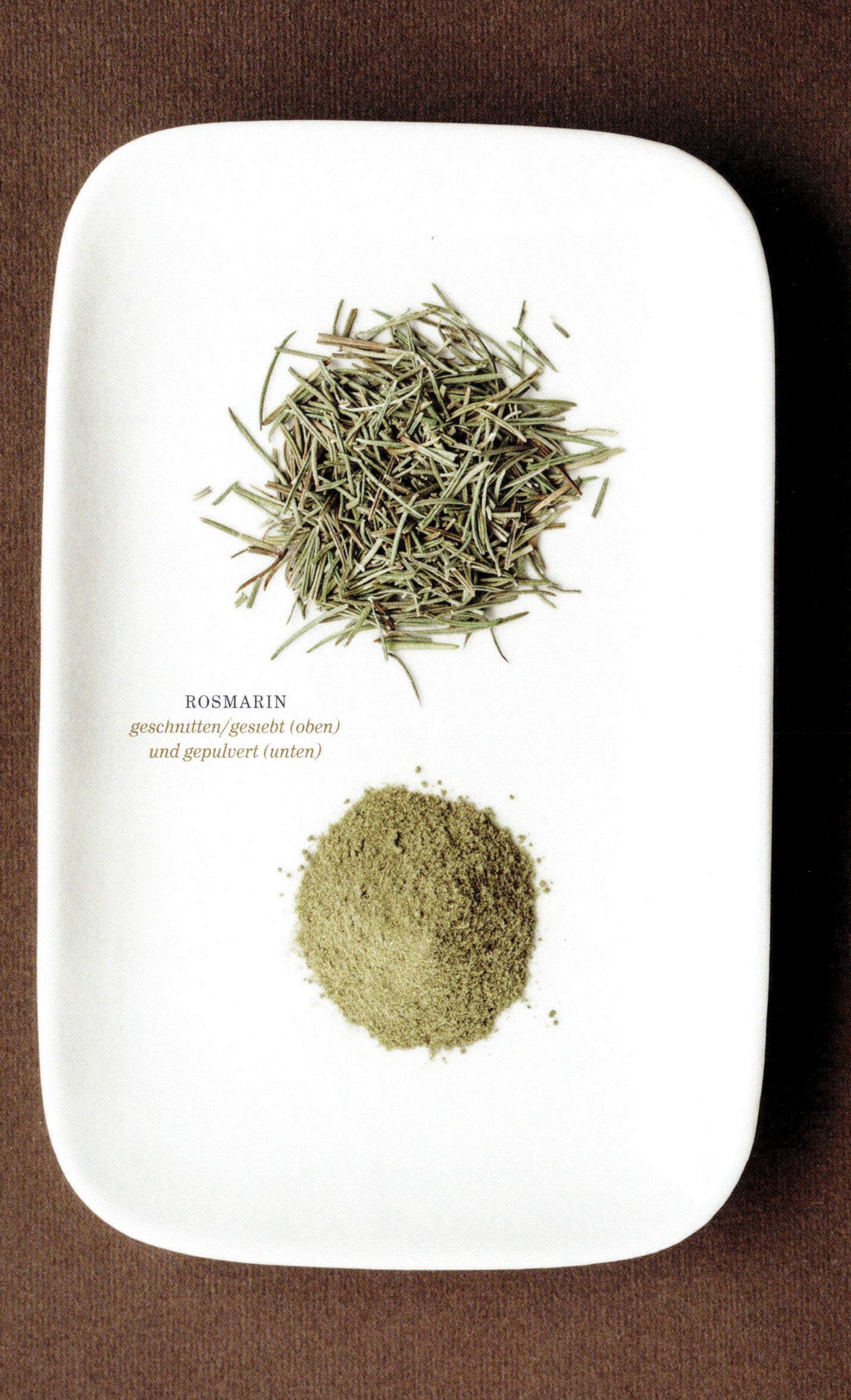

ROSMARIN
geschnitten/gesiebt (oben)
und gepulvert (unten)

ONLINE

Gewürze sind auch bei zahlreichen Online-Händlern im Angebot. Wie zu erwarten variieren die Kosten und die Qualität. Ein paar Bezugsquellen finden Sie im Anhang (siehe S. 160). Qualitätsbewusste Händler informieren auf ihren Webseiten über jedes Gewürzkraut (Gattung und Art inklusive), über den Anbau und die Herkunft. Gut informiert wissen Sie genau, was Sie bekommen.

Wenn Sie Gewürzmischungen suchen, fahnden Sie nach Spezialisten, die besondere Mischungen anbieten, die zu den Rezepten passen, die Sie zubereiten wollen. Für indische Currys gibt es Hunderte verschiedene Gewürzmischungen. Nicht nur im internationalen Gewürzhandel finden Sie authentische und einzigartige Currys oder das marokkanische Ras el-Hanout. Es gibt mittlerweile Gewürzspezialisten, die viele Mischungen sogar frisch selbst herstellen.

QUALITÄT UND FRISCHE

Die Qualität von Gewürzen variiert beträchtlich und Sie haben die Qual der Wahl – Sie können ja die Verpackung nicht öffnen, um das Aroma und den Geschmack zu testen. Das erste Qualitätskriterium ist die Frische. Bei seltenen, teuren Gewürzen wie Safran kursieren auch Fälschungen. Frische Blattkräuter fallen durch ihren Farbglanz auf. Getrocknete Blattkräuter, vor allem Petersilie oder Dill, halten sich nicht lange frisch. Wenn Sie den Gewürzbehälter kippen und umdrehen, finden Sie gelegentlich eine vom Licht ausgebleichte obere Schicht. Eine durchgehend kräftige, gesunde Färbung ist der Frischeindikator bei Gewürzen.

Gewürzpulver bleibt nicht so lange frisch wie das ganze Gewürzkraut. Die kürzere Haltbarkeit wird aber durch die leichtere Handhabung aufgewogen. Wer Kardamom jedesmal mahlen muss, wird ihn seltener verwenden. andererseits kann man ganze Gewürze im Mörser zerstoßen oder mahlen und bekommt ein aromatisch duftendes Gewürzprodukt.

Bei Gewürzen, die viele Artverwandte haben wie Chili, Zimt oder Schwarzer Pfeffer machen vor allem Geschmack und Aroma den Unterschied. Legt man auf Gesundheitswirkungen Wert, sind die therapeutisch unterschiedlichen Gattungen und Arten von Chili (siehe S. 53) und Zimt (siehe S. 49) zu beachten.

AUFBEWAHRUNG

Getrocknete Gewürze sollten geschützt vor Licht, Luft und Hitze aufbewahrt werden. Das in schönstes Licht getauchte Gewürzregal in Ihrer Küche bietet alles andere als ideale Bedingungen für die medizinischen und kulinarischen Qualitäten der Gewürze. Es gibt zwei einfache Möglichkeiten getrocknete Gewürze optimal aufzubewahren.

Erstens: Sie bewahren Gewürze in Glas- oder Metallgefäßen in der Speisekammer auf, benutzen Regale und Ordnungssysteme. Alle möglichen großen und kleinen Gewürzgefäße im Regal unterzubringen, kann zur Herausforderung werden.

Zweitens: Sie verwenden strapazierfähige und robuste Beutel mit Reißverschluss für Ihre Gewürze – sehr zu empfehlen. Manche Gewürzpulver wie Kurkuma verstaut man besser im Glasgefäß oder in festen, durchsichtigen Plastikbeuteln, die auch im

Gewürzhandel verwendet werden. Manche Großpackungen werden in Folie geliefert, die man wiederverwenden kann. Gewürzbeutel nehmen weniger Platz weg als Gefäße und sind genauso zweckmäßig, was die Konservierung und das Ordnungssystem betrifft. Ich benutze acht kleine, sehr hübsche Behälter, wo meine Gewürze alphabetisch nach Gruppen einsortiert sind. Sie passen perfekt ins Regal – die Hälfte der Gewürze versammelt sich erstaunlicherweise unter den Buchstaben A, B und C!

Die meisten Gewürze, insbesondere von Blättern und Blüten, bleiben im Kühlschrank oder tiefgefroren länger frisch und haltbar. Wurzeln (Rhizome), Samen und Rinde haben ein sehr langes (fast unbegrenztes) Verfallsdatum. Ich erinnere mich, dass ich im Gewürzschrank meiner Großmutter Küchenkräuter in kleinen Schachteln aufspürte, die mindestens 40 Jahre alt waren – und immer noch erkennbare Aromen verströmten.

Grundsätzlich versucht man. frische Kräuter so schnell wie möglich aufzubrauchen. Die Aufbewahrung frischer Kräuter erfordert ein wenig mehr Aufwand. Frisch geschnittene Blattkräuter stellen Sie in einem Glas Wasser in den Kühlschrank – nur die Stiele stehen im Wasser. Das funktioniert gut mit Basilikum, Minze, Petersilie, Dill und Korianderkraut, wenn das Wasser täglich gewechselt wird. Alternativ wickeln Sie feuchtes Küchenpapier (oder Stoff) um die Stielenden und verstauen die Gewürzkräuter vorsichtig im Kühlschrank. Das gilt vor allem für Basilikum und Minze. Im Kühlschrank bleiben manche Kräuter im Gefrierbeutel noch länger frisch, probieren Sie es einfach aus. Kräuter mit zäher Textur wie Salbei, Thymian, Lorbeerblätter oder Rosmarin brauchen wenig Feuchtigkeit, um frisch zu bleiben. Sie können im Plastikschuber des Kühlschranks offen oder verpackt aufbewahrt werden. Entsorgen Sie frische Kräuter, wenn sie glibberig sind oder schlecht riechen. Sind Kräuter im Kühlschrank schlicht ausgetrocknet, spricht nichts gegen weitere Verwendung.

Frische Wurzeln wie Ingwer und Kurkuma halten sich deutlich länger. Im Kühlschrank bleiben die Wurzelstücke mehrere Wochen frisch, auch wenn man ab und zu ein Stück davon abschneidet. Am besten, man legt sie in eine extra Dose aus Glas oder Kunststoff. Darauf achten, dass sich kein Kondenswasser bildet.

TAGESDOSIS

Wie hoch darf die tägliche Gewürzdosis sein? Eine der Hauptfragen, die dieses Buch beantworten möchte. Laien und Mediziner wissen in der Regel nicht, wie hoch die kulinarisch gesunde Tagesdosis sein sollte. Man hört etwa, dass 2 g Kurkuma pro Tag gesund sind, kauft die Kräuterpillen und schluckt sie. Für jedes der 19 Kräuter in Ihrer Gewürzapotheke sind klinische Empfehlungen für eine einfache Tagesdosis angegeben, sowohl mit kulinarischen Maßeinheiten (z. B. TL) als auch Gewichtseinheiten (z. B. Gramm).

Mit passenden Dosierungen können Sie Gewürzkräuter ökonomisch und effizient einsetzen. In klinischen Studien und bei Nahrungsergänzungsmitteln werden Dosierungen in Gramm angegeben. Schwer zu sagen, was das für 4 Gramm Knoblauch in der Küche bedeutet. Nachfolgend finden Sie die Antworten.

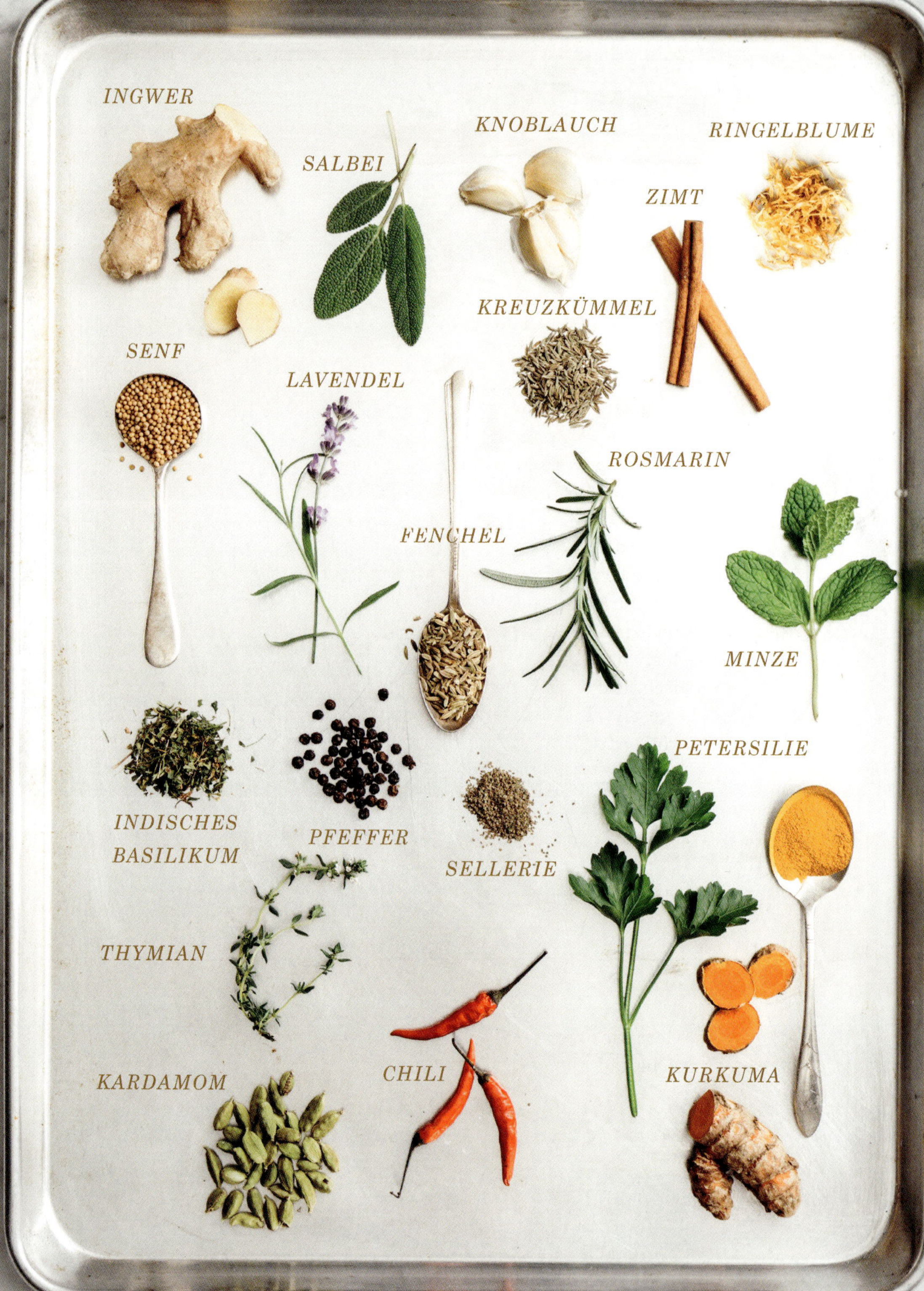
INGWER
SALBEI
KNOBLAUCH
RINGELBLUME
ZIMT
KREUZKÜMMEL
SENF
LAVENDEL
ROSMARIN
FENCHEL
MINZE
PETERSILIE
INDISCHES
BASILIKUM
PFEFFER
SELLERIE
THYMIAN
KARDAMOM
CHILI
KURKUMA

19 TOP-GEWÜRZE FÜR JEDEN TAG

Man kann unmöglich alle Gewürze auflisten, die weltweit in der Küche und als Medizin verwendet werden. Menschen nutzen üblicherweise das, was in ihrer Gegend verfügbar ist. Erst seit Kurzem sind uns Hunderte Gewürze und Tausende Gewürzmischungen zugänglich. Und jedes Gewürz bringt seine eigenen fantastischen Heilwirkungen mit.

Formal betrachtet werden die Blätter einer Pflanze als *Kraut* bezeichnet. Ich verwende den Begriff *Gewürz* für alle Pflanzenteile, die geerntet und medizinisch eingesetzt werden können. Die hier vorgestellten 19 Gewürze sind aromatisch, leicht zu finden und wirklich alle sehr gesund. Die Kräuter der Gewürzapotheke erfüllen fünf Kriterien:

- Sie sind überall in Geschäften und via Internet im Angebot.
- Sie sind relativ preiswert.
- Sie werden in fast jeder Küche der Welt als Zutat verwendet.
- Sie werden traditionell als Medizin eingesetzt.
- Die Vorteile für die Gesundheit wurden in klinischen Studien bestätigt.

PFEFFER

PIPER NIGRUM

Tagesdosis:
¼ TL (1 Gramm), gepulvert

Schwarzer Pfeffer ist so allgegenwärtig, dass man fast vergisst, dass er ein heilendes Gewürz ist. Pfeffer steht auf Esstischen rund um die Welt und bringt Aromen und den gewissen Kick mit. Vorverarbeitetes Pfefferpulver schmeckt aber meist schal im Vergleich zu frisch gemahlenen oder gemörserten aromatischen Pfefferkörnern.

In der Küche passt schwarzer Pfeffer hervorragend zu sämiger oder anderweitig schwerer Kost. Er verstärkt andere Aromen im Gericht und hilft bei der Verdauung. Schwarzer Pfeffer aus der Mühle verfeinert jede Mahlzeit. Er muss nicht, wie andere Gewürze, unbedingt erhitzt werden, um Geschmack und Gesundheitswirkungen zu entfalten.

Aus medizinischer Perspektive facht schwarzer Pfeffer das „Magenfeuer" an, und das enthaltene *Piperin* erhöht synergistisch die Bioverfügbarkeit anderer Heilkräuter inklusive der mineralischen Komponenten. Aus manchen Nahrungsmitteln können Vitamine und Mineralstoffe nicht so einfach absorbiert werden, vor allem wenn Verdauungsprobleme oder Darmentzündungen vorliegen. Schwarzer Pfeffer unterstützt dabei die Aufnahme von Vitalstoffen, die im gesunden Essen stecken.

Wer die Versorgung mit Mineralstoffen verbessern möchte, kann mit schwarzem Pfeffer beispielsweise die Aufnahme von Kalcium, das in Grünzeug und Milchprodukten vorkommt, erhöhen. Gut für die Knochen. Auch Curcumin in Kurkuma wird von Pfeffer besser bioverfügbar gemacht. Jedes leckere Gericht inklusive Süßspeisen profitiert von einer Prise frisch gemahlenem Pfeffer. Indischer Gewürztee (*chai*) enthält unter anderem schwarzen Pfeffer, Zimt und Nelken.

PFEFFER-GEWÜRZMISCHUNGEN

- Täglich-auf-alles-Mischung 116
- Digestif-Mischung 130
- Feiertags-Mischung 120
- Fenchel-Dukkah-Mischung 132
- Grüne-Götter-Mischung 124
- Pfeffer-Synergie-Mischung 138

PFEFFER-REZEPTE

- Dukkah-Gemüse-Antipasti 133
- Grünkraft-Dressing 125
- Kräutersauce 118
- Herz-Power-Karamell 139
- Früchte-Kompott 131
- Pfefferkuchen-Feuerwerk 123
- Spicy Virgin Bloody Mary 117
- Zimt-Apfel-Hafer-Auflauf 121
- Zimt-Götterspeise 122

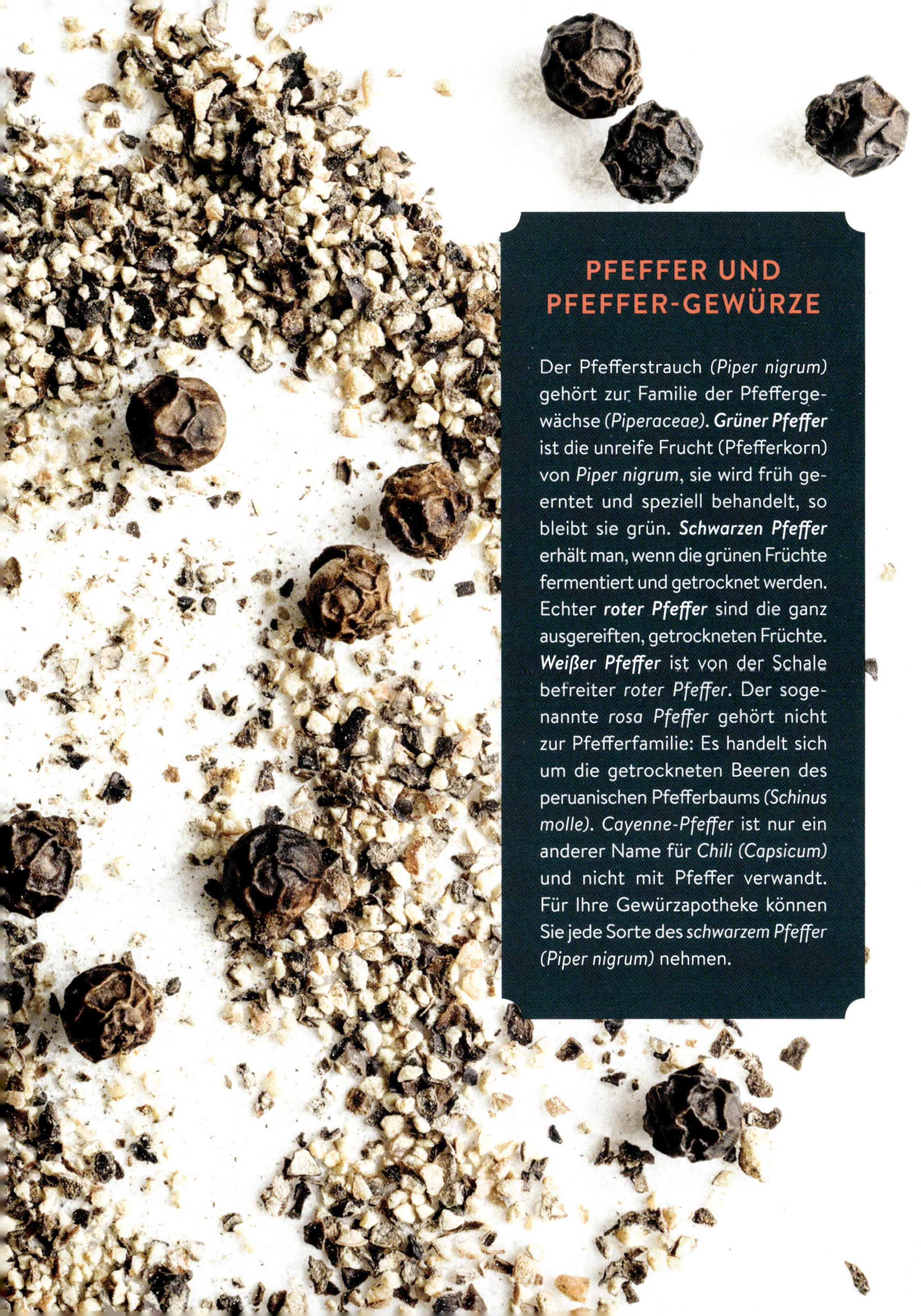

PFEFFER UND PFEFFER-GEWÜRZE

Der Pfefferstrauch *(Piper nigrum)* gehört zur Familie der Pfeffergewächse *(Piperaceae)*. ***Grüner Pfeffer*** ist die unreife Frucht (Pfefferkorn) von *Piper nigrum*, sie wird früh geerntet und speziell behandelt, so bleibt sie grün. ***Schwarzen Pfeffer*** erhält man, wenn die grünen Früchte fermentiert und getrocknet werden. Echter ***roter Pfeffer*** sind die ganz ausgereiften, getrockneten Früchte. ***Weißer Pfeffer*** ist von der Schale befreiter *roter Pfeffer*. Der sogenannte *rosa Pfeffer* gehört nicht zur Pfefferfamilie: Es handelt sich um die getrockneten Beeren des peruanischen Pfefferbaums *(Schinus molle)*. *Cayenne-Pfeffer* ist nur ein anderer Name für *Chili (Capsicum)* und nicht mit Pfeffer verwandt. Für Ihre Gewürzapotheke können Sie jede Sorte des *schwarzem Pfeffer (Piper nigrum)* nehmen.

GEWÜRZE DER WELT: NIGERIA

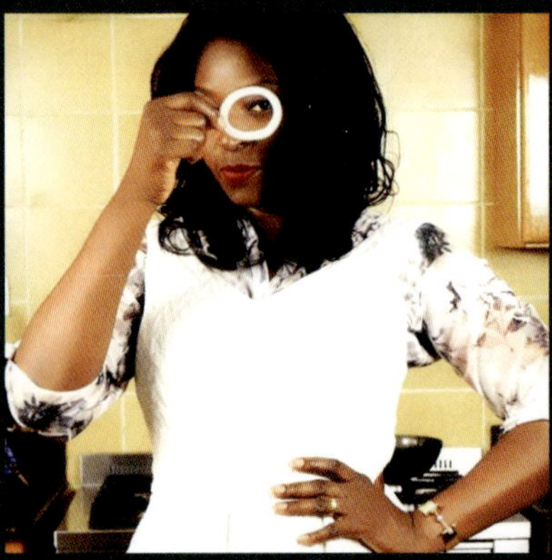

FUNKE KOLEOSHO ist eine preisgekrönte Kochbuchautorin und Food-Bloggerin, die die neue Nigeria-Küche mit inspirierenden und köstlichen Rezepten bereichert hat. Sie ist auch ein Quell des Wissens, was traditionelle nigerianische Gewürzmischungen betrifft, kulinarisch und medizinisch.

Funke zufolge gelten Nahrungsmittel in der Kultur Nigerias als Medizin. Manche Kräuter und Gewürze werden als Tees und Tinkturen medizinisch genutzt. Andere (Ingwer, Knoblauch, Kurkuma und Basilikum) sind seit Urzeiten Zutaten für Suppen, Eintöpfe und Breis, um verbreitete Leiden zu behandeln. Die häufigsten medizinischen Kräuter und üblichen Gewürze der nigerianischen Küche sind Basilikum, Schnittlauch, Zitronengras, Kurkuma, Knoblauch, Ingwer und Gewürznelken. Es gibt natürlich noch viele andere Küchenkräuter, die weniger bekannt und genauso heilkräftig sind.

Afrikanisches Basilikum *(Ocimum gratissimum)* ist ein afrikanisches Gewächs der Basilikum-Gattung, in der Yoruba-Sprache *Efinrin*. Man nennt es auch „Nelken-Basilikum", da Eugenol enthalten ist, das in größerer Menge in Gewürznelken vorkommt. Das Kraut wird frisch oder auch getrocknet verwendet und schmeckt wegen seiner chemischen Komposition anders als andere Basilikumarten.

Bitterblatt *(Vernonia amygdalina)* ist ein Zwischending zwischen Gewürz und Gemüse, für Suppe, Eintopf oder Sauce, *ofe onugbu* genannt. Nomen est omen: Die Blätter schmecken sehr herb. Man reibt sie unter fließendem Wasser ab, um Bitterstoffe zu entfernen, bevor sie in den Topf kommen. Der Korbblütler gehört zur Asternfamilie, wie andere Heilkräuter, z. B. Sonnenhut, Ringelblume und Kamille. Eine weitverzweigte Familie mit viel Nahrungs- und Heilpflanzen-Verwandtschaft – Estragon ist das einzige Gewürz im Stammbaum!

Mohrenpfeffer (auch als *Grains of Selim* oder Kanipfeffer bekannt) ist als Gewürz und Medizin in Zentralafrika sehr populär. Die Pfefferschoten stammen von einem großen immergrünen Baum *(Xylopia aethiopica)*, der zu den Annonengewächsen gehört. Dieselbe Familie wie Stachelannone, Netzannone *(custard apple)* und Indianerbanane (Papau). Die getrockneten Früchte verströmen einen muskatartigen Duft, wie Kubebenpfeffer.

Kalebassenmuskat (Afrikanische Muskatnuss) sind die Samen der Früchte des Baums *Monodora myristica*, gleichfalls ein Annonengwächs. Mit dem Sklavenhandel gelangten Samen nach Jamaika und etablierten den dortigen Bestand. Als Gewürz sind die S amen mit Muskatnuss vergleichbar. Es gibt aber viel mehr medizinische Anwendungen für das Gewürzpulver.

Funkes Schwarze Suppe

Diese scharfe Hühnersuppe mit Basilikum ist für frischgebackene Mütter und zur Genesung sehr empfehlenswert. Das Zutatenverhältnis können Sie nach Belieben variieren.

- 1 kleine Chili, entkernt und gehackt (mehr/weniger scharf)
- 2 mittelgroße Zwiebeln
- 2 mittelgroße Tomaten
- 6 Knoblauchzehen
- 1 TL Ingwer, frisch gerieben
- 1 EL Kokosöl, nativ
- 1 Bund Basilikumblätter, frisch
- 2 Hühnchenteile, gekocht
- 1 l Hühnerbrühe
- Salz

1. Chili, Zwiebeln, Tomaten, Knoblauch und Ingwer in einen Mixer geben und sämig verrühren. Kokosöl in einem großen Topf erhitzen, die Chili-Mixtur zugeben und bei mittlerer Hitze köcheln lassen.
2. Die Basilikumblätter im Mixer zerkleinern, bis eine sämige Paste entstanden ist. Beiseitestellen.
3. Hühnerbrühe und Hühnerteile zugeben. Zugedeckt garen und öfter umrühren, bis das Flüssigvolumen halbiert ist. Mit Salz abschmecken. Die Basilikumpaste einrühren, 3 Minuten köcheln lassen und servieren.

RINGELBLUME

CALENDULA OFFICINALIS

Tagesdosis:
2 TL (0,5–1 Gramm), frisch
Blüten-/Kronblätter

Calendula (Ringelblume) ist ein bewährtes Heilkraut, befindet sich aber wahrscheinlich nicht in Ihrem Gewürzregal. Die leuchtend gelben Blüten der Blume schmecken leicht bitter und salzig. Sie sind eine glänzende Zutat für jedes Gericht – und aromatische Naturmedizin. Calendula steht ganz oben auf der Liste meiner Lieblingskräuter. Ein Gewürz, das verletztes Gewebe heilen kann! Die Kräutermedizin kennt viele äußerliche Anwendungen mit Calendula. Aber auch für den Magen-Darm-Trakt ist die Heilkraft der Ringelblume hochwillkommen.

Calendula hat in vielen Ländern der Welt kulturelle Bedeutung. Im antiken Rom und in Griechenland spielte Calendula für Rituale und Zeremonien eine große Rolle. Auch in Mittel- und Südamerika werden Ringelblumen für feierliche Anlässe verwendet, in Mexiko am Tag der Toten (Dia de los Muertos) zusammen mit den pflanzlichen Vewandten Tagetes und Marigold. Im Süden Chiles habe ich einmal einen Friedhof besucht, wo jedes Grab von einem Calendula-Blumenbeet bedeckt war – Kultpflanze.

Wenn Sie getrocknete Calendula-Blüten oder Kronblätter verwenden möchten, dann am besten ganz. Sie verderben schnell, wenn sie zermahlen sind. Spätestens nach einem Jahr verlieren sie ihren Glanz. Wenn Sie frische Ringelblumen im Garten haben, verwenden Sie die Kronblätter großzügig für Salate – auch für einen sonnengelben Ölauszug. Sie pflücken täglich die Blumenköpfe ab, geben die Kronblätter in ein Gefäß mit Olivenöl und lassen es bis zum Ende der Blütezeit ziehen. Das Öl ist Gewürzmedizin und Grundlage von vorzüglichen Marinaden und Salatsaucen – ein hübsches Power-Antioxidans, das Sie nach Belieben mit aromatischen Kräutern kombinieren können.

Getrocknete Calendulablüten verwenden Sie beim Kochen wie Thymian oder Rosmarin zerrieben oder gehackt auf das fertige Gericht. Getrocknete Kronblätter passen ausgezeichnet zu Suppe und Eintopf, sie sind mild und angenehm vom Geschmack.

RINGELBLUME-GEWÜRZMISCHUNG

- Grüne-Götter-Mischung 124

RINGELBLUME-REZEPT

- Grünkraft-Dressing 125

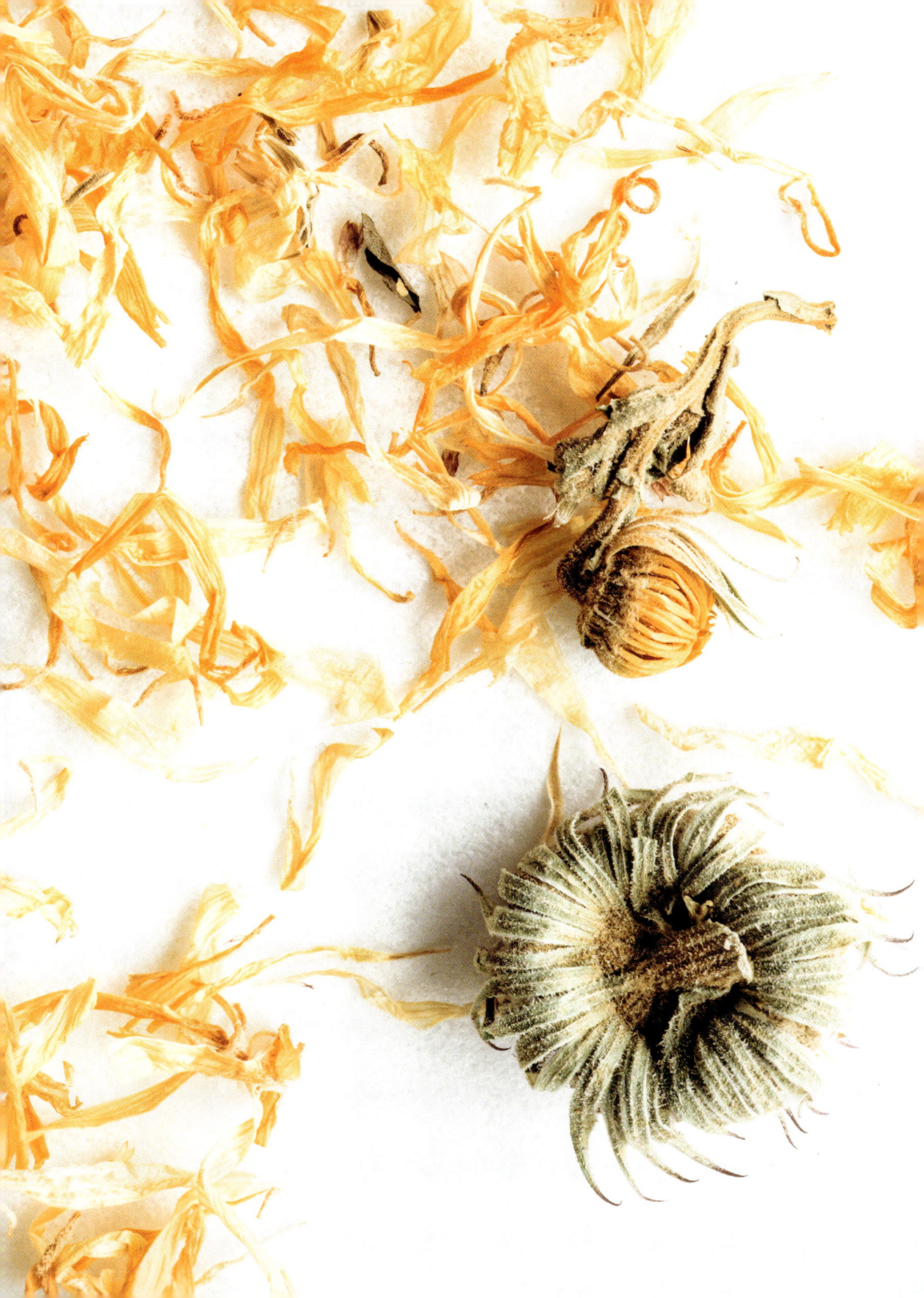

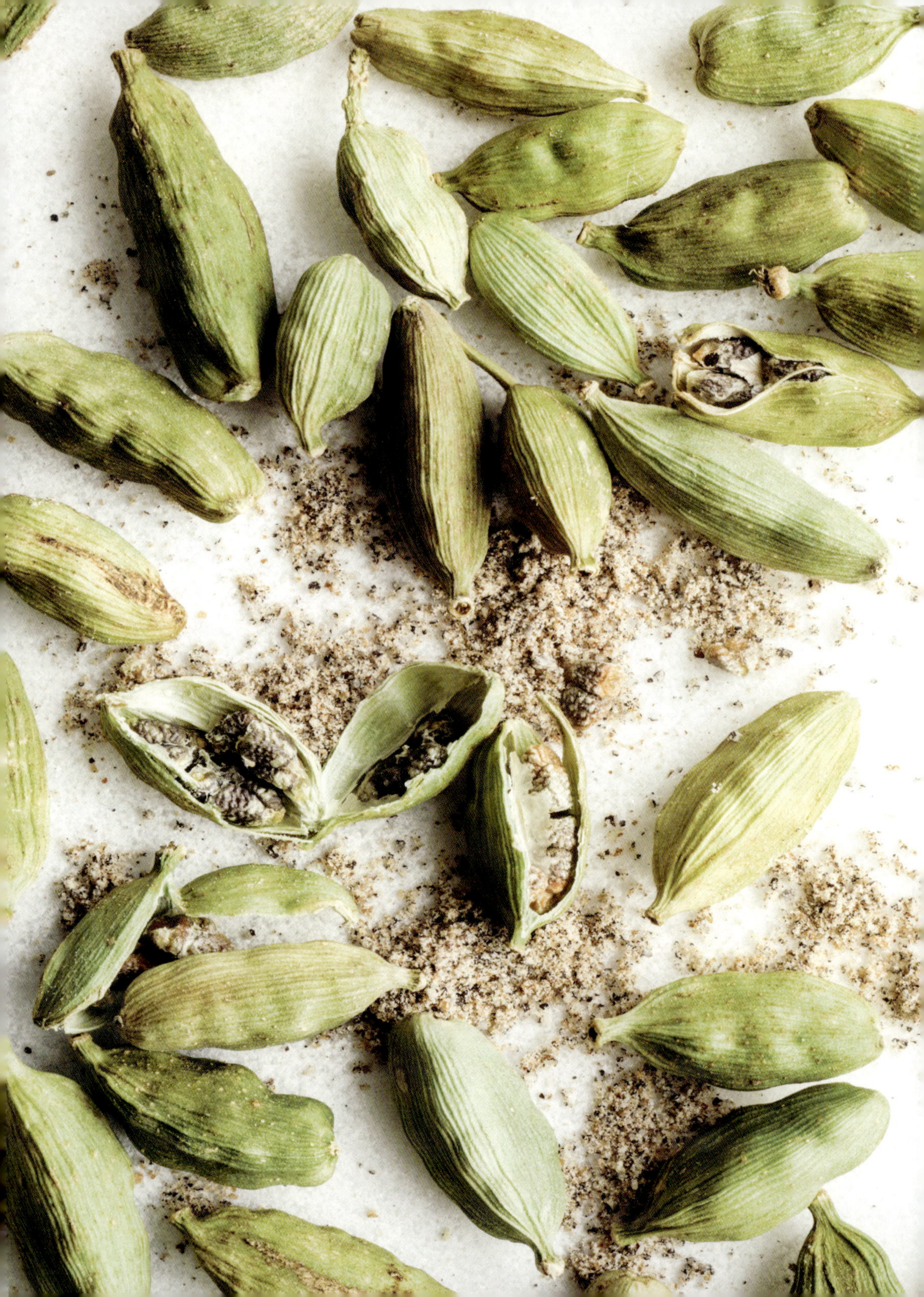

KARDAMOM

ELETTARIA CARDAMOMUM

Tagesdosis:
¼ TL (0,8 Gramm), gepulvert

Die indische Küche kann mit einem breiten Angebot an traditionellen Gewürzmischungen aufwarten, die das fruchtige Kardamom enthalten. Vielleicht kennen Sie Kardamom aus der Kanne, als Gewürztee (chai). Im Mittleren Osten veredelt man damit gerne den Kaffee.

Das Gewürz gehört zu den Ingwergewächsen und ist in Indien und Sri Lanka heimisch. Die Duftnoten ähneln sich und die skurilen Blüten und Kapselfrüchte sind eine botanische Besonderheit. Anders als Ingwer und Kurkuma (mit prächtigen Blüten auf grünen Stängeln) kriecht Kardamomkraut mit Seitentrieben am Boden entlang, wo sich bescheidene Blüten eventuell in reife Samenschoten verwandeln. Kardamom ist eines der teuersten Gewürze der Welt, weil es langsam wächst und die Schotenausbeute gering ist. Kardamompulver ist die einfache Lösung. Nachteil: Es verdirbt relativ schnell und hält sich höchstens ein Jahr. Am besten greifen Sie zu ganzen Schoten. In der Küche öffnen Sie die grünen Kapselfrüchte mit leichtem Druck im Mörser, lösen die Samen heraus und vermahlen sie.

Kardamom verströmt einen sanften, scharf-süßen Geruch. Frisch getrocknet kann es leicht zur flächendeckenden Aromaexplosion kommen. Einmal hatte ich sechs versiegelte Päckchen mit Kardamom im Reisegepäck. Ich musste es nachts im Schrank unterbringen – so stark war der Kardamomduft.

Das Kraut ist eine Wohltat für die Verdauung und eine gute Alternative für diejenigen, denen Ingwer zu scharf ist oder die das intensive Kurkuma nicht vertragen. Zu cremigen Speisen, insbesondere leckeren Desserts, passt Kardamom besonders gut – aber auch empfohlen für die deftige Küche. Eine erstklassige, gesunde Verdauungshilfe! Für Kardamom gilt: weniger ist mehr.

KARDAMOM-GEWÜRZMISCHUNGEN

- **Digestif-Mischung 130**
- **Feiertags-Mischung 120**

KARDAMOM-REZEPTE

- **Früchte-Kompott 131**
- **Pfefferkuchen-Feuerwerk 123**
- **Zimt-Apfel-Hafer Auflauf 121**
- **Zimt-Götterspeise 122**

SELLERIE

APIUM GRAVEOLENS

Tagesdosis:
¼ TL (1,5 Gramm), Samen

Selleriesamen gehört nicht unbedingt zu den attraktivsten Mitteln in Ihrer Gewürzapotheke und sind als Nahrungsmittel etwas gewöhnungsbedürftig. Andererseits geben sie ein gutes Nierentonikum ab und wirken synergistisch mit anderen, sehr gesunden Nierenkräutern, z. B. mit Petersilie.

Selleriesamen haben eine ausgesprochen würzige Geschmacksnote und sind als Zutat kräftiger und fetter Speisen bestens geeignet. Man verwendet die ganzen Samen, da durch Zerkleinerung Bitterstoffe freigesetzt werden. Für ein Salat-Dressing mit Essig und Öl und Samen bestreut oder Mayonnaise-Rezepte wie Kartoffelsalat oder Salat mit Hühnchenstreifen sind Selleriesamen das passende Gewürz, auch für Suppen und köchelnde Brühe, Frikadellen und Leberkäse – würzen Sie mit ihnen ähnlich wie mit Fenchelsamen.

SELLERIE-GEWÜRZMISCHUNG

- Samen-Mischung 126

SELLERIE-REZEPTE

- Gebackene Auberginen mit Knoblauchjoghurt 127
- Petersilien-Pesto 149

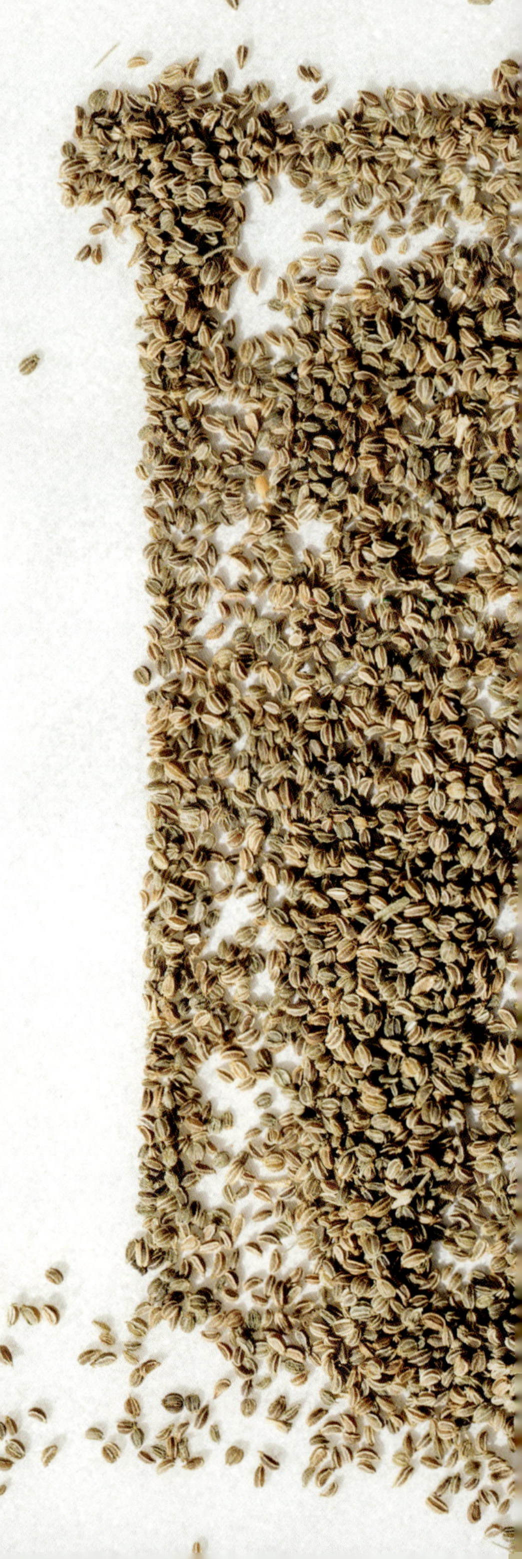

CHILI

CAPSICUM SPP.

Tagesdosis:
frisch, getrocknet oder gepulvert
kleine Menge, große Wirkung

Wenn von Chili die Rede ist, denkt man unwillkürlich an die scharfen Gewürzküchen in Südostasien, China, Zentralafrika und Indien. Es wird leicht vergessen, dass Chilis (kleine, scharfe Paprika) aus der Neuen Welt stammen – aus Südamerika. In anderen Weltregionen hatte man gerne etwa scharfen Senf, Wasabi oder prickelnden Szechuanpfeffer zum Kochen benutzt, bevor Chilis von Amerika aus die Küchen der Welt eroberten. Dies fand relativ spät statt, erst gegen Ende des 18. Jahrhunderts.

Heute sind alle Chilis weltweit äußerst populär und geschätzte Zutaten von süßen bis würzigen Gerichten. Chilis gedeihen bevorzugt in den Tropen und können ganzjährig angebaut werden. Viele Chilisorten schmecken frisch am besten. Sie werden häufig auch zur Konservierung von Nahrungsmitteln (gegen Hitzeeinwirkung) verwendet, wenn keine Kühlschränke vorhanden sind. Manch einer scheut Chili wegen der Schärfe. Es gibt aber sehr viele Chiliarten, die sehr eng verwandt sind, jedoch große Variabilität aufweisen, was Scharfstoffe, Färbung, Geschmack und die Einsatzvielfalt angeht.

SORTEN UND VARIETÄTEN

Alle Paprikagewächse *(Capsicum)* inklusive Chilis gehören zur Familie der Nachtschattengewächse *(Solanaceae)*. Es gibt fünf Hauptarten von Paprikagewächsen. Hinzu kommen unzählige Sorten und Varietäten von kultivierten Chilis – unmöglich, alle aufzulisten. Schätzungsweise existieren heute mehr als 3.000 Chili-Varietäten. Am häufigsten trifft man auf Chilis der *Capsicum annuum*-Gruppe, diese beinhalten süße Paprika, Peperoni, Cayenne-Pfeffer und Jalapeño. Besonders scharfe Chilisorten hat die Spezies *Capsicum chinense* aufzuweisen: Habaneros und Scotch Bonnets.

Ich mag leichte und leckere Ancho-Chilis (Poblano) ganz besonders – ein populäres Gewürz der mexikanischen Küche. Ancho-Chilis sind getrocknete reife Poblanofrüchte mit sanfter Schärfe und intensivem, leicht rauchigem Aroma. Man kann sie in größerer Quantität Mahlzeiten zugeben und von Gesundheitswirkungen profitieren. Wenn ich Suppen oder Chili-Gerichte zubereite, verwende ich mindestens 100 g Ancho-Chili-(Poblano)-Pulver für eine üppige rote Sauce voller Gewürzmedizin. Falls die scharfe Küche nicht nach Ihrem Geschmack ist, probieren Sie es mit diesen Ancho-Chilis.

Liebhaber der Gewürzküche greifen auf scharfe Chilischoten zurück. Chili-Pulver eignet sich sehr gut für Saucen. Man hält sich anfangs sicherheitshalber etwas mit der Dosierung zurück. Was einmal drin ist, bekommen Sie schlecht wieder heraus! Sie können auch mit Jalapeños würzen: die Samen entfernen und die Schoten klein schneiden. Vielleicht tragen Sie besser Handschuhe, wenn Sie Chilischoten verarbeiten. Die ätherischen Öle brennen auf der Haut und sind schmerzhaft für Augen, Mund und Nase. Chili ist ein sogenanntes Nachtschattengewächs. Wenn Sie empfindlich auf Gewächse dieser Pflanzenfamilie reagieren, vermeiden Sie Chili.

AKTIVIERUNG/SÄTTIGUNG

Chili verdankt seine typische Schärfe und Heilkraft dem Alkaloid *Capsaicin.* Es wirkt kreislaufanregend und verbessert synergistisch die Bioverfügbarkeit anderer Gewürzkräuter. Wer Chili gegessen hat, spürt die Aktivierung als Wärme im Körper. Meist nutzt man Chili als Medizingewürz, innerlich und äußerlich. Topisch wirkt das schmerzlindernd. Es gibt auch Studien, die systemische Schmerzmittelwirkungen beobachtet haben. Chili kann auch eine träge Verdauung auf Trab bringen und dafür sorgen, dass „Dinge in Bewegung kommen" – im Darm, in den Lungen und sogar bei spezifisch weiblichen Problemen. Einige Hebammen empfehlen mitunter sogar scharf gewürzte Speisen, um die Wehen anzuregen.

Chili im Essen wirkt sich auch auf die Ernährung aus, insbesondere das Sättigungsgefühl. Das Gewürz hilft mit, den Appetit zu zügeln: Man isst weniger und ist schneller satt. Eine Studie fand heraus, dass rote Chilischoten, die *Capsaicin* enthalten, das Sättigungsgefühl günstig beeinflussen. Die Teilnehmer hatten definierte Chilidosierungen bekommen und dokumentierten im Stundentakt nach der Mahlzeit ihr Sättigungs-, Völle-, Hungergefühl und den Appetit. Ergebnis: Rote Chilis schützen vor Hungerattacken und sättigen sehr gut.

CHILI-GEWÜRZMISCHUNGEN

- Täglich-auf-alles-Mischung 116
- Milde-Chili-Mischung 140
- Minze-Chili-Mischung 128

CHILI-REZEPTE

- Funkes Schwarze Suppe 43
- Herzkraft-Hummus 135
- Knoblauch-Aufstrich 146
- Kräutersauce 118
- Gewürzmedizinische Miso-Suppe 147
- Minze-Joghurt-Aufstrich 129
- Rote Chili-Pozole 141
- Spicy Virgin Bloody Mary 117

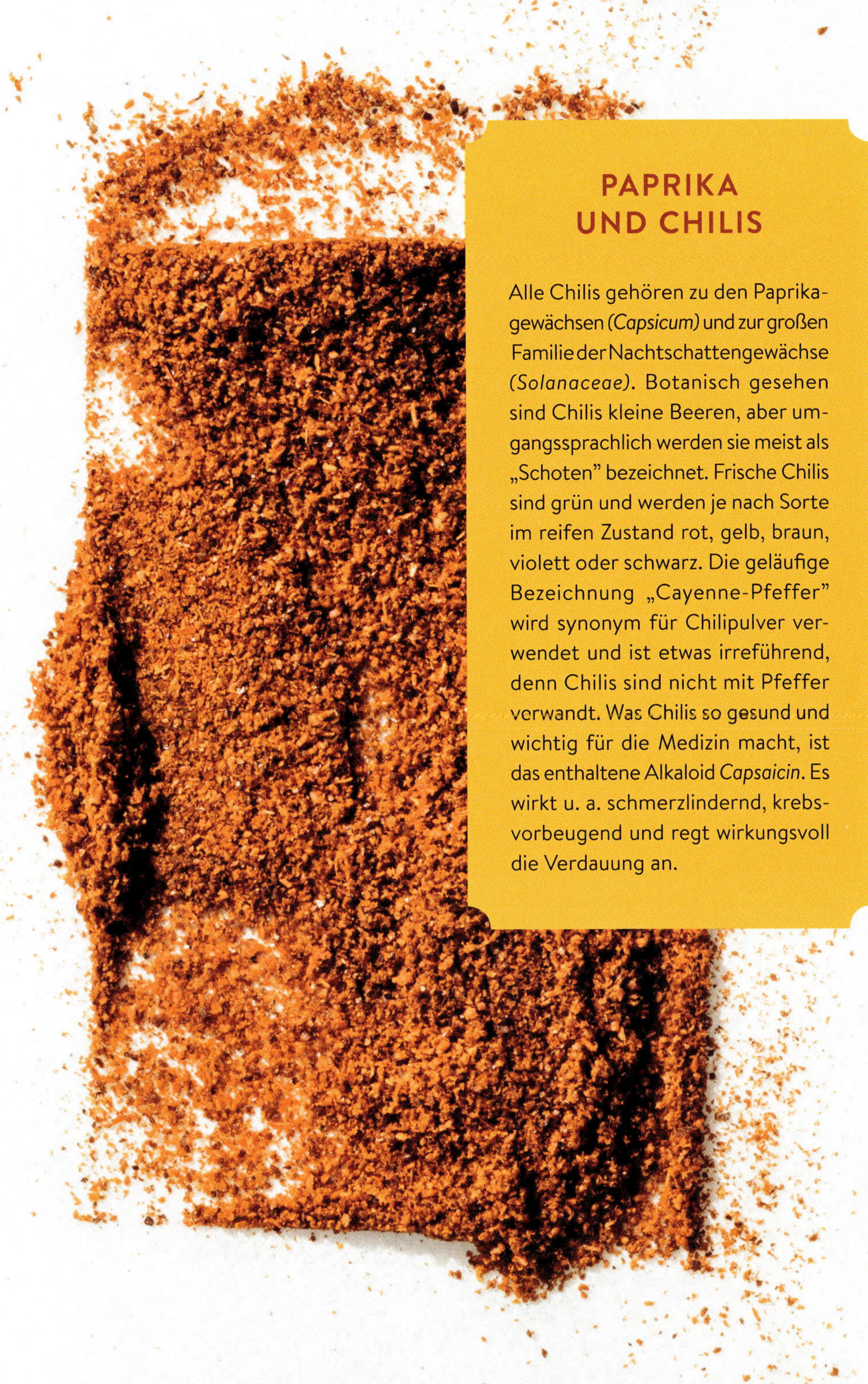

PAPRIKA UND CHILIS

Alle Chilis gehören zu den Paprikagewächsen *(Capsicum)* und zur großen Familie der Nachtschattengewächse *(Solanaceae)*. Botanisch gesehen sind Chilis kleine Beeren, aber umgangssprachlich werden sie meist als „Schoten" bezeichnet. Frische Chilis sind grün und werden je nach Sorte im reifen Zustand rot, gelb, braun, violett oder schwarz. Die geläufige Bezeichnung „Cayenne-Pfeffer" wird synonym für Chilipulver verwendet und ist etwas irreführend, denn Chilis sind nicht mit Pfeffer verwandt. Was Chilis so gesund und wichtig für die Medizin macht, ist das enthaltene Alkaloid *Capsaicin*. Es wirkt u. a. schmerzlindernd, krebsvorbeugend und regt wirkungsvoll die Verdauung an.

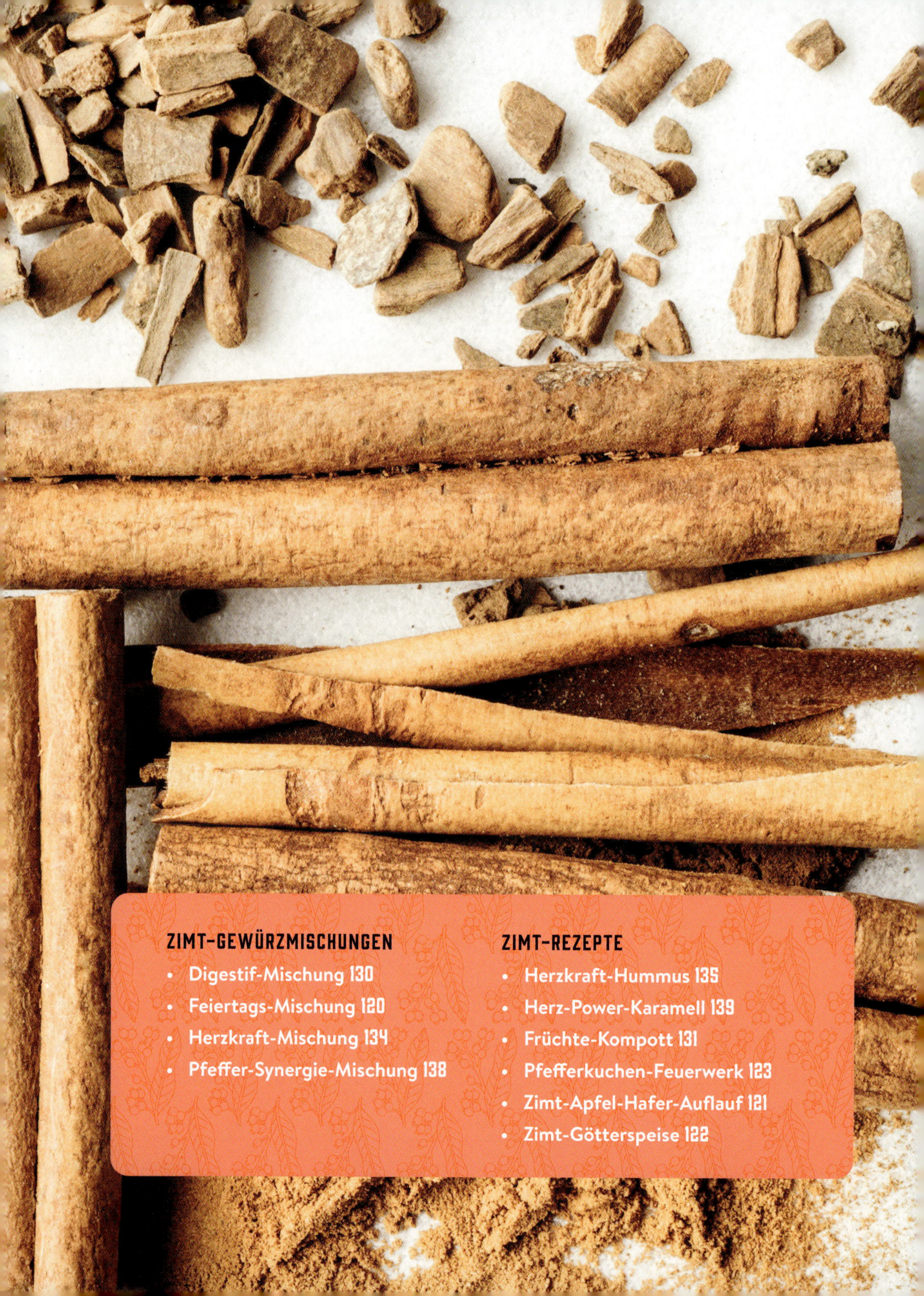

ZIMT-GEWÜRZMISCHUNGEN

ZIMT-REZEPTE

ZIMT

CINNAMOMUM SPP.

Tagesdosis:
½ TL (1,3 Gramm), gepulvert

Zimt gehört zu den ältesten bekannten Gewürzen. Es gibt vier verschiedene Zimtarten, die häufig verwendet werden. Sie schmecken unterschiedlich, haben unterschiedliche Komponenten und medizinische Wirkungen. Zimt wird aus der inneren Rinde einiger südostasiatischer Baumarten der Gattung *Cinnamomum* gewonnen, zugehörig zur Familie der Lorbeergewächse *(Lauraceae)*.

Traditionell wird Zimt bei Problemen mit der Verdauung und den Atemwegen empfohlen. In jüngster Zeit hat Zimt zur Blutzuckerregulierung, bei Diabetes und Entzündungen auf sich aufmerksam gemacht. Wer das Gewürz zur Vorbeugung oder Behandlung anwenden möchte, profitiert gesundheitlich von einer Dosierung von 1–2 g pro Tag. Es schmeckt gut und ist leicht einzunehmen: Sie streuen 1/2 TL Zimt auf Ihr Müsli, auf Toastbrot, Joghurt oder Apfelmus.

Beim Einkauf von Zimt geht es um Aroma und Geschmack, aber auch um den Cumaringehalt. Aroma und Geschmack sind persönliche Vorlieben, sie hängen auch von der Zubereitung ab. Hochwertiger Zimt kann wirksamer und aromatischer sein.

Cumarin ist ein Naturstoff, der in vielen Pflanzen vorkommt, beispielsweise Zimt, Pfefferminze, Sellerie, Gewürznelken, Lavendel und Möhren. In den USA wurde Cumarin als Lebensmittelzusatz 1954 von den Behörden verboten. Sporadisch genossen, ist der Cumaringehalt von Zimt unproblematisch – das gilt nicht für Zimt in therapeutischer Dosierung.

ARTEN UND VARIANTEN

Cinnamomum cassia ist die am häufigsten angebotene Zimtart. Etwa die Hälfte des am Markt verfügbaren Cassia-Zimts kommt aus China. Die Zimtrinde ist härter als bei anderen Sorten und enthält mehr Cumarin als Varietäten mit weicher Rinde. Bei üblicher Anwendung in der Küche muss man sich über Cumarin im Zimt keine Sorgen machen. Allerdings ist in manchen Ländern wie Deutschland *Cinnamomum cassia* nicht erlaubt, wegen seines Cumaringehalts. Wer Zimt in höherer Dosierung einnehmen möchte, weicht auf andere Zimtsorten aus.

Wenn Sie hin und wieder eine Prise Zimtgeschmack genießen möchten, sind Sie mit Ceylon-Zimt auf der sicheren Seite. Nehmen Sie regelmäßig Zimtmedizin in therapeutischer Dosierung ein – empfohlen werden 1–2 g pro Tag-, dann sollten Sie immer Ceylon-Zimt *(Cinnamomum verum)* bevorzugen, die sichere medizinische Heilkrautspezies.

Alle marktüblichen Zimtarten wurden in Bezug auf Medizinwirkungen in Studien getestet, insbesondere antidiabetische Wirkungen. „Echter" Ceylon-Zimt *(Cinnamomum verum)* erwies sich klinisch als äußerst vielversprechend, obwohl alle Zimtspezies medizinisch wirksam sind. Verum-Zimtrinde ist dünn und weich. Ihr Geschmack wird als vielschichtig, delikat und süß beschrieben. Ein gut sortierter Gewürzhändler wird Ihnen diverse Zimtvarietäten bester Qualität anbieten können – köstlich duftende, tropische Gewürze.

KREUZKÜMMEL

CUMINUM CYMINUM

Tagesdosis:
½ TL (1,5 Gramm), gepulvert

Ein weiteres Mitglied der Doldenblütler-Familie *(Apiaceae, wie Petersilie)*. Die unauffälligen Samen werden ganz oder gemahlen verwendet und haben einen erdigen Geschmack, der sich nach Trockenröstung oder Zugabe zu erhitztem Öl besonders gut entfaltet. Beides sind traditionelle Zubereitungen von Kreuzkümmel, der häufig mit anderen aromatischen Kräutern kombiniert wird – ganz oder gemahlen für Saucen und Currys, insbesondere als primäre Zutat der indischen Gewürzmischung Garam Masala. Kreuzkümmel enthält *Cuminaldehyd,* das medizinische Eigenschaften aufweist. Er wird gerne bei Blähungen verordnet und ist auch ein gesundes Herz-Kreislauf-Tonikum. *Black Cumin (Carum persicum)*, ebenfalls ein Gewürz des Mittleren Ostens, ist ein anderes Gewächs und schmeckt anders.

KREUZKÜMMEL-GEWÜRZMISCHUNGEN

- Milde-Chili-Mischung 140
- Fenchel-Dukkah-Mischung 132
- Samen-Mischung 126

KREUZKÜMMEL-REZEPTE

- Gebackene Auberginen mit Knoblauchjoghurt 127
- Dukkah-Gemüse-Antipasti 133
- Rote Chili- Pozole 141
- Sandeeps Kitchari 151

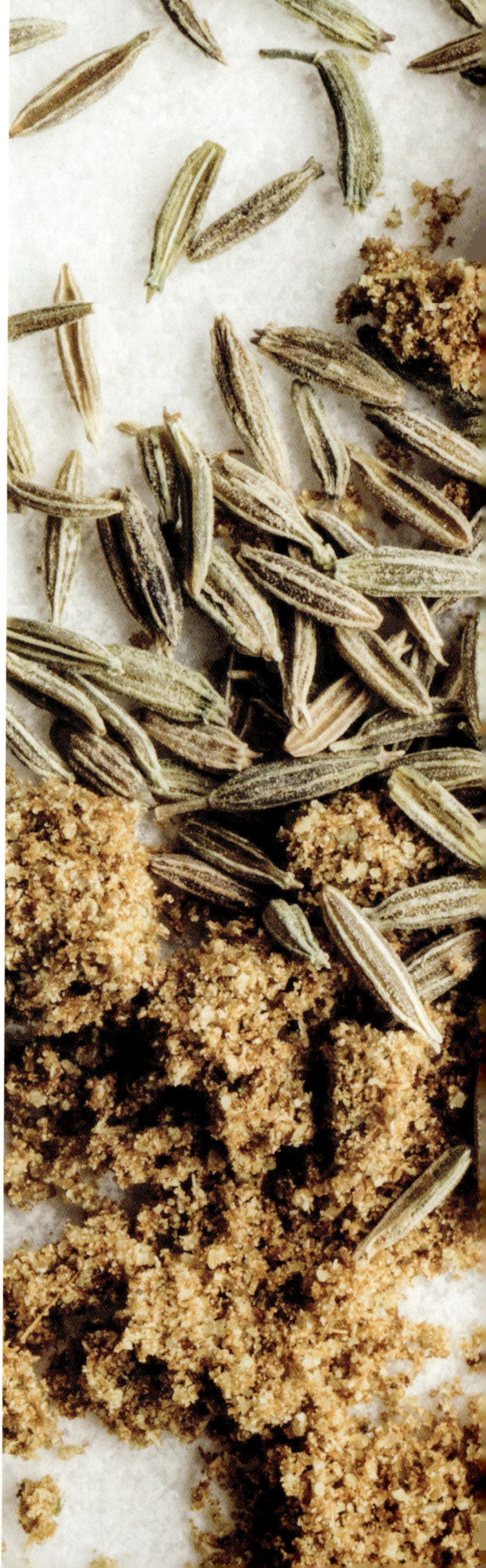

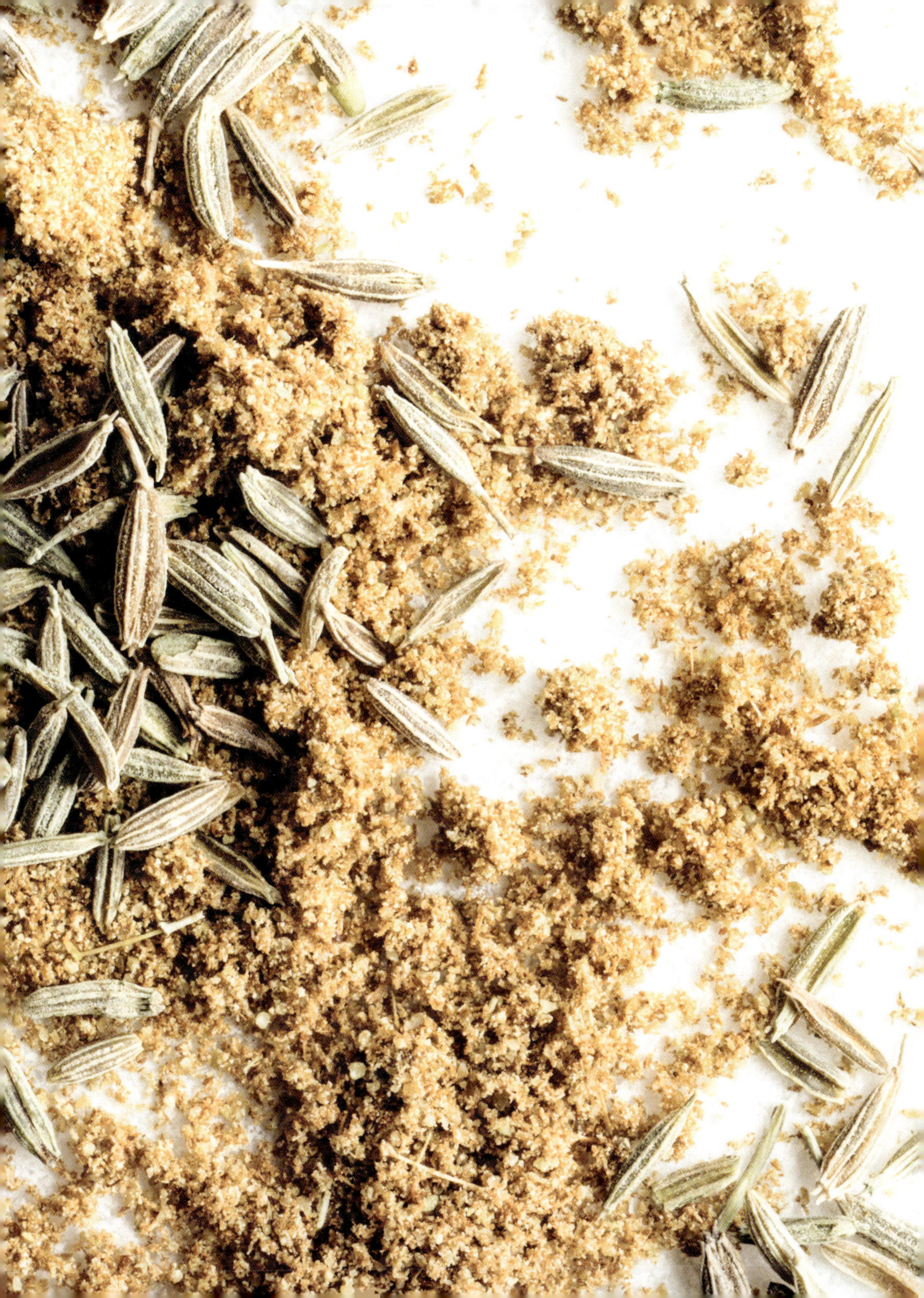

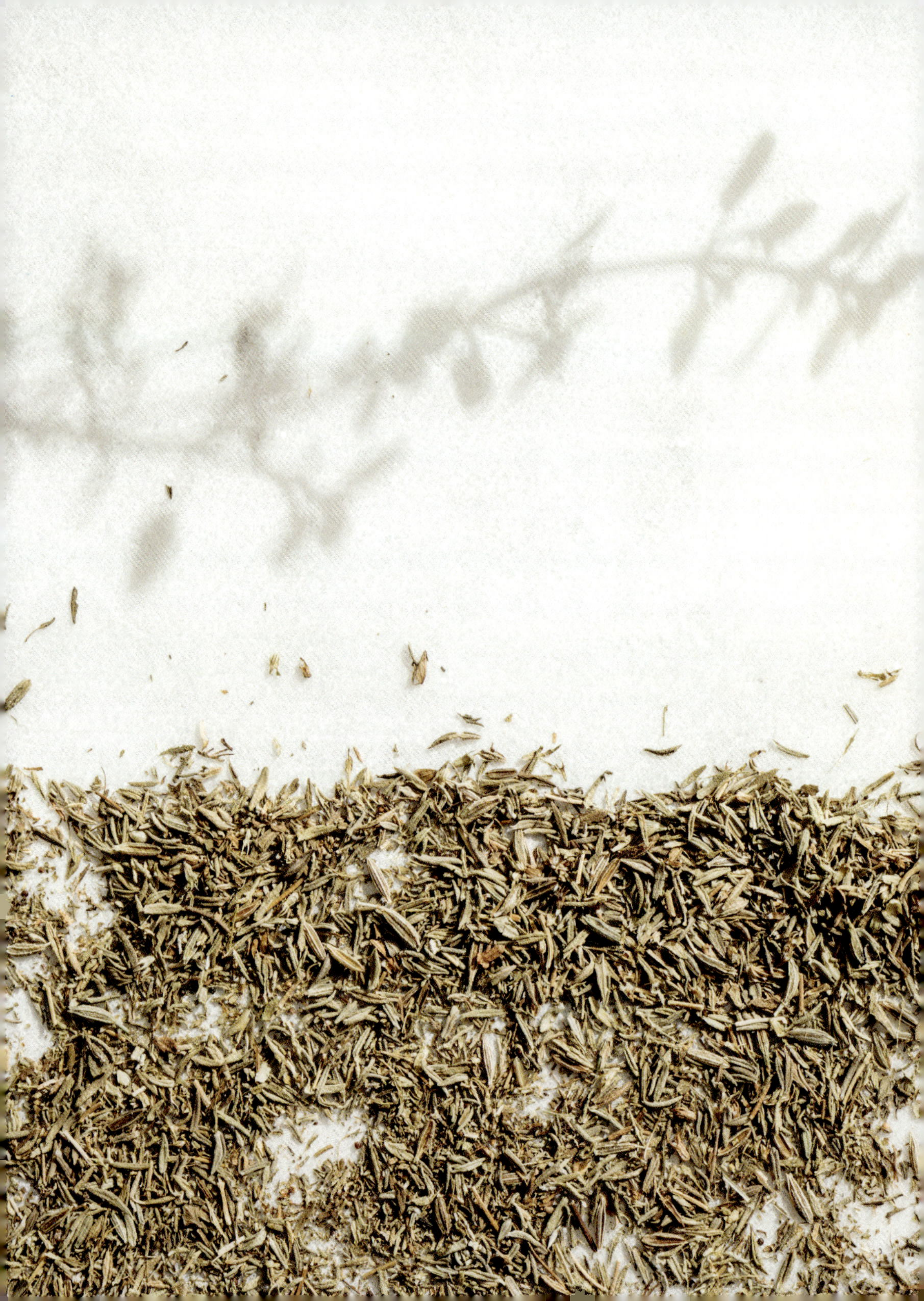

FENCHEL

FOENICULUM VULGARE

Tagesdosis:
½ TL (1,5 Gramm), Samen

Die ganze Fenchelpflanze ist in jeder Beziehung als Nahrungsmittel und Medizin bestens geeignet. Die saftige Knolle schmeckt gegrillt oder gerieben als Salat ganz hervorragend. Samen, Blätter und Blüten, sogar die Pollen sind wirksame und gesunde Gewürzmedizin. Jung und Alt erfreuen sich gleichermaßen am lakritzartigen Geschmack. Bei mir zu Hause pflanzt sich unser Fenchel von der Haustüre bis zur Garagenzufahrt jedes Jahr selbst fort. Als meine Kinder noch sehr klein waren, krabbelten sie dort herum, pflückten die gefiederten Blätter oder süßen Blüten und griffen zu den würzigen Samen. Vielleicht dachten sie, unser Fenchel wäre eine Zauberpflanze, die dreimal im Jahr süße Köstlichkeiten produziert!

Fenchel ist wunderbare Gewürzmedizin bei jeder Art Unpässlichkeit der Verdauung – vor allem bei Problemen im unteren Darmtrakt, wenn Schmerzen, Krämpfe, Blähungen und Entzündungen auftreten. Falls Sie immer wieder von Verdauungsbeschwerden oder Bauchschmerzen geplagt werden, ist Fenchel die beste Gewürzmedizin, die Ihre Küche zu bieten hat.

Fenchel ist leicht zu handhaben, als Gewürz und als Teezubereitung. Das Kraut ist in der französischen Mischung *Kräuter der Provence* zu finden, in der ägyptischen Nuss-Samen-Gewürz-Mixtur *Dukkah* und im Gewürztee *Chai*. Als Verdauungshilfe kauen Sie einfach Fenchelsamen nach dem Essen. Das ist überall in Indien üblich. In indischen Restaurants steht im Eingangsbereich häufig ein Schälchen mit Fenchelsamen, aus dem man sich beim Verlassen des Lokals selbst bedienen kann. Das wäre doch eine gute Idee für zu Hause oder im Büro: Fenchelsamen jederzeit griffbereit nach den Mahlzeiten.

Seit Urzeiten wird der gesunde Fenchel bei Säuglingen zur Behandlung von Koliken und Verdauungsstörungen eingesetzt. Er wird einfach via Muttermilch beim Stillen, als Nahrungsergänzung oder Tee aus ganzen Samen verabreicht. Es gibt zudem viele weitere traditionelle Fenchelanwendungen für stillende Mütter.

FENCHEL-GEWÜRZMISCHUNGEN

- Digestif-Mischung 130
- Fenchel-Dukkah-Mischung 132
- Samen-Mischung 126

FENCHEL-REZEPTE

- Gebackene Auberginen mit Knoblauchjoghurt 127
- Dukkah-Gemüse-Antipasti 133
- Früchte-Kompott 131

KNOBLAUCH

ALLIUM SATIVUM

Tagesdosis: 2 Zehen, frisch, oder 2 TL (8,4 Gramm), gepulvert

Als Kräuterkundige werde ich häufig gefragt, was mein Lieblingskraut oder -gewürz ist. Klare Antwort: Knoblauch! Aromatischer Knoblauch ist bemerkenswert gesunde Gewürzmedizin. Das haben Ergebnisse vieler Studien bestätigt. Seit Tausenden von Jahren war Knoblauch für die Kräutermedizin von zentraler Bedeutung, traditionell als gutes Mittel zur Vorbeugung und Behandlung von Infektionen. In jüngster Zeit zeigte er Präventivwirkungen bei chronischen Krankheiten wie Bluthochdruck, Adipositas, Herz-Kreislauf-Leiden, Infektionen, Immunstörungen und diversen Krebsarten.

Knoblauch ist ein Power-Gewürz für das Immunsystem, antientzündliche und antibiotische Wirkungen inklusive. Er kann Gewebe im ganzen Körper durchdringen – erstaunlich. Es geht nicht nur um den Knoblauchhauch in der Atemluft nach dem Essen. Der ganze Körper atmet Knoblauch: in der Haut, in den Atemwegen und im Blut. Hier ein Experiment für die ganz Mutigen: Falls Sie allein zu Hause sind, halbieren Sie eine rohe Knoblauchzehe und reiben Sie damit Ihre Fußsohlen kräftig ein. Innerhalb von 15 Minuten können Sie den Knoblauch nach seiner Reise durch den Körper im Mund schmecken.

Wer Knoblauch mag, nutzt ihn täglich zur Stärkung der Gesundheit. Er macht sich gut im Frühstücksomelett, im Hummus zum Mittagessen oder in Suppen, Eintöpfen und Grillgerichten abends. Ich empfehle zwei bis drei Zehen täglich. Aber auch mit nur einer Knoblauchzehe sind Sie gesund unterwegs.

FRISCH, ROH, GEPULVERT ODER GEREIFT

Knoblauch in Bestform: die rohen Zehen. Knollen mit leichtem Purpurton sind die medizinisch wirksamsten Varietäten. Sie schälen die frischen Zehen (wie auch immer) und zerdrücken jede einzeln mit der flachen Messerklinge – das erhöht die Wirksamkeit der phytochemischen Komponenten. Dann hacken Sie den Knoblauch, und geben ihn Ihren Gerichten zu. Bequemlichkeit hat ihren Preis: Wer fertig geschälte Knoblauchzehen verwendet, muss mit Wirkstoffeinbußen rechnen. Ich würde von eingelegten Knoblauchzehen abraten. Stattdessen greifen Sie zu gefrorenem Knoblauch oder noch besser: Verarbeiten Sie frisch geschälten Knoblauch mit der Küchenmaschine und frieren Sie ihn für den Eigenbedarf ein.

Qualitativ hochwertiges Knoblauchpulver und Knoblauchgranulat enthalten reichlich medizinisch wirksame Stoffe und sind leicht anzuwenden. Das Pulver hat kaum Knoblauchgeschmack und ist einige Monate haltbar – Gewürzmedizin durch und durch. Empfohlene Dosierung: zwei Teelöffel pro Tag.

Roher Knoblauch ist am besten antibiotisch wirksam. Wer schon mal Knoblauch roh gegessen hat, weiß, dass er recht stark und in größerer Menge kaum genießbar ist. Es gibt aber auch Möglichkeiten, rohen Knoblauch genießbarer zu machen. Man kann ihn beispielsweise in Zähflüssiges einbetten. Das gelingt leicht mit einer Guacamole: roher Knoblauch plus frisch pürierte Avocado plus Limettensaft plus

Salz. Sie können rohen Knoblauch mit Olivenöl vermischt als Brotaufstrich oder für Pasta und Gemüse verwenden. Erdnussbutter und Knoblauch sind die Grundlage einer würzigen Thai-Erdnusssauce – oder Sie legen Knoblauch in Honig ein.

Gekochter und gereifter Knoblauch wirken zwar auch antibiotisch, aber deutlich schwächer. Versuchen Sie zumindest den Knoblauch so kurz wie möglich zu kochen – geben Sie ihn ganz am Ende der Kochzeit zu. Ich mag Knoblauchgeschmack. Andere mögen ihn partout nicht, wieder andere befürchten Magen-Darm-Probleme. In solchen Fällen könnten Extrakte von gereiftem Knoblauch eine Alternative sein. Sie sind als Nahrungsergänzungsmittel erhältlich: gesunde Knoblauchwirkungen ohne Geruchsnebenwirkung. Solche Extrakte enthalten noch einige medizinische Komponenten von frischem Knoblauch, andere sind aber im Reifungsprozess verloren gegangen.

ERKÄLTUNG UND INFEKTION

Knoblauch schützt wirksam vor Infektionen, und kann sogar manche eliminieren. Bei Herz-Kreislauf-Erkrankungen ist die Langzeitanwendung hilfreich. Bei Erkältung nutzen Sie Knoblauch in der Küche nach Belieben, z. B. für heilende Hühnersuppe oder Curry-Gerichte. Bei Infektionen essen Sie zwei bis vier rohe Knoblauchzehen, so lange Sie krank sind.

KNOBLAUCH-GEWÜRZMISCHUNGEN

- Täglich-auf-alles-Mischung 116
- Milde Chili-Mischung 140
- Grüne-Götter-Mischung 124
- Herzkraft-Mischung 134

KNOBLAUCH-REZEPTE

- Gebackene Auberginen mit Knoblauchjoghurt 127
- Funkes Schwarze Suppe 43
- Grünkraft-Dressing 125
- Herzkraft-Hummus 135
- Karotten-Zwiebel-Kurkuma-Curry 145
- Knoblauch-Aufstrich 146
- Kräutersauce 118
- Gewürzmedizinische Miso-Suppe 147
- Grüner Pesto-Mix 149
- Pesto Mentale 148
- Rote Chili-Pozole 141
- Spicy Virgin Bloody Mary 117

INGWER

ZINGIBER OFFICINALE

Tagesdosis: 1½ TL (1,5 Gramm), gepulvert, oder 1 TL, frisch gerieben

Wer Ingwer gekostet hat, weiß, warum behauptet wird, er fache das „Magenfeuer" an – ja, er ist feurig! Ingwer stammt aus Asien und ist wesentlicher Bestandteil der chinesischen und indischen Küche. Die frische Wurzel ist so robust, dass sie leicht auch den Transport in gemäßigte Breiten rund um die Welt übersteht. Für mich ist Ingwer das unzerstörbare Gewürz par excellence. Er kann getrocknet, gemahlen, kandiert, für Sirup, Limonade oder Suppe verwendet werden – und ist immer noch medizinisch wirksam. Frischer Ingwer ist sehr aromatisch, saftig und gibt jedem Gericht einen charakteristischen, guten Geschmack. Getrocknet ist er scharf, intensiv und feurig. Getrockneter Ingwer wird sparsamer dosiert – man nimmt nur etwa ein Zehntel der Frischgewichtmenge.

Bei Erkältung und Grippe ist Ingwer das Mittel der Wahl, vorbeugend und therapeutisch. Ingwer kann auch täglich als Immuntonikum eingenommen werden, wenn die körpereigene Abwehr unterstützt werden muss. Sehr empfehlenswert auch bei Infektionen, die Darmbeschwerden verursachen. Ingwer lindert Übelkeit und beruhigt die überreizte Darmschleimhaut. Traditionell benutzt man Ingwer, um den Körper aufzuheizen, ihn ins Schwitzen zu bringen und die natürliche Fieberreaktion anzuregen. Ein heißes Bad plus eine Tasse heißer Ingwertee ist das klassische Hausmittel, um bei akuter Infektion die Genesung zu fördern. Mein Favorit: *Heiße Ingwer-Limonade* (siehe S. 152), hergestellt mit frischem Ingwer. In den Wintermonaten, wenn Virusinfektionen umgehen, steht bei mir immer eine Kanne Ingwertee auf dem Stövchen.

HIRNDOPING

Klinische Studien haben herausgefunden, dass Ingwer die Kognition und das Gedächtnis günstig beeinflusst. 8 Wochen land 400 oder 800 mg Ingwer (Alkoholextrakt, getrocknet/gepulvert) pro Tag führten zu signifikant verbesserter Kognition: akustische und visuelle Reize, Sprache, Rechnen, räum-liches Denken, Arbeitsgedächtnis, Zeichen-erkennung und Reaktionszeit. Für die Küche sind das vergleichsweise hohe Ingwer-Dosierungen. Versuchen Sie es einfach mit Rezepten, bei denen Sie möglichst viel Ingwer verwenden können. Die umfangreiche Forschung spricht für den regelmäßigen und sicheren Ingwergenuss.

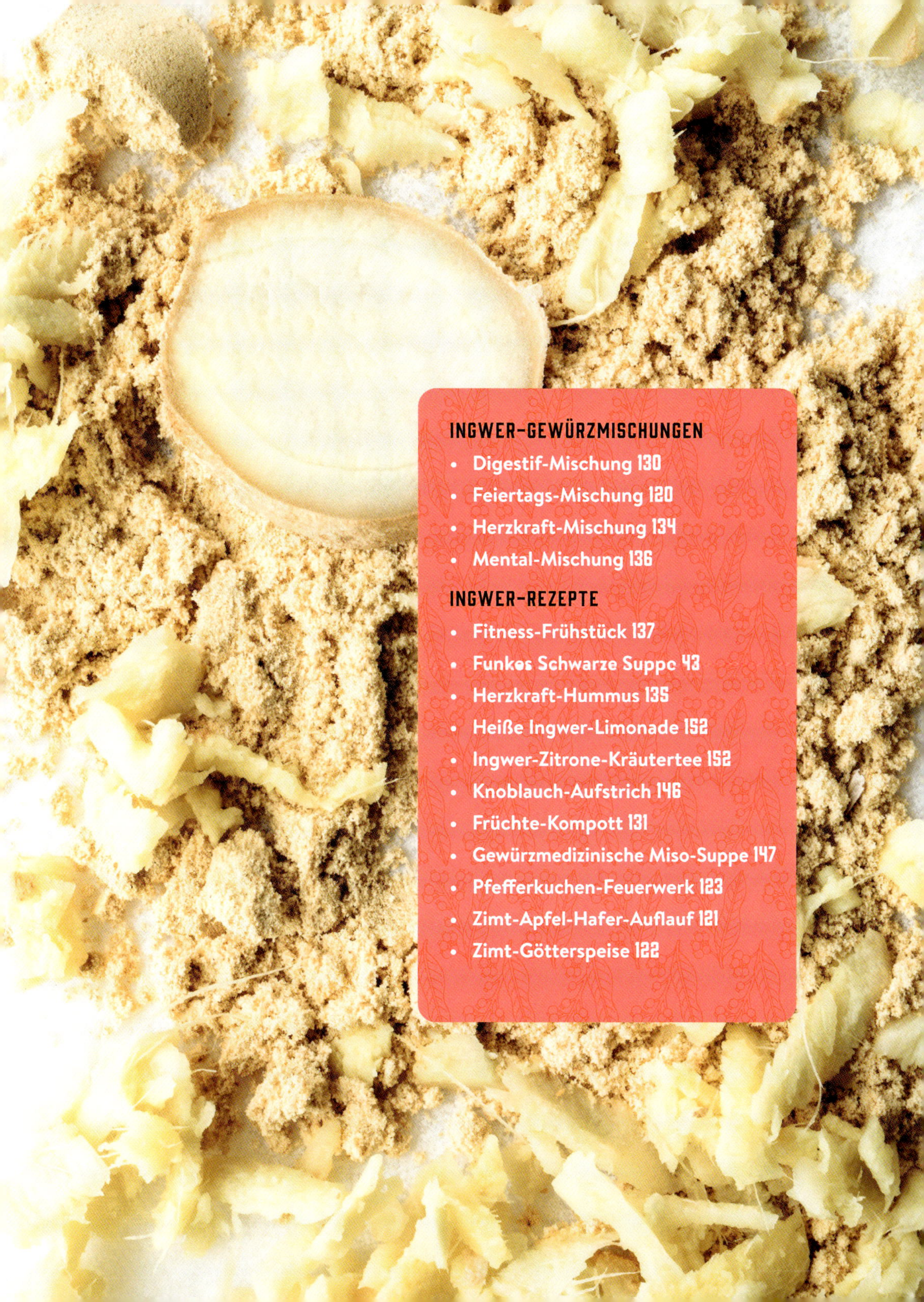

INGWER-GEWÜRZMISCHUNGEN

INGWER-REZEPTE

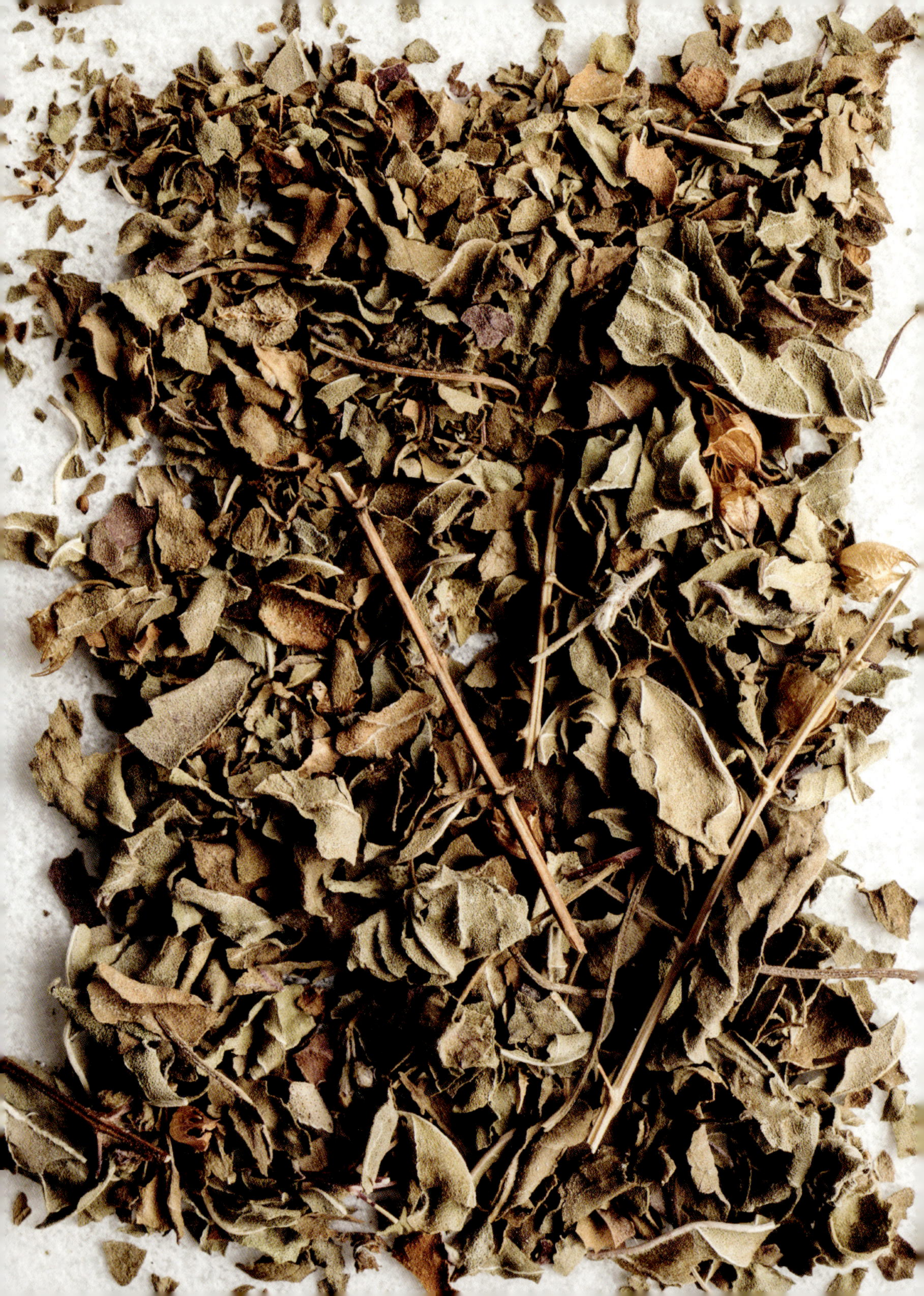

INDISCHES BASILIKUM

OCIMUM SANCTUM

Tagesdosis:
2 TL (1,6 Gramm), geschnitten/gesiebt

Indisches oder Heiliges Basilikum, auch Tulsi genannt, wird seit Jahrhunderten in Indien als Gewürzmedizin verwendet. Die Forschung hat gezeigt, dass alle Basilikumarten antioxidative und antientzündliche Eigenschaften haben – aber das Indische Basilikum ist die Nummer eins. Vielleicht sollten Sie einmal Indisches Basilikum in der Küche ausprobieren. Wenn Sie es geschmacklich zu intensiv oder medizinisch empfinden, würzen Sie Ihr Gericht halbehalbe mit italienischem und indischem Basilikum.

Indisches und Thai-Basilikum finden sie häufig zusammen in Asialäden. Ist es frisch nicht zu haben, nehmen Sie getrocknetes Kraut. Man kann es leicht selbst anpflanzen, im Topf auf dem Fensterbrett. Es braucht wenig Wasser und hat feste Blätter.

Rund um den Globus erfreut sich die unschlagbare Geschmackskombi Tomaten mit Basilikum,Balsamico und Pfeffer größter Beliebtheit. Für die Küche verwenden Sie die zarten Blätter der Pflanze, frisch gepflückt. Das zarte Kraut ist leicht verderblich, es kann püriert, getrocknet, gemahlen und eingefroren werden. Populäre Basilikum-Arten aus der Familie der Lippenblütler sind: Limonen-, Thai-Basilikum, italienisches und Indisches Basilikum. Alle Spezies haben ein halbsüßes Aroma, manche schmecken etwas schärfer, andere aromatischer und manche sogar lakritzartig.

BASILIKUM-GEWÜRZMISCHUNGEN

- Täglich-auf-alles-Mischung 116
- Grüne-Götter-Mischung 124
- Herzkraft-Mischung 134
- Mental-Mischung 136

BASILIKUM-REZEPTE

- Fitness-Frühstück 137
- Grünkraft-Dressing 000
- Herzkraft-Hummus 136
- Knoblauch-Aufstrich 146
- Kräutersauce 118
- Gewürzmedizinische Miso-Suppe 147
- Grüner Pesto-Mix 149
- Pesto Mentale 148
- Spicy Virgin Bloody Mary 117

LAVENDEL

LAVANDULA ANGUSTIFOLIA

Tagesdosis:
1 TL (1 Gramm), getrocknete Blüten

Lavendel spielt eine Hauptrolle in der Welt der ätherischen Öle. Er gilt auch als bewährtes Nerventonikum. In der Küche wird das gesunde Gewürzkraut seltener verwendet. Es ist in der französischen Gewürzmischung *Kräuter der Provence* zu finden, zusammen mit Thymian, Majoran, Sommer-Bohnenkraut, Rosmarin, Oregano, Basilikum und Salbei.

Lavendel verleiht Speisen ein Blütenaroma. Rosmarin ist der passende Partner – eine gute Wahl für Fleisch- und Gemüsegerichte. Lavendelduft kann aufdringlich wirken, aber ein Hauch davon besänftigt den starken Geschmack von Wild, reifem Käse oder anderen aromatischen Kräutern und Gewürzmischungen.

Obwohl die Blätter ähnlich aussehen wie bei anderen Kräutern der mediterranen Küche, schmecken sie doch sehr bitter und sind als Gewürz weniger zu empfehlen. Manche Menschen haben eine Abneigung gegen Lavendel im Essen und empfinden den Geschmack als seifig. Richtig dosiert ist Lavendel eine großartige Zutat für süßes Backwerk. Sie können aus zerriebenen Lavendelblüten und Zucker Ihren eigenen Lavendelzucker herstellen, für Lavendel-Limonade und -gebäck.

LAVENDEL-GEWÜRZMISCHUNG

- Mental-Mischung 136

LAVENDEL-REZEPT

- Fitness-Frühstück 137

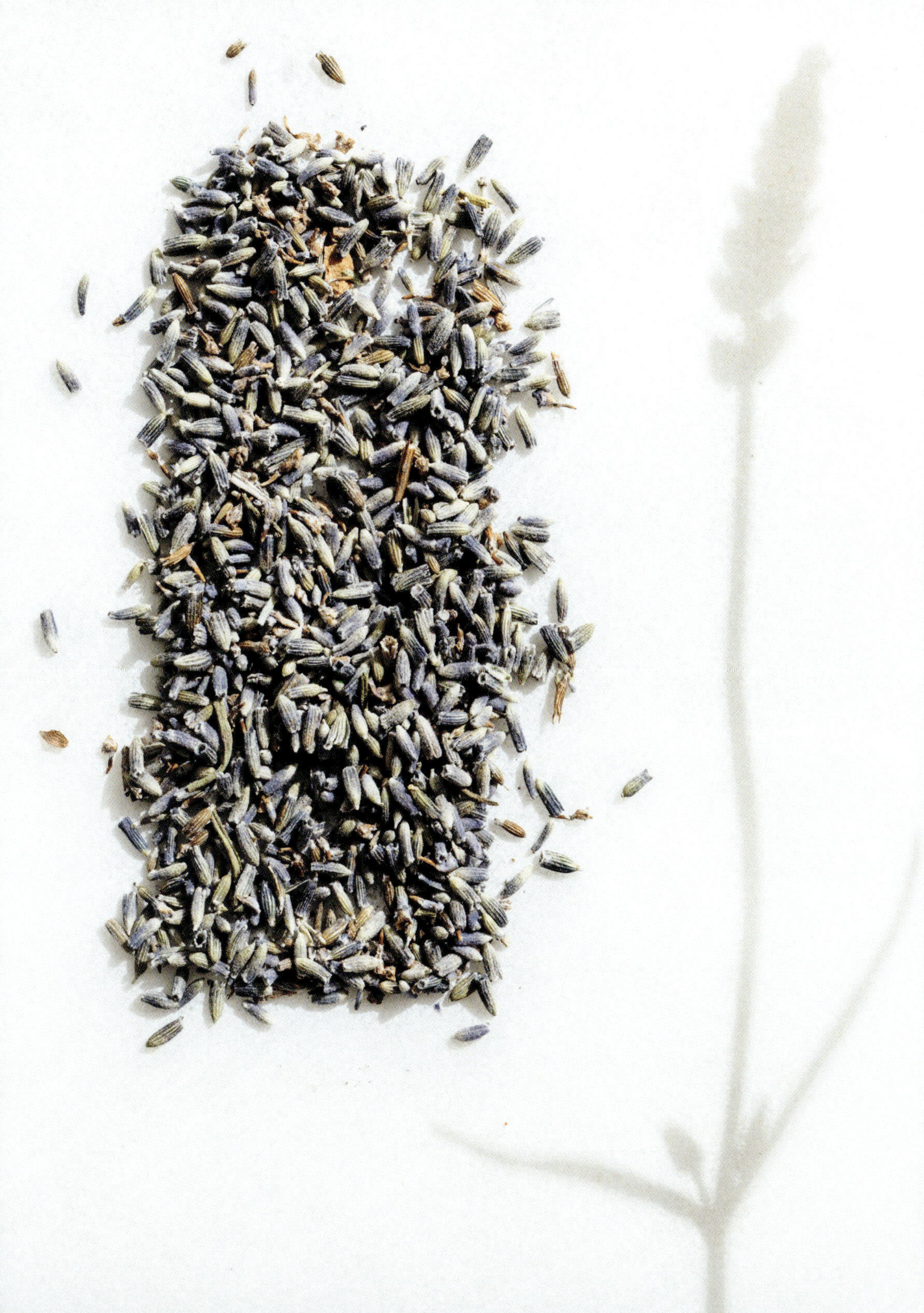

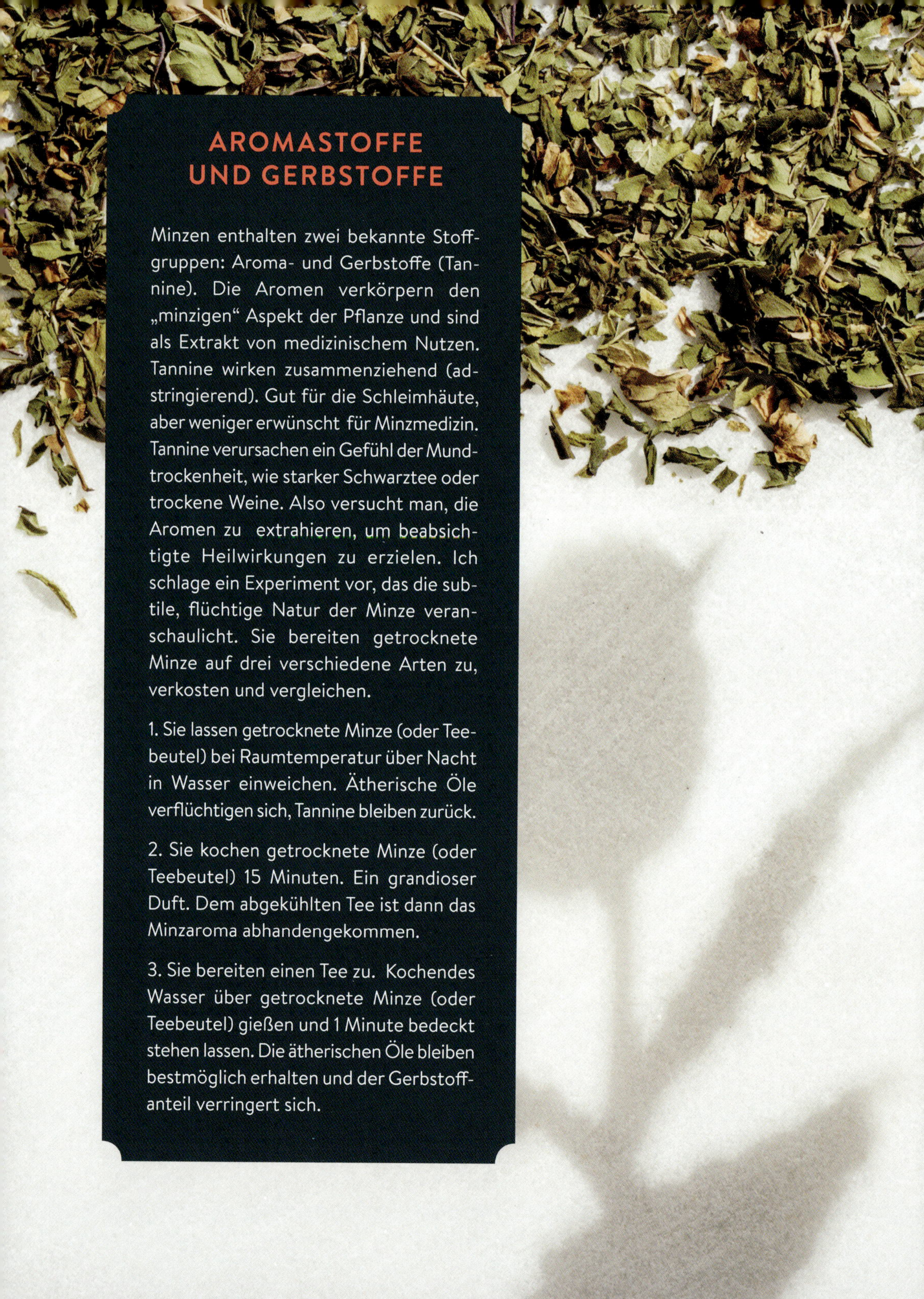

AROMASTOFFE UND GERBSTOFFE

Minzen enthalten zwei bekannte Stoffgruppen: Aroma- und Gerbstoffe (Tannine). Die Aromen verkörpern den „minzigen“ Aspekt der Pflanze und sind als Extrakt von medizinischem Nutzen. Tannine wirken zusammenziehend (adstringierend). Gut für die Schleimhäute, aber weniger erwünscht für Minzmedizin. Tannine verursachen ein Gefühl der Mundtrockenheit, wie starker Schwarztee oder trockene Weine. Also versucht man, die Aromen zu extrahieren, um beabsichtigte Heilwirkungen zu erzielen. Ich schlage ein Experiment vor, das die subtile, flüchtige Natur der Minze veranschaulicht. Sie bereiten getrocknete Minze auf drei verschiedene Arten zu, verkosten und vergleichen.

1. Sie lassen getrocknete Minze (oder Teebeutel) bei Raumtemperatur über Nacht in Wasser einweichen. Ätherische Öle verflüchtigen sich, Tannine bleiben zurück.

2. Sie kochen getrocknete Minze (oder Teebeutel) 15 Minuten. Ein grandioser Duft. Dem abgekühlten Tee ist dann das Minzaroma abhandengekommen.

3. Sie bereiten einen Tee zu. Kochendes Wasser über getrocknete Minze (oder Teebeutel) gießen und 1 Minute bedeckt stehen lassen. Die ätherischen Öle bleiben bestmöglich erhalten und der Gerbstoffanteil verringert sich.

MINZE

MENTHA SPP.

Tagesdosis:
1 TL (3,3 Gramm), geschnitten/gesiebt

Minze ist ein weltweit sehr populäres Küchengewürz für unterschiedlichste Speisen – frisch gehackt als Zutat für Salate oder Nudelgerichte oder Reispapierrollen wie in Vietnam. Frische Minze macht sich auch gut in Cocktails, beispielsweise Mojito. Einen prominenten Auftritt hat Minze in der britischen Küche: Fleischgerichte werden gerne mit Minzsauce serviert.

Minze lässt sich problemlos kultivieren – aber Vorsicht, sie könnte den ganzen Garten erobern! Am besten pflanzen Sie sie im Topf oder abgegrenzten Beet an. Wenn Sie Minze in der Küche verwenden, beachten Sie, dass das Kraut hitzeempfindlich ist. Die flüchtigen Aromastoffe und gesunden Gerbstoffe werden durch Hitze leicht zerstört. Ich rate dazu, immer mit frischer, ungekochter Minze zu würzen. Getrocknete Minze können Sie bei niedriger Temperatur mitkochen oder über das fertige Gericht streuen.

Wenn von Minze die Rede ist, denken wir zunächst an die ätherischen Öle von Pfefferminze *(Mentha piperita)* oder grüner Minze. Die Minzfamilie hat viele Mitglieder. Manche eignen sich gut für die Gewürzküche. Grundsätzlich sind Pfefferminze und grüne Minze für viele Gerichte als Zutat geeignet, je nach Rezept. Sie können aber nicht immer bestimmte Minzarten durch andere ersetzen.

Minze ist ein bekömmliches und sanftes Kraut. Minztee hilft bei Magenverstimmung. Der Tee wird mit frischen oder getrockneten Blättern zubereitet, die von verschiedenen Varietäten stammen können: Pfefferminze, Grüne Minze, Ananas- oder Schokoladenminze. Minze hat sich bei fast allen Magen-Darm-Problemen gut als hilfreiche Gewürzmedizin bewährt, von Gallenleiden und Schwangerschaftsübelkeit oder Dyspepsie bis hin zu entzündlichen Darmerkrankungen. Minzemedizin ist in jedem Fall regulierend, tonisierend und auch entspannend wirksam.

MINZE-GEWÜRZMISCHUNGEN

- Mental-Mischung 136
- Minze-Chili-Mischung 128

MINZE-REZEPTE

- Fitness-Frühstück 137
- Minze-Joghurt-Aufstrich 129

SENF

BRASSICA NIGRA

Tagesdosis:
½ TL (1,3 Gramm), gepulvert

Senf ist häufig in der Abteilung Würzmittel zu finden – das Gewürzkraut selbst sucht man vergebens. Die Senfplanze ist eng mit Kohlgewächsen *(Brassicae)* wie Weiß- und Grünkohl, Brokkoli und Rucola verwandt statt mit Gewürzpflanzen – mit Ausnahme von Meerrettich. Die winzigen Senfsamen kommen aus Nordafrika.

Wenn von Senfsamen (Senfkörnern) die Rede ist, geht es meistens um die Spezies *Brassica nigra*. Es gibt aber noch andere Arten wie braunen indischen Senf *(Brassica juncea)* und weiße oder gelbe Senfsamen *(Brassica hirta* und *Brassica alba)*. Senfschärfe ist variabler, als Sie denken! Wer mit getrockneten oder gemahlenen Samen in der Küche experimentiert, wird rasch auf den Geschmack kommen. Ein außergewöhnliches Gewürz für viele Gerichte.

Getrocknete Senfsamen werden in der Küche ganz oder als Pulver (ohne Schale gemahlen) verwendet. Man kann auch die bekannte Senfsauce zubereiten. Das Originalrezept von Senfaufstrichen enthält gemahlene gelbe Senfsamen und Essig (der typische Dijon-Senf). Die Senfherstellung hat sich bis heute nicht grundlegend verändert – abgesehen von der Zugabe von Salz, extravagantem Essig oder hie und da Kurkuma. Eine einfache, preiswerte, erschwingliche, schmackhafte und jederzeit verfügbare Gewürzzubereitung, von deren medizinischen Wirkungen wir jeden Tag profitieren – meist ohne dass wir uns dessen bewusst sind.

FEURIGE MEDIZIN

Der Geschmack von getrockneten Senfsamen als solcher ist relativ mild. In Verbindung mit Wasser kommt es aber zur enzymatischen Freisetzung von scharfem Senföl – sehr aromatisch! In der indischen Küche verwendet man häufig ganze Senfsamen, gibt sie in heißes Öl, bis sie aufplatzen und ihr Aroma auf das Öl und das Gericht übertragen. Die scharfe Würze von Senfsamen verwandelt sich schon nach etwa 15 Minuten Kochzeit in milde Würze. Auch Zugabe von heißem Wasser oder Säure, die in Essig oder Zitronensaft enthalten ist, zähmt das Feuer des Senfkorns etwas. Senf schmeckt vorzüglich in Currys. Sie könnten überrascht sein, dass sie ihn sogar für Süßspeisen einsetzen können, zusammen mit anderen feurigen Gewürzen wie Ingwer. Mein Favorit: *Pfefferkuchen-Feuerwerk* (siehe S. 123).

In vielen Kulturen ist Gewürzmedizin mit Senf weit verbreitet – er soll Wärme und Hitze erzeugen. Heiße Senfbäder werden bei Erkältung und Grippe empfohlen, insbesondere bei Atemwegsbeschwerden. Senfpackungen bereitet man am besten mit trockenem Senfpulver, Mehl und Wasser zu – ein Hausmittel, das seit Urzeiten bei Infektionen und Lungenleiden zum Einsatz kommt. Senfpflaster werden mit Senfpulver und Mehl im Verhältnis 1:3 mit Wasser zu einem dicken Brei vermischt, der in ein dünnes Tuch gewickelt am Rücken des Patienten 15 Minuten einwirkt.

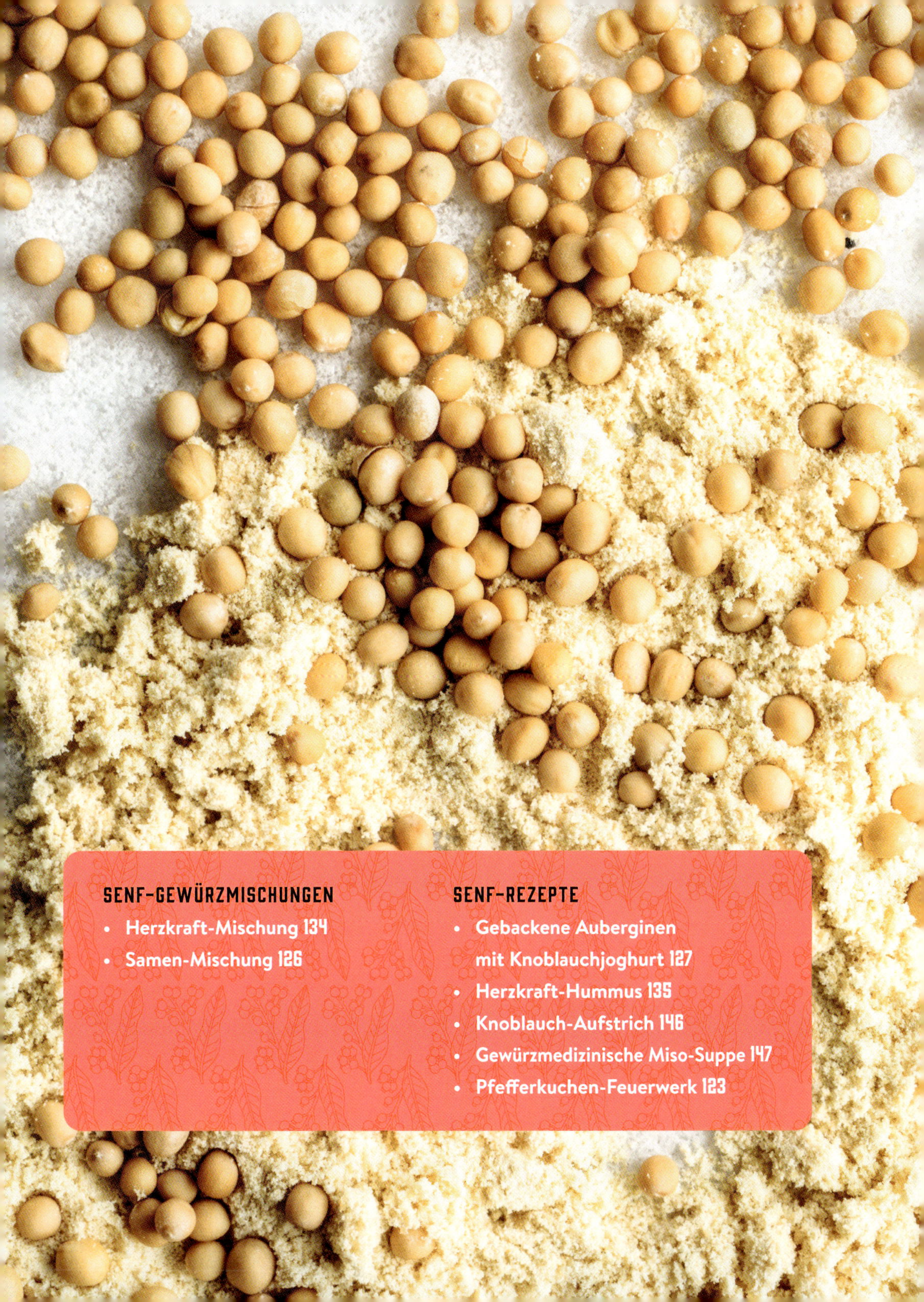

SENF-GEWÜRZMISCHUNGEN

SENF-REZEPTE

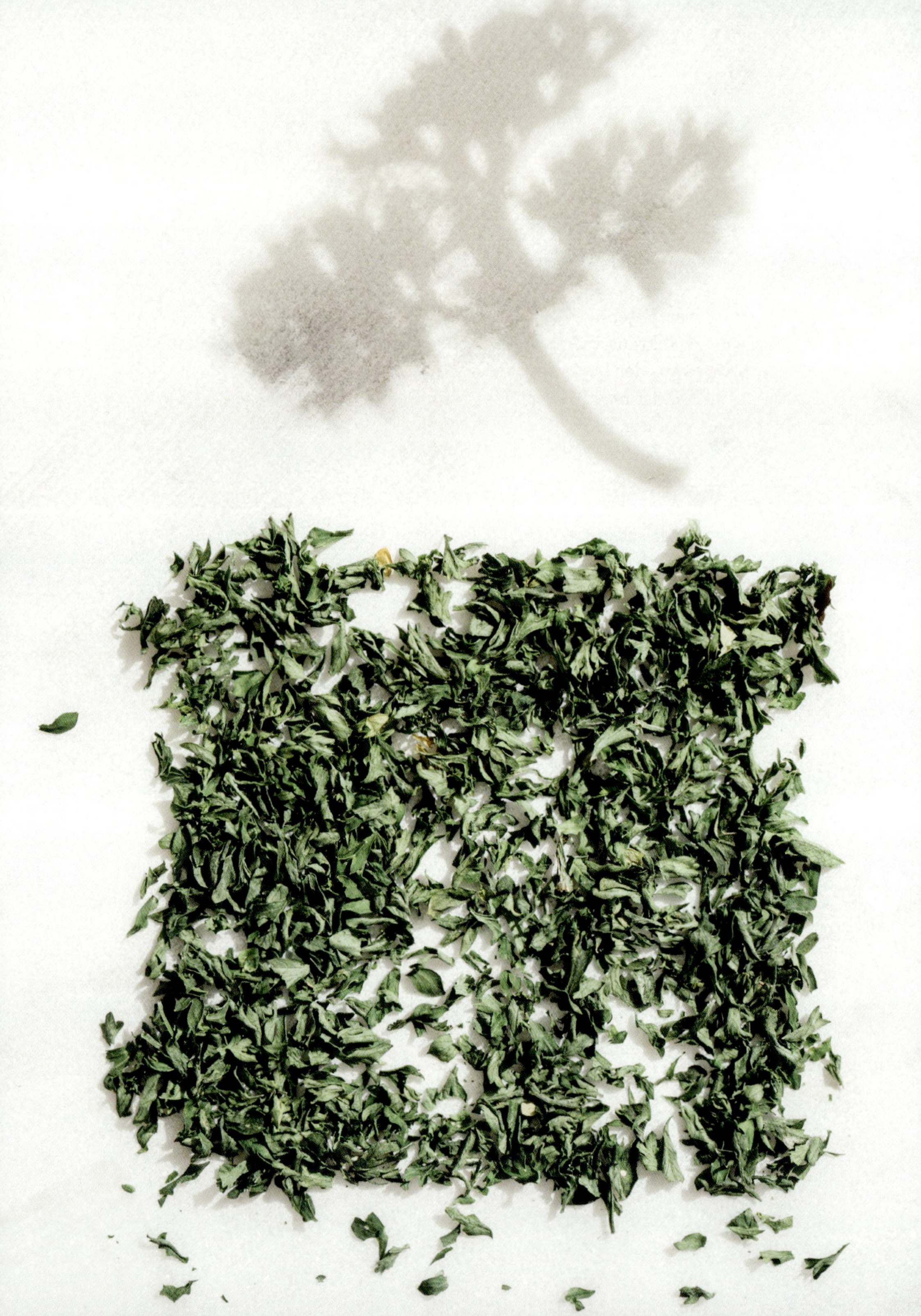

PETERSILIE

PETROSELINUM CRISPUM

**Tagesdosis:
1 TL (2,3 Gramm),
frisch gehackt oder geschnitten/gesiebt**

Jahrzehntelang war Petersilie nur das obligatorische Dekokraut auf unseren Tellern – heute etwas aus der Mode gekommen. Ein frischer Bund ist nach wie vor in jedem Gemüseladen vorrätig. Petersilie gibt es kraus oder glatt. Ein Zeichen dafür, dass es noch viele Anhänger dieses gesunden Gewürzkrauts gibt.

Petersilie schmeckt frisch am besten, ist überall erhältlich und preiswert. Frisch gehackte Petersilie passt zu allen möglichen leckeren Gerichten. Sie passt auch gut zu anderen gesunden mediterranen Gewürzen wie Basilikum, Thymian, Oregano oder Rosmarin. Im Mittleren Osten ist sie eine prominente Zutat für *Taboulé*, einen Salat aus Petersilie, Bulgur, Minze, Tomaten und Olivenöl. Probieren Sie *Petersilien-Pesto* aus (siehe S. 149): einen köstlicher Brotaufstrich mit Zitrone und Pistazien, Ihre Tagesdosis Petersilie. Verwenden Sie Petersilie ruhig großzügig. Das milde, duftige Grünaroma lädt dazu ein, sich einen Bund zu greifen und kulinarisch zu experimentieren.

Ist frische Petersilie nicht verfügbar, nehmen Sie das getrocknete Kraut. Es ist aber nicht sehr lange haltbar und vergleichsweise teuer. Kaufen Sie nur kleine Mengen und brauchen Sie das Gewürz rasch auf. Die Haltbarkeit getrockneter Petersilie ist dann abgelaufen, wenn sich die Blätter blassgelb oder braun verfärbt haben. Wer Petersilie als Gewürzmedizin kurmäßig anwendet, nimmt mindestens einen Teelöffel gehacktes oder getrocknetes Kraut pro Tag ein.

PETERSILIE-GEWÜRZMISCHUNG

- Grüne-Götter-Mischung 124

PETERSILIE-REZEPTE

- Grünkraft-Dressing 125
- Petersilien-Pesto 149

ROSMARIN

ROSMARINUS OFFICINALIS

Tagesdosis:
½ TL (1 Gramm), geschnitten/gesiebt

Die derben, harzigen „Nadeln" dieses sehr weit verbreiteten mediterranen Strauchgewächses schmecken würzig und erinnern an sonnendurchflutete Küstenlandschaften. Der Antioxidanziengehalt der Blätter ist so hoch, dass man sie sogar dazu verwendet, Nahrungsmittel haltbarer zu machen – empfindliche Olivenöle werden durch Rosmarinzugabe nicht so schnell ranzig. Diese Antioxidanzien tragen auch dazu bei, dass unser Gehirn fit bleibt, vor allem die Kognition und das Gedächtnis.

Die legendären Gesundheitswirkungen von Rosmarin sind seit Langem bekannt. Shakespeare erklärt in seinem *Hamlet,* dass Rosmarin gut für das Gedächtnis ist. Das wohlschmeckende Gewürzkraut lässt sich relativ problemlos in Töpfen oder im Garten anpflanzen, in wärmeren Gegenden sogar ganzjährig. Mit etwas Glück und Liebe gedeiht Rosmarin auch auf der sonnigen Fensterbank in Ihrer Küche.

Frische Nadeln sind dem getrockneten Gewürz vorzuziehen. Fein gehackt entfalten sie ihr volles Aroma und sind eine gesunde Zutat für viele Gerichte aller Art. Getrockneter Rosmarin ist zäh und schwer zu kauen. Am besten verwenden Sie ihn fein zermahlen. Die ätherischen Öle von Rosmarinpulver verflüchtigen sich aber rasch, und das einzigartige Aroma schwindet.

ROSMARIN-MISCHUNGEN

- Täglich-auf-alles-Mischung 116
- Herzkraft-Mischung 134
- Mental-Mischung 136

ROSMARIN-REZEPTE

- Fitness-Frühstück 137
- Herzkraft-Hummus 135
- Kräutersauce 118
- Pesto Mental 148
- Spicy Virgin Bloody Mary 117

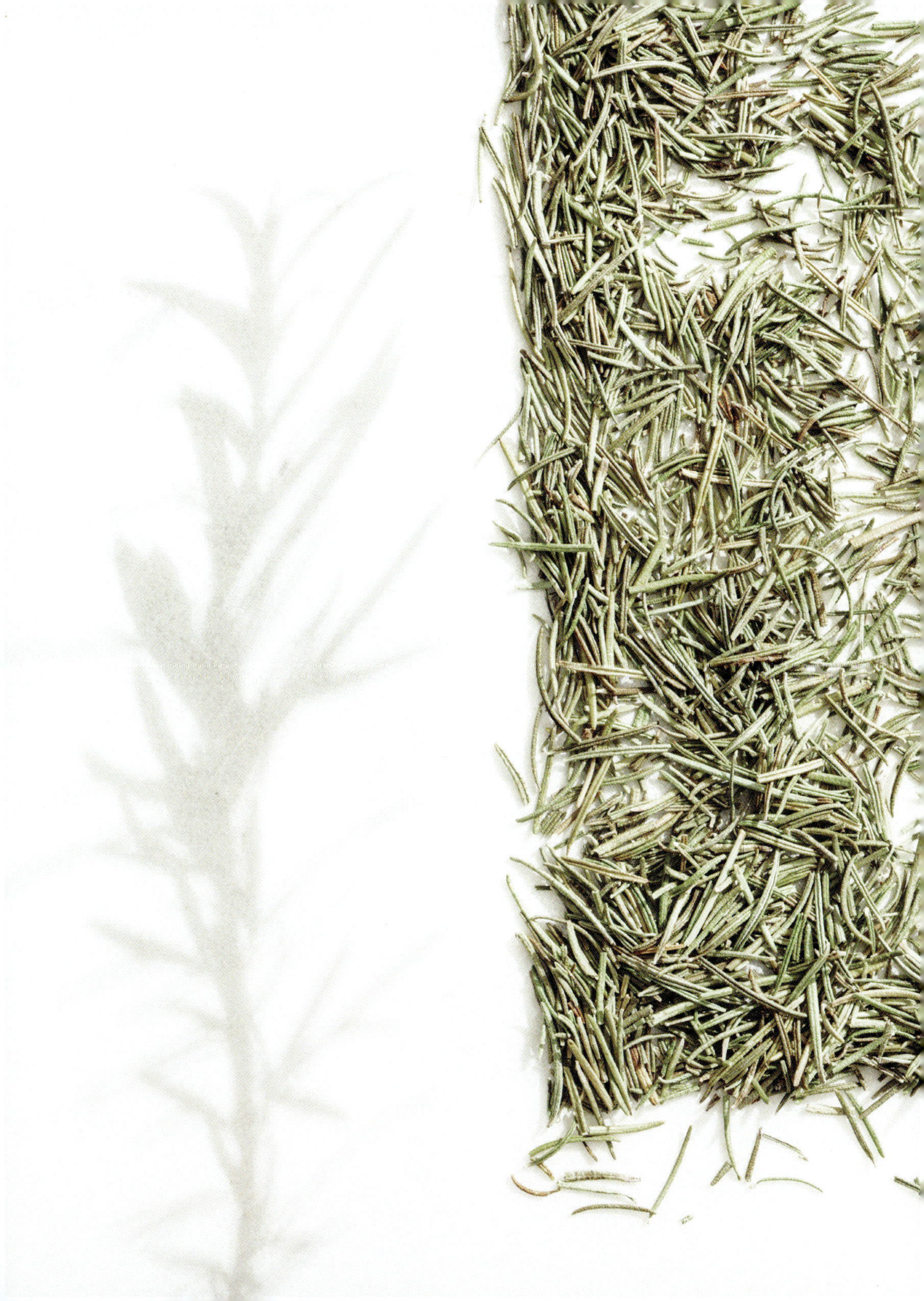

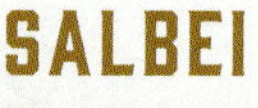

SALBEI

SALVIA OFFICINALIS

Tagesdosis:
½ TL (0,5 Gramm), geschnitten/gesiebt

Das Küchenkraut wächst in jedem Garten und gibt auch getrocknet ein perfektes Gewürz ab. Salbei hat ein starkes Aroma, kleine Mengen reichen meist. Häufig findet man Salbei in Buttersaucen der französischen und italienischen Küche, auch in vielen leckeren mediterranen Gerichten zusammen mit Rosmarin, Thymian oder Oregano. Der intensive Geschmack kann gewöhnungsbedürftig sein. Seine einzigartigen Gesundheitswirkungen machen ihn jedoch zum unverzichtbaren Bestandteil Ihrer Gewürzapotheke.

Medizinisch wird mindestens ½ Teelöffel getrocknetes Kraut pro Tag empfohlen, bei Bedarf sind auch höhere Dosierungen möglich. Frisches Salbeikraut ist ein wunderbares Würzmittel mit markantem Aroma. In der Küche genügen in der Regel drei bis vier Salbeiblätter pro Rezept.

SALBEI-GEWÜRZMISCHUNG

- Täglich-auf-Alles-Mischung 116

SALBEI-REZEPTE

- Kräutersauce 118
- Spicy Virgin Bloody Mary 117

THYMIAN

THYMUS VULGARIS

Tagesdosis:
1½ TL (1,3 Gramm), gepulvert

Thymian gedeiht bevorzugt im Wüstenklima. Er schützt sich mit hoch wirksamen ätherischen Ölen in den Blättern vor gefräßigen Angreifern, infektiösen Mikroben und Krankheiten. Auch der Mensch profitiert von diesem grünen Antibiotikum.

Das Aroma der winzigen Blättchen ist schlicht großartig. Das Gewürz ist in vielen Küchen der Welt zu Hause, insbesondere am Mittelmeer und in der Karibik wie z. B. auf Jamaika. Es eignet sich für fast jedes Gericht, am besten in Gesellschaft von Salbei und Rosmarin. Thymian kann länger gekocht werden, ohne den Geschmack zu verlieren. Er ist sehr genügsam und gehört zu den am leichtesten kultivierbaren Kräutern. Er wächst im Garten und im Topf – reichlich Sonnenschein vorausgesetzt.

Thymian ist auch in hoher Dosierung sehr sicher anzuwenden. Traditionell wird er zur Behandlung von Atemwegsinfektionen eingesetzt. Ich verwende ihn sehr gerne zur Inhalationstherapie oder zum Gurgeln bei Erkältungssymptomen. Für das Gurgelwasser nehmen Sie einfach Thymiantee, lassen ihn abkühlen und geben eine Prise Salz zu. Gurgeln Sie mit der Mixtur mehrmals täglich, wenn der Hals kratzt.

THYMIAN-GEWÜRZMISCHUNG

- **Mental-Mischung 136**

THYMIAN-REZEPT

- **Fitness-Frühstück 137**

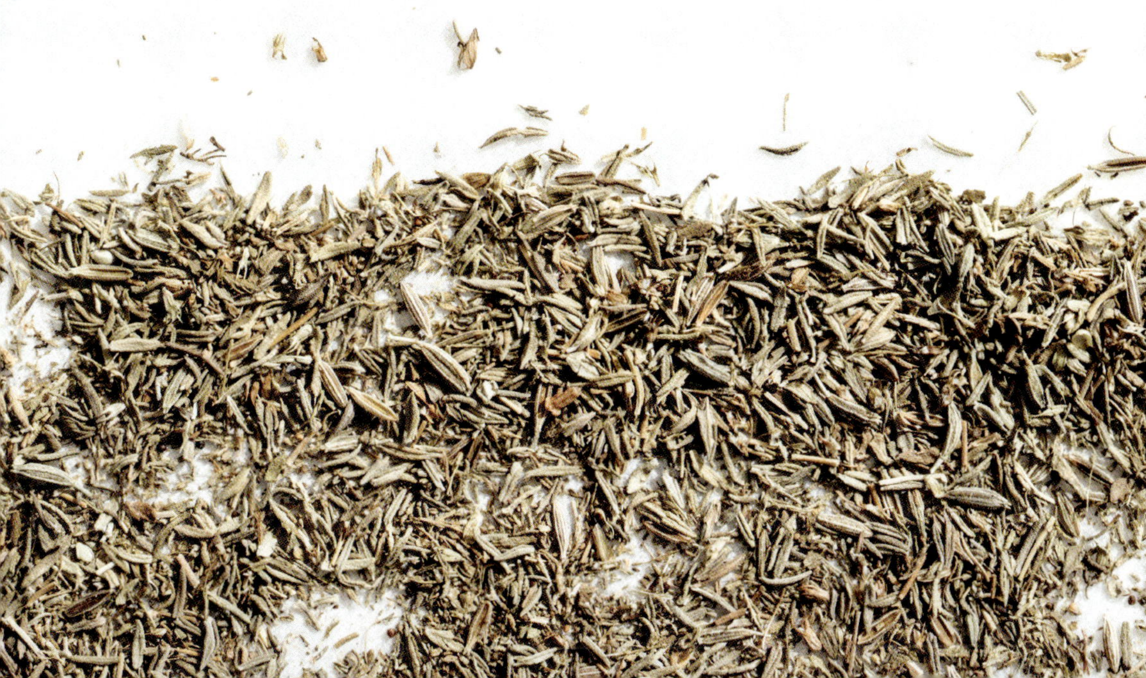

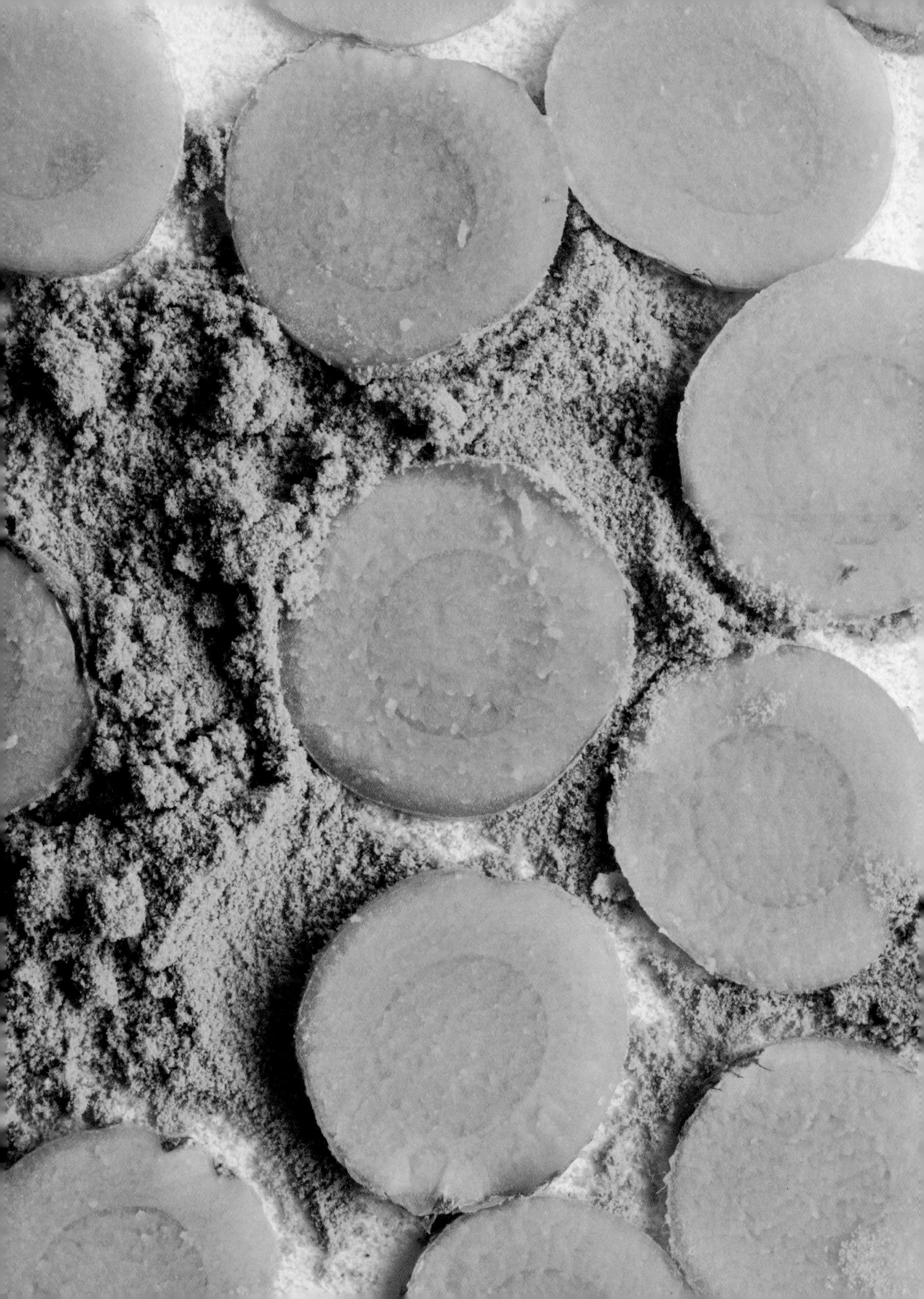

KURKUMA

CURCUMA LONGA

Tagesdosis:
½ TL (1,7 Gramm), gepulvert

Kurkuma hat umfassende Schutzwirkungen bei jeder Art Entzündung zu bieten. Das Kraut hat sich vor allem bei Haut-, Knochen- und Gelenkproblemen sehr gut bewährt. Chronische Herz-Kreislauf-Erkrankungen haben auch eine entzündliche Komponente, die gut durch natürliche Kurkumamedizin beeinflusst werden kann.

Gewürzmedizin mit Kurkuma ist seit Jahrhunderten in der indischen und chinesischen Medizin fest etabliert. Die zahlreichen gesunden Wirkungen werden auf die Komponente Curcumin zurückgeführt – etwa 2 bis 5 Prozent davon stecken im Rhizom. Viele Nahrungsergänzungsmittel mit Kurkuma enthalten hauptsächlich den Einzelstoff Curcumin, obwohl das ganze Rhizom unzählige weitere gesunde Stoffe mitbringt. Curcumin ist nicht der einzige medizinisch aktive Bestandteil von Kurkuma! In Studien sind zahlreiche Heilwirkungen von Inhaltsstoffen unabhängig von Curcumin nachgewiesen worden. Die ganze Pflanze inklusive Rhizom kann auf vielen Gebieten mit gesunden Eigenschaften punkten: antientzündlich, antibiotisch, antioxidativ, antidepressiv, krebshemmend, antimutagen, Strahlenschutz, Leberschutz, Nervenschutz, antidiabetisch, Förderung der Wundheilung und Anti-Aging.

Klingt nach Allheilmittel und ist ein Grund mehr, dieses brillante Gewürz öfter in der Küche einzusetzen – ein halber Teelöffel pro Tag ist ein guter Anfang. Mit raffinierten indischen Currys bis hin zur süßen goldenen Milch bekämpfen Sie Entzündungen auf die angenehme, leckere Art. Ihre Tagesdosis Kurkuma ist bei diesen aromatischen Rezepten gesichert: *Herzgut-Karamell* (siehe S. 139), *Karotten-Zwiebel-Kurkuma Curry* (siehe S. 145) und *Gewürzmedizinische Miso-Suppe* (siehe S. 147).

KURKUMA-GEWÜRZMISCHUNGEN

- Täglich-auf-alles-Mischung 116
- Digestif-Mischung 130
- Fenchel-Dukkah-Mischung 132
- Grüne-Götter-Mischung 124
- Herzkraft-Mischung 134
- Mental-Mischung 136
- Pfeffer-Synergie-Mischung 138

KURKUMA-REZEPTE

- Dukkah-Gemüse-Antipasti 133
- Fitness-Frühstück 137
- Grünkraft-Dressing 125
- Herzkraft-Hummus 135
- Ingwer-Zitrone Kräutertee 152
- Karotten-Zwiebel-Kurkuma Curry 145
- Knoblauch-Aufstrich 146
- Kräutersauce 118
- Herz-Power-Karamell 139
- Früchte-Kompott 131
- Gewürz-medizinische Misosuppe 147
- Sandeeps Kitchari 151
- Spicy Virgin Bloody Mary 117

GEWÜRZE DER WELT: SANSIBAR

DIE INSEL SANSIBAR liegt vor der Küste von Tansania in Ostafrika. Der Boden und das dortige Klima bieten überaus ideale Bedingungen für tropische Gewächse.

Ich habe die *Tangawizi Spice Farm* im Zentrum Sansibars besucht, wo Kurkuma, Ingwer, Vanille, Zitronengras, Muskatnuss, schwarzer Pfeffer, Gewürznelken, Zimt und Kardamom angebaut werden. Zum Lehrprogramm der Farm gehören Ausflüge in den Wald, um den Besuchern zu zeigen, wie Gewürzpflanzen in der Wildnis gedeihen – es geht auch um das bessere Verständnis von Biodiversität und Ökosystemen. Die Blüten, Früchte und Düfte unter dem dichten Blätterdach sind Teil einer tropischen Wunderwelt des Lebens. Es ist pure Magie, ein Stück Rinde vom Zimtbaum zu schälen, eine Blütenknospe zu knabbern, das Aroma von Gewürznelken zu entdecken und an der Orchideenblüte der Vanille zu riechen!

Ich wollte wissen, ob man in Tansania die gleichen Pflanzenteile als Gewürz verwendet wie bei uns oder andere Teile als Nahrung und Medizin nutzt – sie haben ja dort die ganzen Pflanzen zur Verfügung. Ein Mitarbeiter von Tangawizi sprach mit mir über weit verbreitete Anwendungen dieser Gewürze, die zu meinen Lieblingskräutern zählen.

Zimt gilt traditionell als Tonikum für die Gesundheit, wird aber auch bei Bluthochdruck und Diabetes eingesetzt oder wenn man abnehmen will. Man kocht die getrocknete Rinde etwa 5 Minuten und genießt das Gebräu als Tee, eine Tasse pro Tag. Das passt sehr gut zu der in der aktuellen Forschung verwendeten Zubereitungspraxis. Darüber hinaus stellt man aus den aromatischen Wurzeln Salben und Massageöl her, die bei Erkältung und Grippe zum Einsatz kommen.

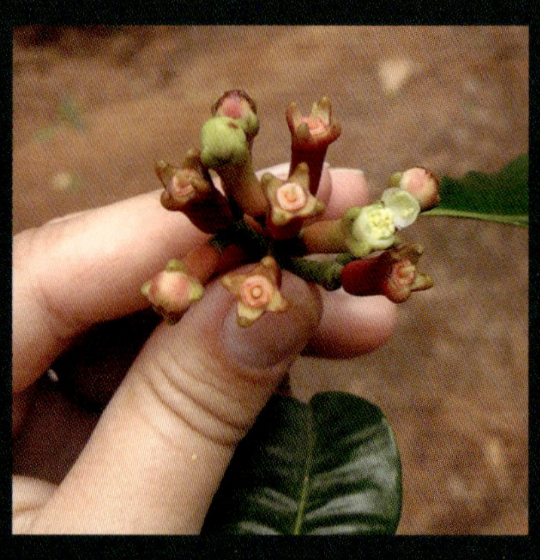

Gewürznelken *(Syzygium aromaticum)* von Tangawizis Gewürzfarm in Sansibar

Gewürznelken sind in Sansibar allgegenwärtig. Man behandelt damit Zahnschmerzen: Nelkenpulver wird direkt auf die Zahnbürste gestreut. Speisen mit Nelkengewürz sollen allgemein die Gesundheit der Knochen stärken. Rebelliert mal der Magen, werden ganze Gewürznelken gekaut und mit Wasser geschluckt.

Kurkuma gilt als „Nervennahrung“. Das Rhizompulver wird mit Eigelb vermischt oder mit Milch eingenommen, um die Kurkumakomponenten durch Lipidzugabe bioverfügbar zu machen. Kurkuma hilft auch bei Magengeschwür: Kurkumapulver plus Eigelb, Kokosmilch und Honig, 2 TL zweimal täglich für 2 Monate. Hautprobleme behandelt man mit einer Mischung aus Kurkumapulver, Wasser und Zitronensaft äußerlich: Ein-wirkzeit 30–45 Minuten.

Ingwer stärkt das Immunsystem und wird zur Behandlung von Husten, Erkältung und bei vielen Magenproblemen verwendet: frischer Ingwersaft, gemischt mit Kurkumapulver und Zitronensaft.

Diesen Gewürzen und ihrem Ursprung so nahe zu kommen, war eine ganz besondere Erfahrung für mich – wenn ich jetzt Gewürznelken rieche, fühle ich mich jedesmal in die Wälder Sansibars versetzt.

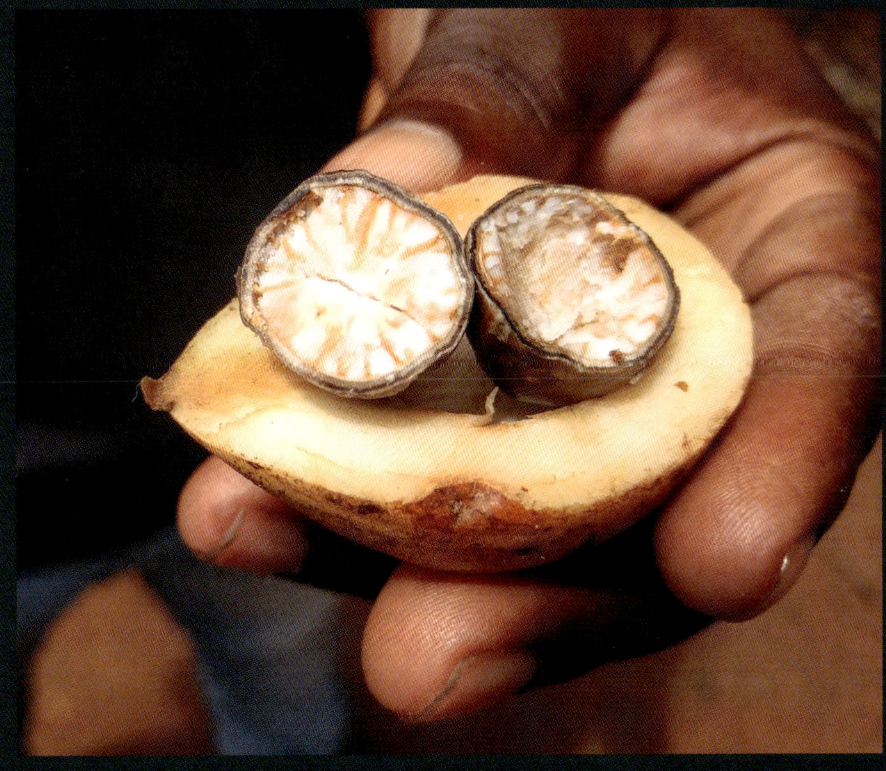

Frische Früchte und Samen des Muskatnussbaums *(Myristica fragrans)*, die von Tangawizis Gewürzfarm in Sansibar stammen. Muskat (von den Samen) und Macis (von der Samenschale) werden als Gewürze genutzt.

MEDIZINISCHE ANWENDUNG, DOSIERUNG UND WIRKUNGEN

Medizinisches Gewürz	Botanischer Name	Benutzte Pflanzenteile	Frisch	Getrocknet	Gepulvert	Ganz oder G/G
Chili	*Capsicum spp.*	Früchte	X	X	X	
Fenchel	*Foeniculum vulgare*	Samen		X	X	X
Indisches Basilikum	*Ocimum sanctum*	Blätter	X	X		X
Ingwer	*Zingiber officinale*	Rhizom	X	X	X	X
Kardamom	*Ellettaria cardamomum*	Schote		X	X	X
Knoblauch	*Allium sativum*	Knolle	X	X	X	X
Kreuzkümmel	*Cuminum cyminum*	Samen		X	X	X
Kurkuma	*Curcuma longa*	Rhizom	X	X	X	
Lavendel	*Lavandula angustifolia*	Blüten		X		X
Minze	*Mentha piperita M. spp.*	Blätter	X	X		X
Petersilie	*Petroselinum crispum*	Blätter	X	X		X
Pfeffer	*Piper nigrum*	Früchte		X	X	
Ringelblume	*Calendula officinalis*	Kronblätter	X	X		X
Rosmarin	*Rosmarinus officinalis*	Blätter	X	X		X
Salbei	*Salvia officinalis*	Blätter	X	X		X
Sellerie	*Apium graveolens*	Samen		X	X	X
Senf	*Brassica nigra*	Samen		X	X	X
Thymian	*Thymus vulgaris*	Blätter	X	X		X
Zimt	*Cinnamomum verum*	Rinde		X	X	

g/g: geschnitten/gesiebt

Tagesdosis	Tagesdosis Gramm	Medizinische Wirkungen
Prise	0,25-0,5	antibakteriell, pilzhemmend, antientzündlich, antioxidativ
½ TL Samen	1–2	entzündungshemmend, verdauungsfördernd, entgiftend
2 TL g/g	1,6	adaptogen, anregend, stressmindernd
½ TL gepulvert	1–2	antibiotisch, antiviral, antientzündlich, immunstärkend
¼ TL gepulvert	0,8	verdauungsfördernd, entspannend, blutdrucksenkend
2 Zehen frisch oder 1 TL gepul.	2–3	antibiotisch, antiviral, fungizid, blutdrucksenkend
¼ TL gepulvert oder Samen	1–2	verdauungsfördernd, Blutfette regulierend, krebshemmend
½ TL	1,7	antientzündlich, antibakteriell, antiviral, antifungal
2 TL	1	beruhigend, stressmindernd, synergistisch, antiseptisch
1 TL g/g	3,3	antimikrobiell, verdauungsfördernd, schleimlösend, entspannend
1 TL frisch oder g/g	2,3	harntreibend, immunstärkend, blutdrucksenkend
1 TL gemahlen	1	Bioverfügbarkeit erhöhend, antibakteriell, krebshemmend
2 TL frisch	0,5–1	antioxidativ, topisch wirksam (z. B. bei Hauterkrankungen)
½ TL g/g	0,5	antibiotisch, antiviral, fungizid, konzentrationsfördernd
½ TL g/g	0,5	antientzündlich, entwässernd, Mundschleimhäute desinfizierend
¼ TL gepulvert	1,5	Harnsäure regulierend, entzündungshemmend, keimtötend
½ TL	1,3	antientzündlich, Auswurf fördernd, krebshemmend
½ TL	1	antibiotisch, antiviral, fungizid, schleimlösend, hustenlindernd
¼ TL gepulvert	1–2	antientzündlich, antibakteriell, blutdrucksenkend, antidiabetisch

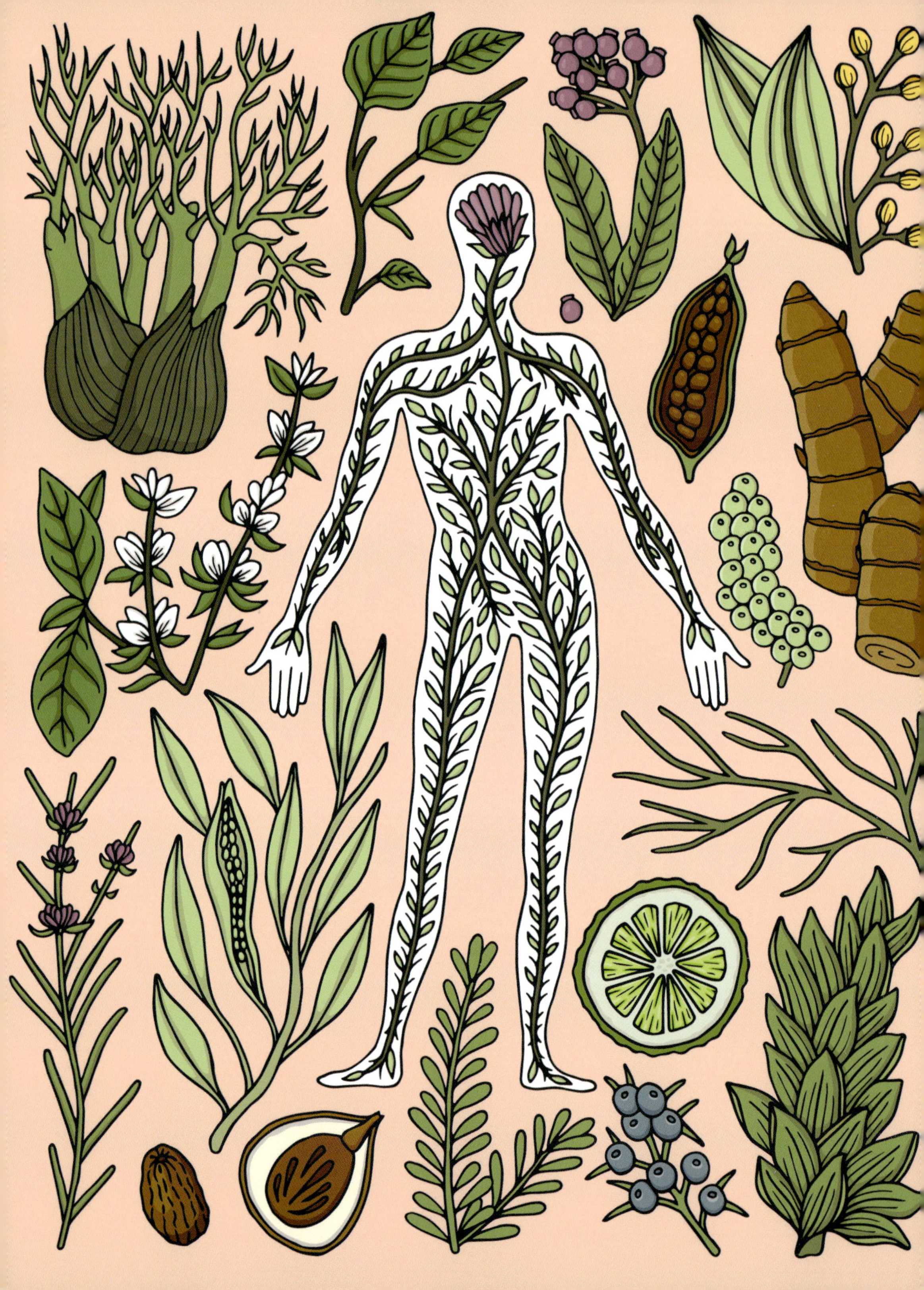

KAPITEL 4

Wie Sie mit Gewürzen Ihre Gesundheit stärken

Gewürze gehören zum gesunden Lebensstil. Sie sind auch bewährte Heilmittel. Der medizinische Nutzen von Gewürzen ist in zahllosen Studien geprüft und bestätigt worden – bei Arthrose, Bluthochdruck, Gelenkentzündung, Verdauungsproblemen, Atembeschwerden oder zur Immunstärkung. Es gibt keinen Zweifel: Gewürze sind ein wichtiger Bestandteil der gesunden Ernährung. In diesem Kapitel erfahren Sie mehr über die Heilkraft der Gewürze.

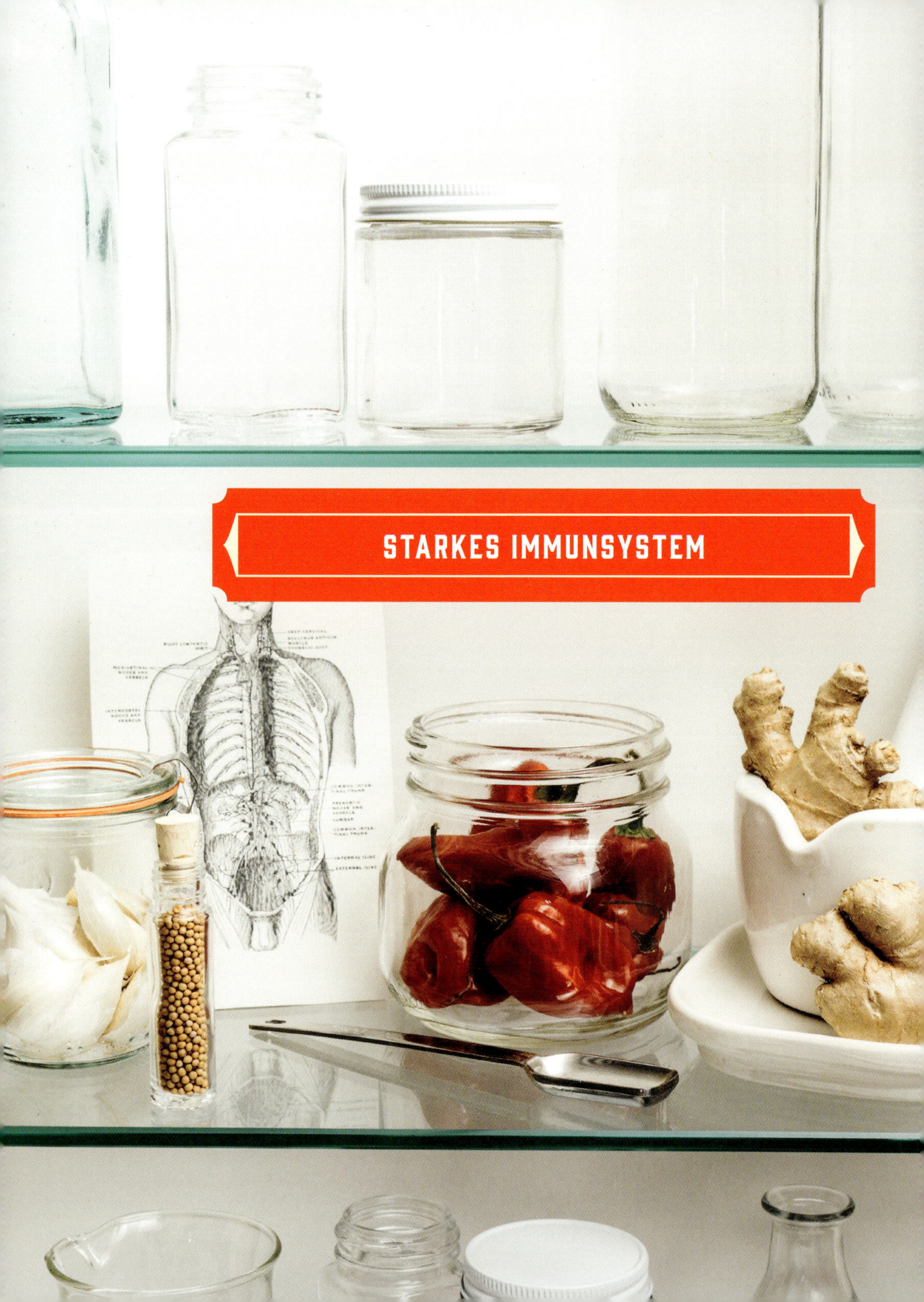
STARKES IMMUNSYSTEM

Der Mensch existiert als Teil von Ökosystemen. Wir interagieren permanent mit anderen Organismen, innerhalb und außerhalb unseres Körpers. Der Schutz vor schädlichen Organismen, Viren, Bakterien oder Pilzen ist das Ergebnis immerwährender Verhandlungen, für die unser gut ausgestattetes, cleveres und komplexes Immunsystem zuständig ist. Wir wissen nur zu gut, dass es nicht immer gelingt, Infektionen abzuwehren. Gewürze können zur Stärkung des Immunsystems und Bekämpfung von Krankheiten wirksam beitragen. Auf die eine oder andere Weise haben alle Gewürze antientzündliche Wirkungen, die für die körpereigene Abwehr in jedem Fall hilfreich sind. Zahlreiche Gewürze wirken sogar direkt antibiotisch. Andere Kräuter und Gewürze können Störungen von Immunfunktionen ausgleichen und das Abwehrsystem tonisierend beeinflussen.

Wer die eigene Abwehr unterstützen möchte, wenn Infektionen vorliegen, kann sich am „Habitat"-Konzept orientieren und die Frage stellen: Wie „gastfreundlich" ist das körpereigene Ökosystem für pathogene Organismen? Beispielsweise kann eine schlechte Ernährung mit hohem Zuckeranteil für bestimmte Bakterien, Viren und Pilze Milieubedingungen schaffen, die eine Infektion begünstigen, wenn das Immunsystem kompromittiert ist. Viele Gewebe profitieren von den Eigenschaften aromatischer Gewürzkräuter. Insbesondere Chili, Knoblauch, Ingwer und Senf machen das Habitat für manche infektiösen Erreger weniger attraktiv. Gewürze heizen den Körper auf, bekämpfen Entzündungen, verbessern die Durchblutung und verschlechtern die Chancen, dass Pathogene eindringen, sich vermehren und weiter ausbreiten können.

Aromatische Gewürzkräuter tragen dazu bei, das Habitat für Erreger so zu verändern, dass das Immunsystem Infektionen besser bekämpfen kann. Sind Erkältungs- oder Grippeviren im Umlauf, besteht die erste und einfachste Maßnahme darin, vermehrt Gewürzmedizin einzusetzen. Auch bei chronischen Infektionen sind heilende Gewürze eine empfehlenswerte Behandlungsoption, um die Genesung zu beschleunigen.

In ausreichender Menge verabreicht sorgen Ingwer, Knoblauch, Chili und Senf, dafür, dass das Habitat für krank machende Keime im Körper zunehmend ungastlich wird. Die Gewürzkräuter können frisch oder gepulvert verwendet werden, als Einzelgewürz oder Gewürzmischung, in geringen tonisierenden Dosierungen zur regelmäßigen Anwendung oder hoch konzentriert bei Akuterkrankung. Sie stärken in jedem Fall Ihre Gesundheit, wenn Sie Gewürze wie Senf und Knoblauch täglich als Zutat für Gerichte verwenden – beispielsweise wenn sich die Jahreszeiten ändern und die allgemeine Krankheitsanfälligkeit zunimmt.

Haben Sie sich angesteckt und möchten wirksame Abwehrgeschütze auffahren, probieren Sie am besten das Rezept *Gewürzmedizinische Miso-Suppe* (siehe S. 147) aus und behandeln sich mit einer Suppenkur selbst. Obwohl diese Gewürze auch in hoher Dosierung gut verträglich sind, sollten Sie wissen, wie Ihr Körper auf aromatische und scharfe Nahrungsmittel reagiert und wie Sie mit Ihrer Gewürzmedizin im gesunden Wohlfühlbereich auf der sicheren Seite bleiben.

KNOBLAUCH *Allium sativum*

Knoblauch zur Unterstützung des Immunsystems und seine antibiotischen Eigenschaften sind durch umfangreiche Forschung sehr gut belegt. Knoblauch bekämpft wie ein Breitspektrum-Antibiotikum grampositive und gramnegative Bakterien. Nachweislich hemmt er *Aeromonas, Bacillus, Citrobacter, Clostridium, Enterobacter, Escherichia, Klebsiella, Lactobacillus, Leuconostoc, Micrococcus, Mycobacterium, Phyllocnistis citrella, Proteus, Providencia, Pseudomonas, Salmonella, Serratia, Shigella, Staphylococcus, Streptococcus* und *Vibrio* sowie den Magenkeim *Helicobacter pylori*. Kombiniert mit manchen Antibiotika-Medikamenten, zeigte Knoblauch synergistische Wirkungen. Bakterielle Resistenz gegen Knoblauch ist nicht zu erwarten.

Eine Studie untersuchte die Wirksamkeit von Knoblauch bei Erkältung. Die Teilnehmer nahmen in den Wintermonaten 12 Wochen lang ein Knoblauch-Supplement ein und notierten täglich ihre Beschwerden. In der Knoblauchgruppe hatten nur 37 Prozent der Teilnehmer eine Erkältung bekommen, verglichen mit der Kontrollgruppe. Außerdem war die Placebogruppe anfälliger für mehrere Erkältungen pro Saison.

Immunmodulierende und antientzündliche Wirkungen von Knoblauch werden sehr hoch bewertet. Knoblauch gilt als vielversprechender Kandidat für die Stabilisierung der Immunhomöostase. Die antientzündlichen Komponenten von Knoblauch tragen auch zur Vorbeugung und Behandlung von Adipositas, Herz-Kreislauf-Erkrankungen, Magengeschwüren und sogar Krebs bei. Einigen Studien gelang der Nachweis, dass Knoblauch gegen *Helicobacter pylori* wirksam ist und Magenkrebs vorbeugt.

CHILI *Capsicum* spp.

Jede Art Chili enthält reichlich Antioxidanzien und antientzündliche Stoffe. Bei Paprikagewächsen der Spezies *Capsicum annuum* hat man sowohl antibakterielle als auch pilzhemmende Wirkungen beobachtet, vor allem gegen *Bacillus subtilis, Staphylococcus aureus, Staphylococcus epidermidis, Escherichia coli* und *Candida albicans*.

INGWER *Zingiber officinale*

Ingwer und seine gesunden Inhaltsstoffe sind in Studien umfassend untersucht worden. Man identifizierte antioxidative, -entzündliche, -mutagene Eigenschaften und Wirkungen gegen Übelkeit. Ingwer hemmt das Wachstum von diversen Krebszelltypen. Bei Magen-Darm-Erkrankungen ist Ingwer gegen Darmkrebs chemopräventiv wirksam. Eine Studie wies antientzündliche Effekte (reduzierte COX-1-Expression) von Ingwer bei erhöhtem Darmkrebsrisiko nach – nicht aber bei normalem Risiko.

SENF *Brassica nigra*

Senf ist die ideale Medizin bei Bronchialinfektionen mit Sekretstau in den Atemwegen. Wenn ein starkes auswurfförderndes Mittel gebraucht wird oder zäher Schleim die Atmung behindert, ist Senf eine hilfreiche Option. Der langfristige medizinische Effekt von Senf entspricht den wirksamen antientzündlichen und krebshemmenden Eigenschaften von Kohlgewächsen *(Brassicae)* – und zwar in konzentrierter Form. Viele Erkenntnisse über den Nutzen von Senfsamen kommen aus der Forschung, die sich mit den pflanzlich verwandten *Brassicae* beschäftigt hat. Senfsamen enthalten Senfölglycoside, die bekanntermaßen antientzündlich und krebshemmend wirksam sind. Darüber hinaus kommen in Senfkörnern auch Enzyme vor, die Senfölglycoside zu den noch potenteren Isothiocyanaten verstoffwechseln. Isothiocyanate sind hocheffektive Modulatoren für die Expression und Aktivität von Enzymen, die an der Metabolisierung und Beseitigung verschiedener krebserregender Stoffe beteiligt sind.

Die Forschung über Senf ist durchaus überraschend. Eine klinische Studie untersuchte die Wirkung von vier Gewürzen auf nahrungsinduzierte Thermogenese, das heißt, erhöhten Energieverbrauch via Stoffwechselrate mit Hilfe von Nahrungsmitteln, was zur Gewichtsabnahme beitragen kann. Senf, Ingwer, Meerrettich und schwarzer Pfeffer wurden bei Personen getestet, die einen Tag lang weder Kalorien noch Alkohol, Kaffee oder scharfe Gewürze konsumiert hatten und 48 Stunden körperlich inaktiv blieben. Die Messwerte umfassten Körpergewicht, Body-Mass-Index, Atmung, Urin- und Blutwerte. Anschließend wurde eine Mahlzeit eingenommen mit Brot, Schinken, Rührei, Butter, Früchten, Rüben, Fruchtsaft und Wasser – inklusive 14 Gramm von je einem Gewürz. Dann prüfte man nach vier Stunden die Werte für den Energieumsatz und wärmeinduzierende Effekte. Nur Senf erwies sich gegenüber Placebo als überlegen wirksam. Obwohl der thermogene Effekt von Senf relativ gering ausgeprägt war, weisen die Ergebnisse darauf hin, dass regelmäßiger Senfverzehr den thermogenen Energieverbrauch ankurbelt – eine große Hilfe, wenn es darum geht abzunehmen und das optimale Körpergewicht stabil zu halten.

Eine andere klinische Studie beobachtete günstige Senfwirkungen in Bezug auf das Sättigungsgefühl und den Zuckerstoffwechsel. Gesunde Freiwillige aßen eine Mahlzeit mit Kartoffeln und Lauchsuppe – mit oder ohne 5 Gramm gelbe Senfkleie. Die Sättigung und kapillären Blutzuckerwerte wurden nach der Mahlzeit alle zwei Stunden kontrolliert. Die Blutzuckerspiegel waren signifikant niedriger, wenn das Essen mit Senf gewürzt war.

GESUNDE HAUT, KNOCHEN UND GELENKE

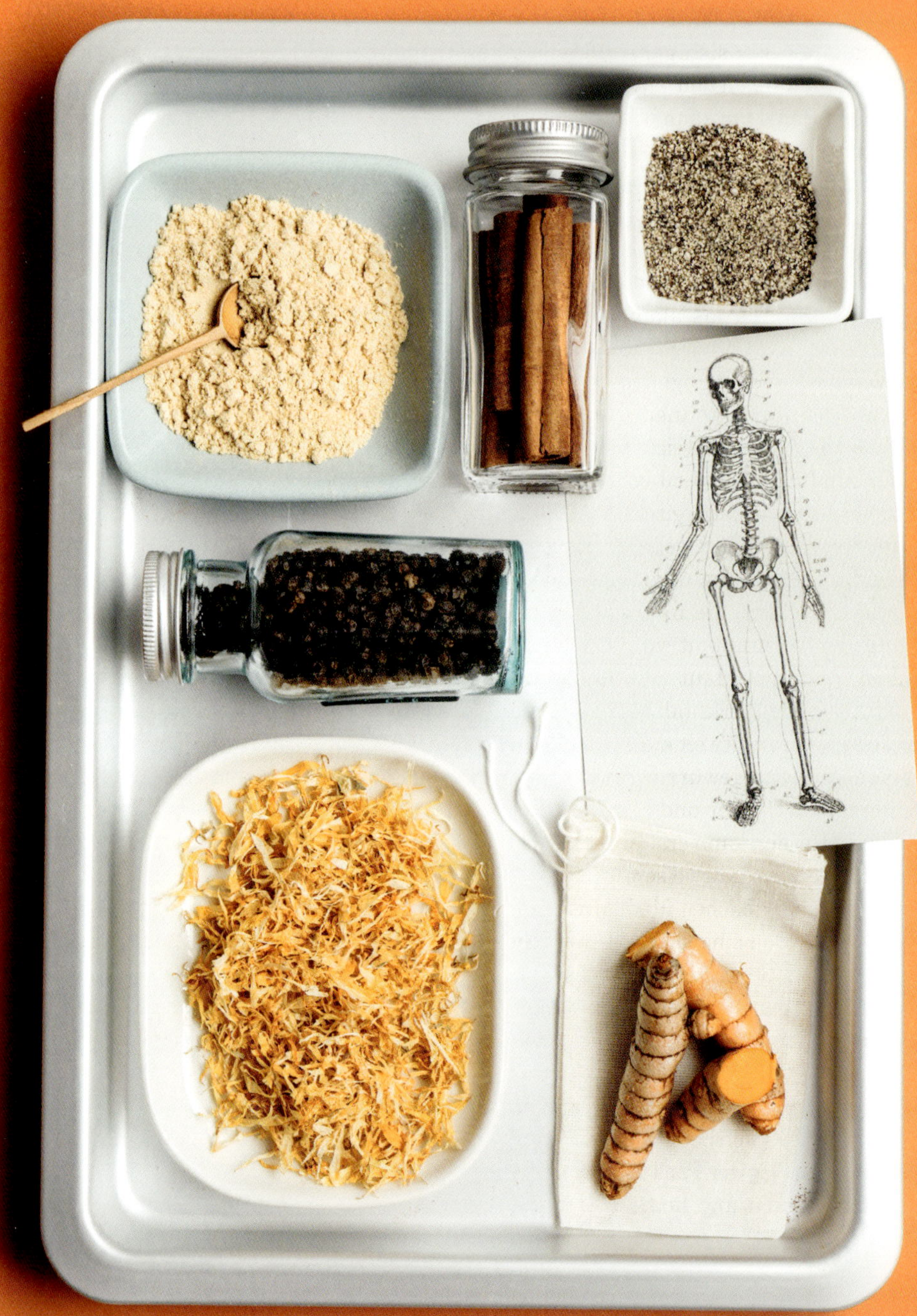

Die Haut ist das Organ, das permanent mit der äußeren Umgebung interagiert. Ein dynamisches und reaktionsfreudiges Organ, das mit allen möglichen Einflüssen und Eindringlingen zu kämpfen hat. Es spiegelt auch wider, was innen vor sich geht, inklusive Hormonschwankungen und Veränderungen der Leberfunktion. Man kann beispielsweise Hautveränderungen beobachten, wenn die Leber am Limit arbeitet oder zu versagen droht, auch wenn Giftstoffe in den Körper gelangt sind. In solchen Situationen kann es hilfreich sein, Gewürzkräuter einzusetzen, die sowohl innerlich als auch äußerlich wirksam sind.

Schwarzer Pfeffer, Ringelblume, Zimt, Ingwer und Kurkuma können alle als tägliche Gewürzmedizin verabreicht werden, um die Haut rundum gesund zu erhalten. Die Kräuter vermitteln Schärfereize, die den Blutkreislauf und das Bindegewebe aktivieren.

Calendula, Kurkuma und Ingwer sind großartige Gewürze, die man zur Unterstützung der Gesundheit von Knochen, Gelenken und der Haut nutzen kann. Degenerative Gelenkerkrankungen wie die Arthrose kommen weltweit epidemisch vor. Die Forschung zur gewürzmedizinischen Anwendung von Ingwer und Kurkuma bei Gelenkbeschwerden kann erstaunlich überzeugende Ergebnisse vorweisen.

Anders als bei üblichen Medikamenten, die bei Beschwerden eingenommen werden, vermitteln diese Gewürze lebenslang Vorbeugungswirkungen. Ingwer kombiniert mit Kurkuma blickt auf eine lange Tradition und Abwendungsgeschichte zurück, was den Schutz von Knochen und Gelenken, innerlich und äußerlich betrifft. Traditionell verwendet man Ingwer-Packungen, heiße Ingwer-Kompressen und heiße Bäder mit Ingwerteezugabe, um schmerzhafte Gelenke zu behandeln. Ingwer ist ein hervorragendes Mittel, das vor Gelenkerkrankungen schützt. Er stärkt die Gesundheit und das Wohlbefinden, lindert Kopfschmerzen, Schmerz und Schwellungen. Frischer Ingwer ist überall zu bekommen und sehr preiswert – ein Heilmittel der ersten Wahl, wenn es um Gewürzmedizin geht.

ZIMT *Cinnamomum* spp.

Zimt ist sehr hilfreich bei allen Entzündungen, die mit Haut, Knochen oder Gelenken zu tun haben. Besonders wirksam und gesund ist Zimtmedizin bei Bluthochdruck (Hypertonie) und zur Kontrolle der Blutzuckerwerte (Diabetes). Beide Erkrankungen sind mit chronischen Entzündungsprozessen assoziiert. Eine weitere Indikation für Zimt ist beispielsweise rheumatoide Arthritis. Studien haben gezeigt, dass die Behandlung mit Zimt die Erkrankung günstig beeinflussen kann.

Eine Gruppe von Rheumapatienten wurde acht Wochen lang mit einer Dosis von 4 x 500 Milligramm Zimt pro Tag (insgesamt 2 Gramm) behandelt. Die Auswertung der Daten ergab, dass es zur signifikanten Verbesserung bei den Laborwerten C-reaktives Protein (CRP), Tumornekrosefaktor alpha (TNF-α) sowie bei den diastolischen Blutdruckwerten kam. Die Patienten profitierten von der Entzündungshemmung und der Linderung von Gelenkbeschwerden.

KURKUMA *Curcuma longa*

Kurkuma gilt als bewährte Gewürzmedizin bei allen Hauterkrankungen, Schuppenflechte (Psoriasis) inklusive. In einer Studie konnte gezeigt werden, dass die topische Therapie mit einem kurkumahaltigen Mittel im Vergleich zu einer pharmazeutischen Calcipotriol-Creme und zur Kontrollgruppe überlegen wirksam war. Man fand auch heraus, dass proentzündliche Zytokine in menschlichen Keratinozyten durch Kurkuma abreguliert wurden – bei Psoriasis ist die Überproduktion von Keratinozyten das Hauptproblem. Dieselbe Studie zeigte zudem, dass Curcumin die Wundheilung fördert, da es antientzündlich wirkt und als antioxidativer Radikalfänger fungiert. Curcumin verbessert die Zellproliferation, repariert oxidative Schäden bei Hautzellen (Fibroblasten und Keratinozyten) und ermöglicht auch die schnellere Abheilung der Epidermis.

INGWER *Zingiber officinale*

Ingwer wird wegen seiner schmerzlindernden und antientzündlichen Effekte hoch gepriesen. Eine Studie wies nach, dass täglicher Verzehr von Ingwer, roh oder gekocht, schmerzhafte, trainingsbedingte Muskelverletzungen innerhalb von 24 Stunden signifikant verringert. Eine randomisierte klinische Studie untersuchte die Wirung von 2 Gramm Ingwer pro Tag (11 Tage) im Vergleich zu einer Placebogruppe bei Teilnehmern mit Muskelverletzungen – durch repetitives Training der Ellbogen-Beugemuskulatur. In der ersten Studienphase beobachtete man, dass roher Ingwer Muskelschmerz um 25 Prozent reduziert, 24 Stunden nach dem Training. In der zweiten Studienphase mit hitzevorbehandeltem Ingwer betrug die Schmerzreduktion 23 Prozent. Teilnehmer, die 4 Gramm Ingwer täglich (5 Tage) konsumierten, profitierten ebenfalls von einer Schmerzlinderung. Labormarker für Muskelschäden (CK) hatten sich deutlich verbessert.

An einer randomisierten Studie nahmen 120 Patienten mit Kniearthrose teil. Man verabreichte 500 Milligramm Ingwerpulver pro Tag oder Placebo (3 Monate). Bei dieser niedrigen Dosierung (wie in der Küche) verbesserten sich die Entzündungswerte im Blut der Patienten im Vergleich zur Placebogruppe signifikant.

RINGELBLUME *Calendula officinalis*

Calendula ist ein altbekanntes Heilkraut für die Haut und das Weichteilgewebe, traditionell äußerlich angewendet (topisch). Die Heilwirkungen können sehr ausgeprägt sein, zum Beispiel bei Strahlenschäden (Krebstherapie) oder Magengeschwüren. Eine Studie verglich Ringelblume oder Kochsalzlösung zur Wundversorgung für die Behandlung von Beingeschwüren, gemessen an der Hautneubildung (Reepithelisierung). Patienten, die mit der Calendulasalbe

(Extrakt plus Neutralfett) versorgt wurden, profitierten von einer Schrumpfung der Geschwüroberfläche um 41 Prozent nach drei Wochen. Bei der Kontrollgruppe mit Kochsalzanwendung beobachtete man nur eine Besserung um 14 Prozent.

Calendula wird auch zur Behandlung von Windeldermatitis eingesetzt. Im Vergleich zu *Aloe vera* erzielte Ringelblume hier signifikant bessere Ergebnisse. Auch bei Reizdarm oder Darmentzündung kann mit wohltuenden Wirkungen von Calendula gerechnet werden – in Ringelblume stecken jede Menge Antioxidanzien.

PFEFFER *Piper nigrum*

Gewürze können die Aufnahme von Vitalstoffen aus dem Darm verbessern, sehr hilfreich auch für Haut, Knochen und Gelenke. Knochen formen das feste Gerüst des Körpers. Es ist belastbarer, als so manch einer glaubt. Knochen sind keineswegs statisch. Sie verändern sich ständig, bauen auf und ab, regenerieren. Für gesunde Knochen müssen Mineralstoffe aus der Nahrung angeliefert werden. Schwarzer Pfeffer ist die Nummer eins, wenn es um maximale Bioverfügbarkeit von Knochenbaustoffen geht. Pfeffer enthält Calcium und verbessert die Calciumaufnahme. Sesamsamen, Bohnenkraut, Dill und Basilikum erhöhen ebenfalls die Aufnahme von Calcium.

GELASSENHEIT UND KONZENTRATION

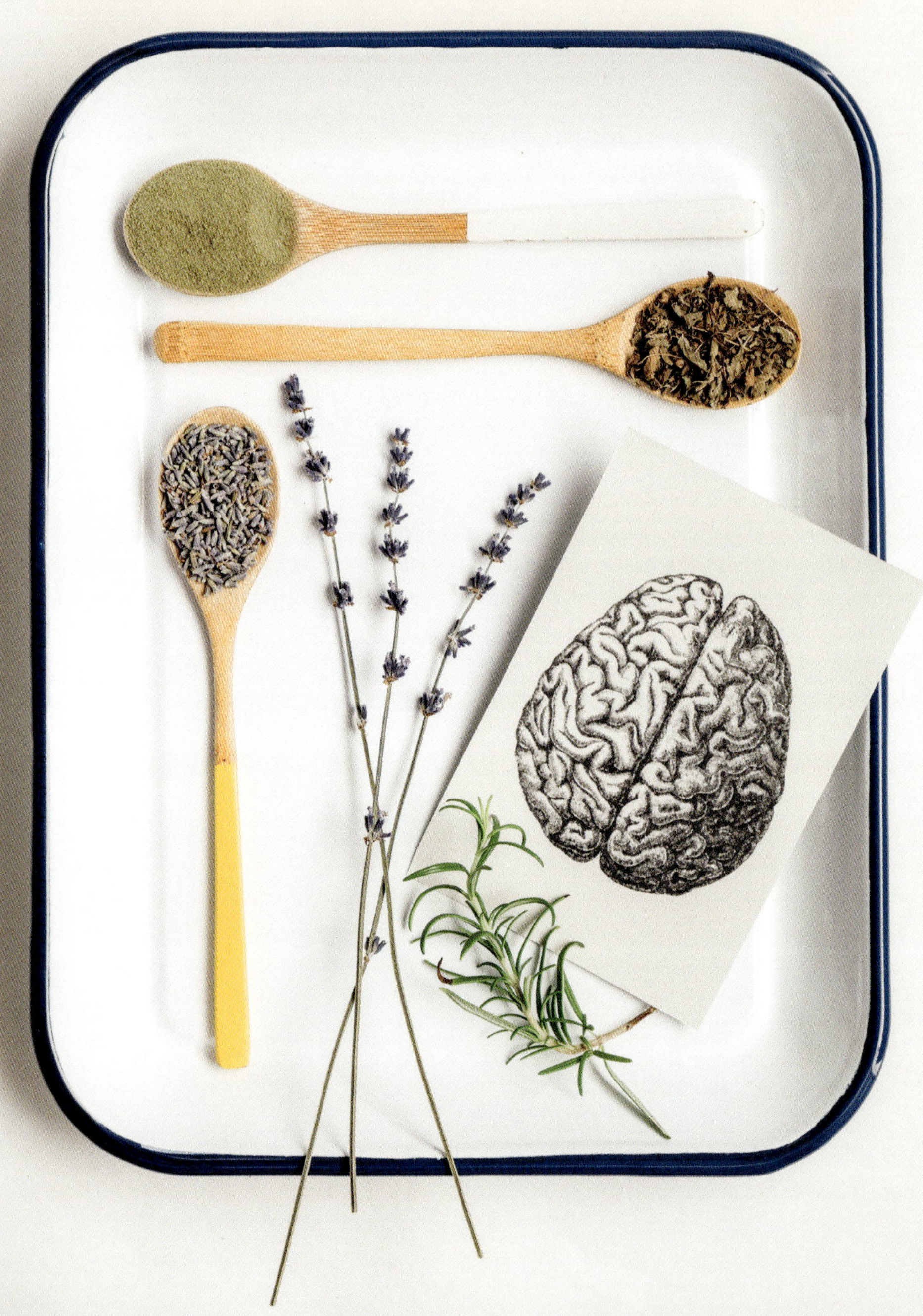

Die moderne Lebenswelt macht unserem Nervensystem mitunter schwer zu schaffen. Tempo, Überforderung, Stress. Input analog und digital ohne Ende, der in jeder Sekunde im Kopf verarbeitet werden muss. Es gibt kaum jemanden, der die Reizüberflutung im hypernervösen Berufs- und Privatleben gelassen bewältigen kann. Dauerstress macht krank. Das sollten Sie nicht zulassen. Da ist jede Hilfe willkommen. Es gibt viele Möglichkeiten, die dabei helfen, den eigenen Stresspegel zu verringern. Gesunder Schlaf, kurze und lange Auszeiten, Zeit für Wellness und Sport, Erholungs- und Entspannungsphasen gehören dazu. Auch Gewürze tragen dazu bei, die Balance von Körper und Geist aufrechtzuerhalten – entspannt, gelassen und konzentriert.

Wenn es um die Klarheit des Geistes, mehr Gelassenheit und Konzentration geht, sind Gewürze nicht unbedingt das, woran man als Erstes denkt. Sie werden überrascht sein, wie wirksam aromatische Gewürzkräuter als tägliche Zugabe die geistige Gesundheit und das Wohlbefinden unterstützen können. Aus der Forschung kommen vermehrt Hinweise darauf, dass psychische Störungen häufig mit systemischen Entzündungsprozessen assoziiert sind – hier kommen die heilenden Gewürze ins Spiel. Manche Kräuter wie Rosmarin beeinflussen zudem die Kognition direkt günstig und vermitteln Schutzwirkungen für das Nervensystem.

Betrachtet man wissenschaftliche Erkenntnisse der jüngsten Zeit und die überlieferte jahrhundertelange Anwendungsgeschichte heilender Gewürze, dann sind Küchenkräuter das einfachste Mittel, die Gesundheit von Körper und Geist, Wohlbefinden und Krankheitsvorbeugung auf den Teller zu bekommen. Gewürze ersetzen nicht Medikamente. Sie bringen aber antioxidative und antientzündliche Eigenschaften mit, die für die Gesamtbefindlichkeit und den gesunden Lebensstil eine entscheidende Rolle spielen. Die tägliche Gewürzküche ist vor allem für familiäre Umgebungen empfehlenswert, die häufiger von Angst und Depression heimgesucht werden.

Erst in den letzten Jahrzehnten haben wir mehr über die Bedeutung der Vernetzung von Darm und Gehirn erfahren – man spricht auch vom „Darmhirn". Wir wissen, dass unser zentrales Nervensystem mit dem Darm kommuniziert – Psychostress stört die Verdauung oder „dreht den Magen um". Bei chronischem Stress kann es zum Reizdarmsyndrom kommen (IBS). Darmgesundheit ist ein wichtiger Faktor für geistige Fitness und Wohlbefinden. Entzündliche Darmerkrankungen oder akute Verdauungsstörungen irritieren die Psyche tiefgreifend. Mit Gewürzkräutern, die das überreizte Verdauungsfeuer besänftigen oder Störungen ausgleichen, bringen Sie Kopf und Bauch in Einklang (siehe Fitness für den Darm S. 95).

LAVENDEL

Lavandula angustifolia

Unzählige Studien haben bestätigt, dass Lavendelextrakt eine beruhigende Wirkung auf das Nervensystem hat. Eine Studie untersuchte ätherisches Öl von *Lavandula angustifolia* bei Frauen mit stressigen Fulltime-Jobs. Die Ergebnisse zeigten, dass sich der Schlaf und die allgemeine Lebensqualität wirklich verbessert hatten. Darüber hinaus profitierten Teilnehmerinnen, die eine Mischung ätherischer Öle von Lavendel, Muskatellersalbei und Majoran benutzt hatten, von signifikanten Verbesserungen aller Messparameter – ein Hinweis auf Synergieeffekte von Gewürzkräutern. Die Forschung verweist hierbei auf den engen, äußerst interessanten Zusammenhang von Gewürzküche und Aromatherapie. Es spricht nichts dagegen, das duftige Lavendelaroma für besondere Gewürzmischungen und leckere Desserts zu nutzen.

ROSMARIN

Rosmarinus officinalis

Das Gedächtnis und kognitive Funktionen mit einer Prise Rosmarin zu unterstützen, ist eine gute Idee. Der kräftige, vielschichtige Geschmack von frischem Rosmarin macht sich gut in vielen Gerichten – und ein halber Teelöffel davon ist veritable Gewürzmedizin.

Zahlreiche Studien haben gezeigt, dass das Gedächtnis auch schon von niedrigen Rosmarin-Dosierungen merklich profitiert. In einer Studie wurden Senioren (Durchschnittsalter 75 Jahre) vier verschiedene Dosierungen von *Rosmarinus officinalis* verabreicht. Die geringste Dosis (750 mg, wie in der Küche) verbesserte die Gedächtnisleistung signifikant – die höchste Dosis (6000 mg) wirkte hingegen eher störend. Ätherisches Rosmarinöl erwies sich in einer anderen Studie als signifikanter Gedächtnisverstärker und konzentrationsfördernd im Vergleich zu Lavendelöl oder Placebo.

INDISCHES BASILIKUM

Ocimum sanctum

Indisches Basilikum ist ein gutes Adaptogen – ein Heilkraut, das die Stresstoleranz des Körpers verbessern kann. Adaptogene Kräutermedizin liegt derzeit voll im Trend. Kein Wunder bei einem Lebensstil, der uns Leistungsbereitschaft und größte Belastbarkeit abverlangt.

Eine Studie untersuchte indisches Basilikum bei Patienten mit generalisierter Angststörung. Die Teilnehmer bekamen 500 mg Extrakt von *Ocimum sanctum* zweimal täglich. Die Ergebnisse zeigten, dass sich Angst, Stress und depressive Symptome signifikant gebessert hatten. 500 mg entsprechen der Dosis, die in etwa auch bei der Zubereitung von Nahrungsmitteln verwendet wird – auf der Pizza oder bei Tomaten mit Mozzarella oder einem Esslöffel Pesto. Eine andere Studie befasste sich mit der Wirkung von indischem Basilikum auf kognitive Funktionen. Gesunde Erwachsene nahmen 30 Tage Kapseln mit 300 mg Basilikumblätterextrakt ein. Man beobachtete kognitive Verbesserungen: Die Probanden machten viel weniger Fehler und waren deutlich entspannter, was die Stresshormonspiegel betraf. Freuen wir uns, dass dieses köstliche Küchenkraut zu den besten Adaptogenen zählt.

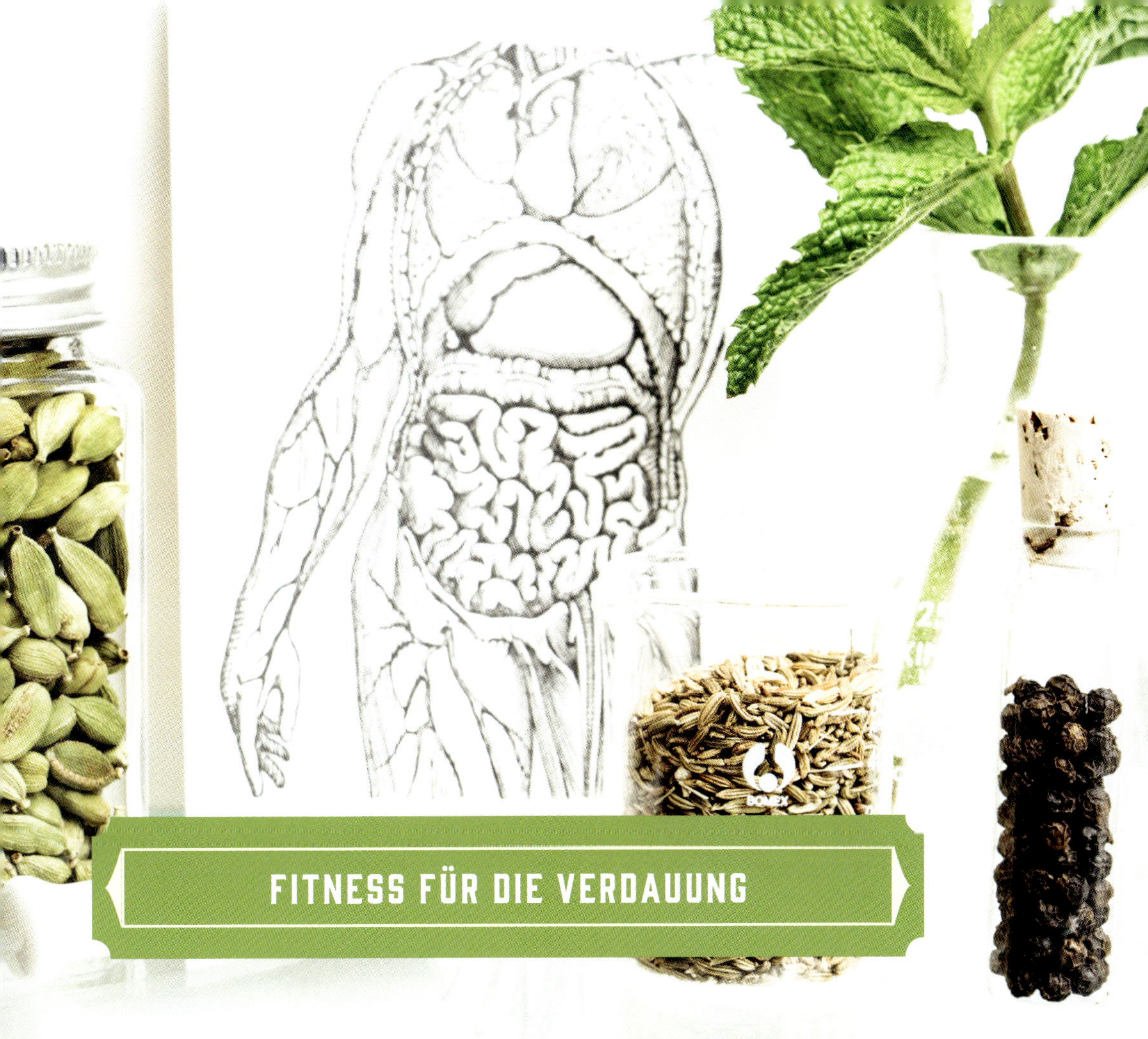

FITNESS FÜR DIE VERDAUUNG

Die Top-4-Gewürze für die Verdauung: Pfefferminze, Kardamom, schwarzer Pfeffer und Fenchel. Ihr Geschmack, die vielfältigen Einsatzmöglichkeiten und die Verfügbarkeit machen sie zu Stars der Gewürzküchen rund um den Erdball.

Gewürze sind für die gesunde Verdauung essenziell. Seitdem der Mensch kocht und Nahrung zubereitet, nutzt er Gewürze – als Geschmacksstoff, zur Konservierung und als Verdauungshilfe. Aufgrund ihrer Aromachemie können fast alle Kräuter die eine oder Art von Verdauungshilfe anbieten: Stimulation von Darmsäften, Optimierung der Verdauungsleistung, Verringerung von Darmgasen und Blähungen oder Sättigungssignale. Unser Verdauungssystem muss sich mit allen möglichen Dingen herumschlagen, keine leichte Aufgabe. Von der Balance des gesamten Systems hängt es ab, ob es diesen Herausforderungen (bei variabler Leistungskapazität) gewachsen ist. Die gute Nachricht: Es gibt viele Kräuter und Gewürze, die die Verdauungsarbeit tonisieren, die

Schleimhautintegrität schützen und die Verdauungsleistung verbessern.

Möglicherweise gibt es einen Zusammenhang zwischen Gewürzküche und gesunder Ernährung im Allgemeinen. In einer Studie brachte man Schulkindern Grundwissen über medizinische Gewürzkräuter bei und verfolgte anschließend einige Monate ihr Essverhalten nach. Kinder, die sich mit gesunden Gewürzen auskannten, blieben dabei, mehr Gemüse und Vollkornprodukte zu essen. Es wurde gleichfalls nachgewiesen, dass Menschen, die gerne großzügig gewürzte Speisen genießen, schneller satt sind und somit tendenziell weniger essen.

Es gibt viele Möglichkeiten, Gewürze zur Optimierung der Verdauung einzusetzen. Am einfachsten ist der direkte Weg: Nutzen Sie Ihre Gewürzapotheke, wenn Sie Speisen zubereiten. Kardamom, Fenchel und Minze regeln die Aktivität des Magens und helfen bei der Verdauung, schwarzer Pfeffer verbessert die Nährstoffaufnahme. Diese Kräuter eignen sich auch für Digestif-, Likör- oder Teezubereitungen.

PFEFFER *Piper nigrum*

Eine der wichtigsten Komponenten von schwarzem Pfeffer ist Piperin. Ein Alkaloid, das die Ausschüttung von Verdauungsenzymen aus der Bauchspeicheldrüse stimuliert. Die Wissenschaft hat zahlreiche Wirkungen von Piperin beschrieben: Verkürzung der Darmtransitzeit, Erhöhung der Verdauungsleistung, Schutz vor oxidativen Schäden und Stress. In höherer Dosierung kann Piperin die Bioverfügbarkeit von Medikamenten beeinflussen – darauf sollten Sie achten. In der Regel lässt sich diese Interaktion vermeiden, wenn die Medikamente einige Stunden vor oder nach der Einnahme von Piperin verabreicht werden.

Offenbar sorgt schwarzer Pfeffer auch dafür, dass Gewebe intakt bleiben. Eine Studie untersuchte Wirkungen von schwarzem Pfeffer auf die Mundschleimhaut. Patienten mit submuköser Fibrose nahmen drei Monate lang schwarzen Pfeffer und Kurkuma ein: Entzündungen und Brennen im Mund besserten sich. Bei hartnäckigen Beschwerden durch Blockaden oder Fibrosierung empfiehlt sich die Anwendung von schwarzem Pfeffer. Eine andere Studie befasste sich gleichfalls mit der Mundgesundheit. Patienten mit chronischer Parodontitis verwendeten eine kräuterbasierte Mundspülung mit schwarzem Pfeffer, Granatapfelschale und ungiftigem Kupfersulfat. Die Gewürzmedizin erwies sich als vergleichbar effektiv wie eine handelsübliche Mundspülung – aber ohne Nebenwirkungen!

MINZE *Mentha* spp.

Eine klinische Studie untersuchte die Wirkung von Pfefferminzöl zur Behandlung des weit verbreiteten Reizdarmsyndroms und wies signifikante Verbesserungen der Symptomatik nach. Die Patienten bekamen zweimal täglich zwei Kapseln mit Pfefferminzöl. Die abgefragten Symptome umfassten Blähungen, Bauchschmerz, Unwohlsein, Durchfall, Verstopfung, das Gefühl der unvollständigen Darmentleerung, Darmgas- oder Schleimabgang sowie Defäkationsdrang/-schmerz. Nach 4 Wochen berichteten 75 Prozent der Patienten mit Minzetherapie von einer Linderung der Symptome um 50 Prozent oder mehr im Vergleich zur Placebogruppe. Klinische Forschungsergebnisse weisen darauf hin, dass Pfefferminzöl häufige Beschwerden des Reizdarmsyndroms (vor allem Bauchschmerz und Blähungen) lindern kann. Es könnte auch bei nicht krebsbedingter Dyspepsie hilfreich sein.

Bei Refluxerkrankung ist Minze möglicherweise weniger zu empfehlen. Minzöl entspannt den Sphinkter der Speiseröhre, um Druck oder Gas aus dem Magen-Darm-Trakt abzulassen. Bei Säurerückfluss aus dem Magen ist genau diese Wirkung nicht wünschenswert. Wenn Sie an Reflux leiden, probieren Sie zunächst aus, ob Minze für Sie zuträglich ist.

FENCHEL

Foeniculum vulgare

Patienten mit Reizdarmsyndrom nahmen 30 Tage an einer Studie teil, die die Wirkung von ätherischem Fenchelsamenöl untersuchte. Die Teilnehmer profitierten von signifkant reduzierten Beschwerden und einer Verbesserung der Lebensqualität insgesamt. Die Wirkung des ätherischen Öls in dieser Studie unterscheidet sich von der heilenden Wirkung ganzer Samen. Ätherische Öle sind zwar ein wesentlicher Bestandteil der Samen, es gibt aber Vorbehalte. In der Regel sind in extrahierten ätherischen Ölen kaum noch medizinisch wirksame Komponenten der ganzen Pflanze vorhanden. Das isolierte ätherische Öl zielt auf eine bestimmte Aktivität im Körper ab. Hinzu kommt, dass ätherische Öle flüchtige Stoffe hoch dosiert absondern. Alle ätherischen Öle können mehr oder minder toxisch wirken und müssen mit größter Zurückhaltung verwendet werden.

Im Vergleich dazu gibt es für Fenchelsamen (ganz oder gemahlen) keine Kontraindikation – und Sie profitieren wunderbar vom gesamten Wirkspektrum der Gewürzmedizin.

KARDAMOM

Elettaria cardamomum

Kardamom ist ein „wärmendes Karminativum", das Darmgase und Blähungen zähmt, die Verdauung verbessert und krampflösend wirkt. Es schmeckt süß und lecker und kann etwas aufdringlich wirken, wenn die Dosis zu hoch ist.

Kardamom baut Stress ab, was dem Nervensystem guttut und die Verdauung optimiert. Das heißt nicht, dass man total gelassen sein muss, damit die Verdauung gut funktioniert. Wenn Sie unerklärliche, chronische oder immer wiederkehrende Verdauungsprobleme haben, könnten diejenigen Kräuter aus Ihrer Gewürzapotheke hilfreich sein, die auch für das Nervensystem zuständig sind (siehe S. 92). Noch besser, Sie probieren ein leckeres Kardamomrezept aus: *Zimt-Apfel-Hafer-Auflauf* (siehe S. 121) oder *Früchte-Kompott* (siehe S. 131).

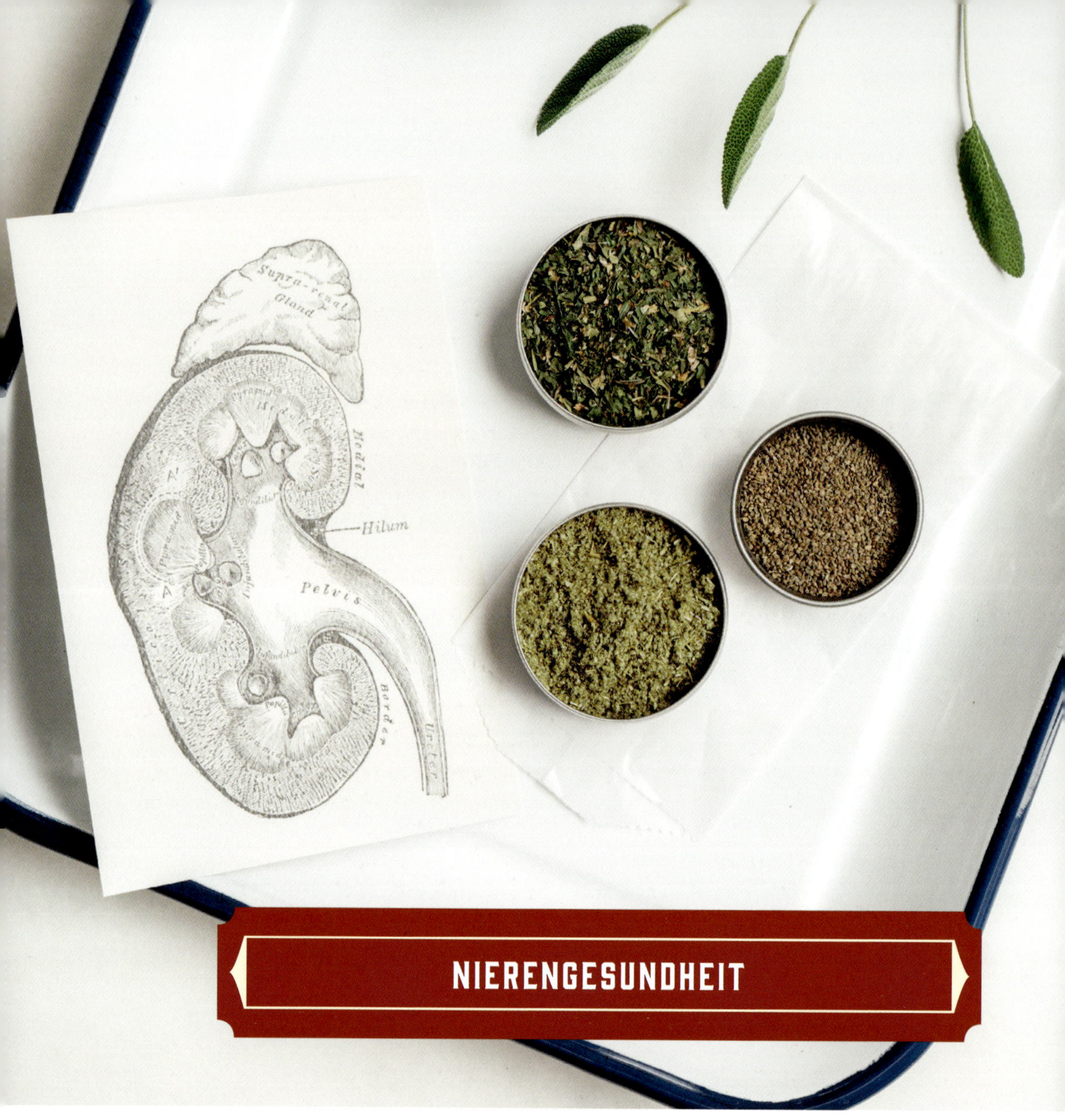

NIERENGESUNDHEIT

DIE NIEREN sind die Kläranlage des Körpers. Wenn es zu Gesundheitsstörungen kommt, sollte man die Arbeit, die sie permanent leisten müssen, nicht aus den Augen verlieren – insbesondere bei Problemen mit dem Blutdruck, bei Nierensteinen, Gicht und Harnwegsinfektionen oder anderen Krankheitszuständen. Nierenerkrankungen, die häufig im höheren Lebensalter vorkommen, werden unterschiedlich behandelt. Aber Vorbeugung ist die beste Therapie.

Chronische Erkrankungen mit Nierenbeteiligung haben meist ganz unterschiedliche Ursachen. Wer familiär vorbelastet ist, kann mit geeigneten Gewürzkräutern viel für die Nierengesundheit tun. Petersilie, Selleriesamen und Salbei schützen vor Nierensteinleiden und beeinflussen Bluthochdruck oder Gicht günstig.

PETERSILIE

Petroselinum crispum

Petersilie ist ein ausgezeichnetes Nierentonikum und hilft bei fast allen Zuständen, die die Nierenfunktion beeinträchtigen. Sie wirkt sanft harntreibend und bei leichten Harnwegsinfekten antibiotisch. Empfehlenswert auch bei Ödemneigung und Anfälligkeit für Nierensteinleiden.

SELLERIE

Apium graveolens

Schon eine geringe Dosis Selleriesamen kann zur Behandlung von Gicht erstaunlich gut wirksam sein. Bei diesem weit verbreiteten Leiden sammelt sich Harnsäure in peripheren Körperregionen an, meist in den Händen (Fingergelenken), Füßen (Fußzehen) und Sprunggelenken – ein akut schmerzhafter Prozess, den man aber gut beeinflussen kann. Der gesunde Lebensstil und die Umstellung der Ernährung sind die wichtigsten Maßnahmen bei Gicht. Selleriesamen unterstützen die Nierenfunktion und die Harnsäureausscheidung.

SALBEI

Salvia officinalis

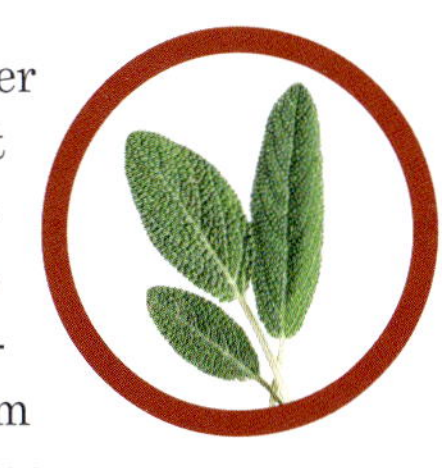

Wenn man sich den Körper als Ozean vorstellt, wirkt Salbei wie heißer Sonnenschein. Traditionell benutzt man Salbei dazu, überschüssige Flüssigkeit aus dem Körper herauszubekommen. Salbei bremst beispielsweise den Milchfluss am Ende der Stillzeit aus. Er ist auch ein bewährtes Mittel gegen Hitzewallungen in den Wechseljahren.

Eine Studie untersuchte diese Wirkung bei Frauen im Alter von 50 bis 65 Jahren, die mehrmals täglich Hitzewallungen hatten. Man verabreichte 250 mg Salbeiextrakt (= 3,4 Gramm frische Blätter) pro Tag und beobachtete mögliche Veränderungen der Häufigkeit und Intensität (leicht, mittel, schwer, sehr schwer) der Hitzewallungen. In den ersten 4 Wochen halbierte sich die Anzahl von Hitzewallungen, nach 8 Wochen waren sie um 64 Prozent reduziert. Am meisten profitierten Frauen mit schweren und sehr schweren Symptomen: 80 bzw. 100 Prozent weniger Hitzewallungen. Ähnlich günstige Ergebnisse erzielte man bei Männern mit Prostatakrebs, die mit antiandrogenen Hormonen behandelt wurden. Bitte beachten: Falls Sie unter trockenen Schleimhäuten leiden, wie trockenen Augen, oder bei Frauen vaginaler Trockenheit, oder stillende Mutter sind, dann sollten Sie Salbei nur bedingt oder gar nicht anwenden.

HERZGESUNDHEIT

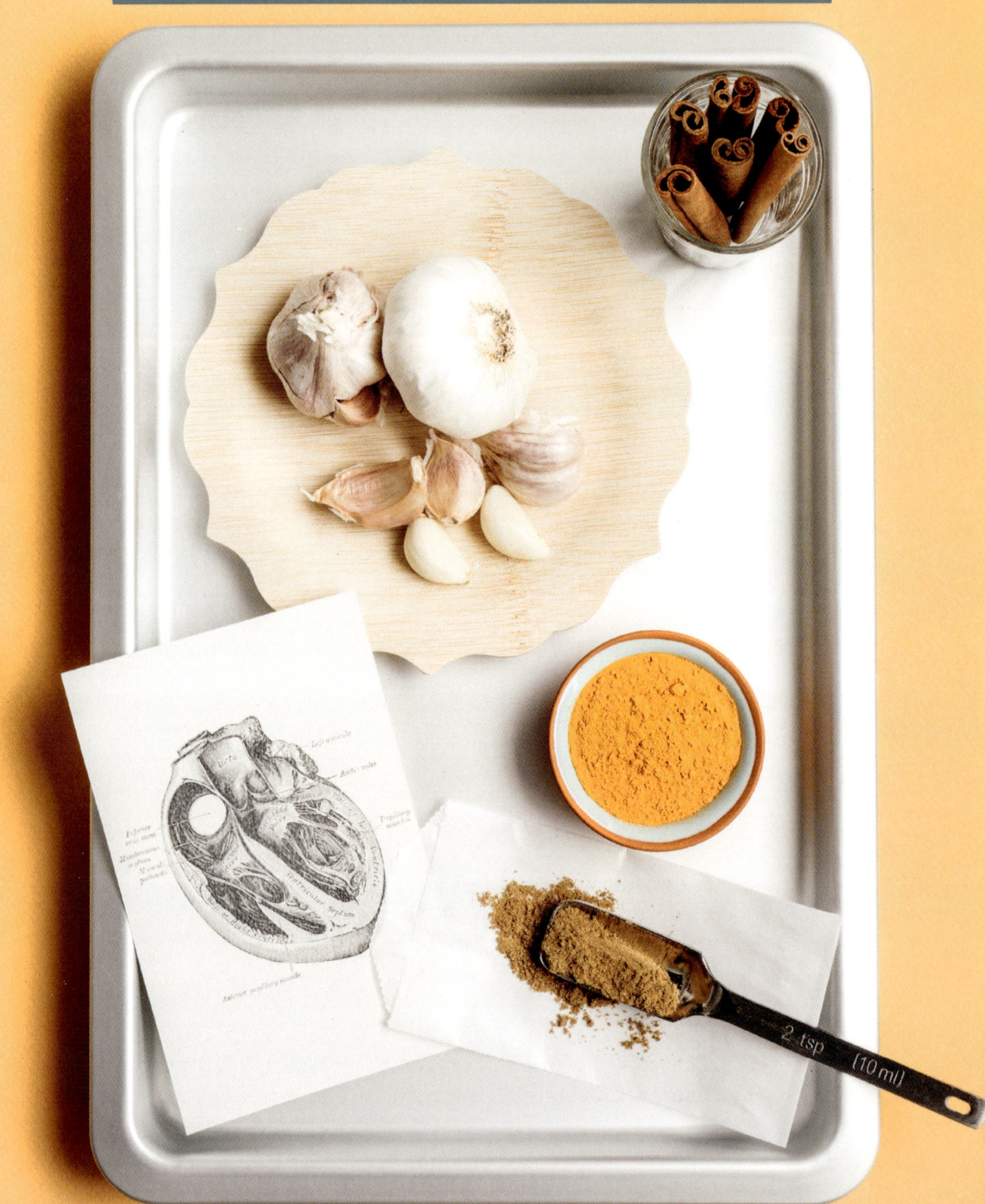

Die Menschheit wird seit Jahrzehnten in epidemischem Ausmaß von Herz-Kreislauf- und Stoffwechselerkrankungen heimgesucht. Vielleicht denken Sie, dass die Gewürze in Ihrem Essen nicht unbedingt die schärfste Waffe gegen Herzkrankheiten sind. Andererseits überrascht es doch, wie wirksam sie tatsächlich sein können. Forschungsergebnisse bestätigen, dass die einfache Zugabe von Kräutern und Gewürzen im täglichen Essen die Herzgesundheit tiefgreifend und nachhaltig stärkt. Fast alle Gewürze können zusätzlich zu Medikamenten ohne Risiken und Nebenwirkungen verwendet werden.

Obwohl Veranlagung für Herzkrankheiten eine Rolle spielt, wissen wir heute, dass der ungesunde Lebensstil und ungesunde Ernährung die Hauptrisikofaktoren sind. Zudem werden schlechte Gewohnheiten oft über Generationen weitergeben. Gewürzküche für die ganze Familie bedeutet Herz-Kreislauf-Prävention für alle. Zimt, Knoblauch, Kurkuma und Kreuzkümmel sind die primären Herzkräuter.

ZIMT *Cinnamomum* spp.

Zimt ist ein natürliches Antidiabetikum. Das ist die gute Nachricht für alle, die für Diabetes besonders anfällig sind. Bei Insulinresistenz, Übergewicht und Diabetes erwies sich Zimt – allein oder auch zusammen mit Medikamenten – als wirksames Mittel, um den Blutzuckerspiegel zu normalisieren. Zimt ist sehr gut verträglich, sicher anwendbar, sehr beliebt und einfach einzunehmen. Selbst diejenigen, die Zimt nicht jeden Tag einnehmen, sondern nur regelmäßig als Gewürz in der Küche verwenden, profitieren von gesunden Blutzuckerwerten – das sagen Studien. Offenbar tonisiert Zimt den Blutzuckerspiegel, vor allem nach dem Essen – bei Diabetikern und bei Gesunden!

Eine placebokontrollierte Studie in den USA untersuchte Zimt bei Patienten mit metabolischem Syndrom (Übergewicht + Bluthochdruck + Diabetes), die für alle Herz-Kreislauf-Erkrankungen natürlich ganz besonders disponiert sind. Die Teilnehmer nahmen 1, 2 oder 3 Gramm Zimt zweimal pro Tag ein (40 Tage). In allen Zimt-Gruppen verbesserten sich die Blutfettwerte: Triglyceride, LDL-Cholesterin und Gesamtcholesterin. Eine höhere Dosis führte nicht unbedingt zum besseren Ergebnis. Die besten Triglyceridwerte fand man in der 1-Gramm-Gruppe und die besten Cholesterinwerte in der 2-Gramm-Gruppe. Qualität statt Quantität, weniger ist mehr – wie in der Küche. Zimt gehört in jede gut sortierte Gewürzapotheke. Probieren Sie die leckeren Zimt-Rezepte aus (siehe S. 120)!

KNOBLAUCH *Allium sativum*

Knoblauch ist Herz-Kreislauf-Medizin pur. Er sollte in jeder Küche vorhanden sein, wo mit Herz und für das Herz gekocht wird. Zahlreiche Metaanalysen klinischer Studien zeigten, dass Knoblauch im Vergleich zu Placebo den Cholesterinspiegel signifikant senken kann. Extrakt von gereiftem Knoblauch plus B-Vitamine (B12, B6, Folsäure) plus Aminosäuren (L-Arginin) waren 2 Jahre verabreicht worden, um die Auswirkungen auf Arteriosklerose zu untersuchen – die

Hauptursache von Herzinfarkt und Schlaganfall. Wer Knoblauch im Blut hatte, profitierte von signifikant besseren Laborwerten: oxidative Biomarker, Cholesterinwerte, Triglyceride und C-reaktives Protein. Die Ergebnisse der Studie weisen darauf hin, dass Knoblauch den Krankheitsverlauf von Arteriosklerose tatsächlich verlangsamen kann – Knoblauchküche ist supergesunde Gewürzmedizin.

KURKUMA *Curcuma longa*

Eine klinische Studie untersuchte die Wirkung von Curcumin, einem Aktivstoff von Kurkuma, in Bezug auf Blutfettwerte. Die Teilnehmer bekamen eine Woche lang 500 mg Curcumin pro Tag. Vor und nach der Anwendung wurden Blutproben entnommen. Im Durchschnit waren die Serumlipide um 33 Prozent reduziert, Gesamtcholesterin um 11 Prozent und die Triglyceride um 7 Prozent. Der HDL-Cholesterinwert hatte sich um 29 Prozent verbessert. Eine solch niedrige Dosierung erreicht man mühelos mit einem Teelöffel Kurkumapulver bei der Zubereitung von Mahlzeiten. Die Bioverfügbarkeit steigert sich noch, wenn Kurkuma mit schwarzem Pfeffer und hochwertigen Fetten kombiniert wird.

Curcumin kann offenbar auch die Weiterentwicklung von prädiabetischen Zuständen zum Typ-2-Diabetes verhindern. Zur Vorbeugung von Diabetes empfiehlt man prädiabetischen Patienten Veränderungen des Lebensstils, gesunde Ernährung und Medikamente. Eine Studie untersuchte den hohen Stellenwert von Curcumin bei Prädiabetes.

Patienten zweier Gruppen nahmen täglich eine Dosis Curcumin (250 mg Curcuminoide) oder Placebo ein. Ihre Blutwerte wurden alle 3 Monate kontrolliert. Nach 9 Monaten beobachtete man signifikant verbesserte Werte in der untersuchten Curcumin-Gruppe: oraler Glucose-Toleranztest, Nüchternblutzucker, Hämoglobin A1c, C-Peptid und Insulinresistenz (Homöostasemodell). In der Curcumin-Gruppe waren alle Werte deutlich verringert. In der Placebo-Gruppe blieben die Werte unverändert oder waren angestiegen. Als die Studie nach 9 Monaten beendet wurde, war es bei 16 Prozent der Placebo-Patienten sogar zum Typ-2-Diabetes gekommen – allen Patienten der Curcumin-Gruppe blieb dieses Schicksal erspart!

KREUZKÜMMEL *Cuminum cyminum*

An einer klinischen Studie nahmen 78 Übergewichtige im Alter von 18 bis 60 Jahren teil. Sie bekamen 8 Wochen entweder Kreuzkümmel-Kapseln oder ein Medikament zur Gewichtsabnahme oder Placebo, dreimal täglich. Verglichen mit Placebo waren die Kreuzkümmel-Kapseln und das Medikament genauso gut wirksam: Das Körpergewicht hatte signifikant abgenommen und die BMI-(Body-Mass-Index)-Werte waren vergleichbar niedriger. Die Gewürzmedizin führte darüber hinaus zu signifikant reduzierten Insulinwerten.

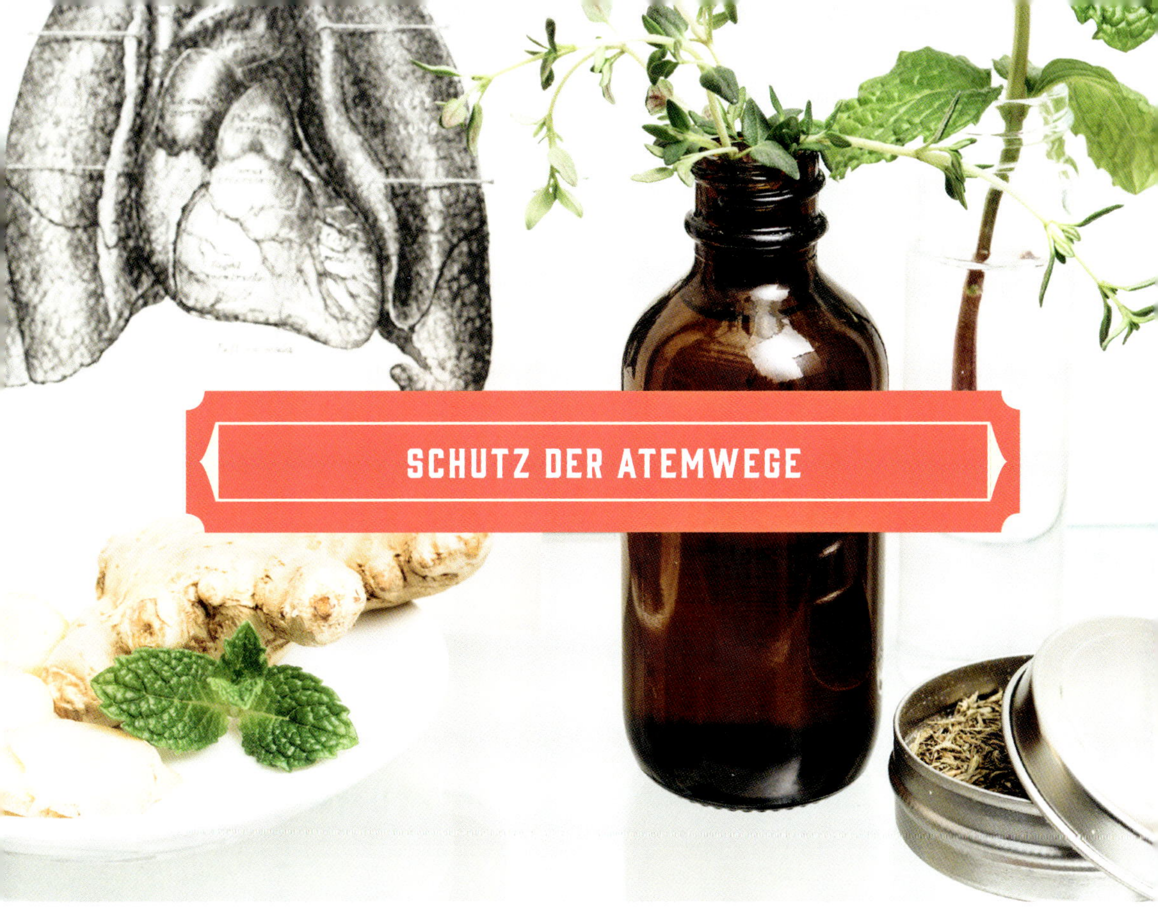

SCHUTZ DER ATEMWEGE

DIE ATEMWEGE sind der von infektiösen Bakterien und Viren bevorzugte und einfachste Weg, in den Körper einzudringen. Gut, dass es Kräuter gibt, die seit Urzeiten zum Schutz der Atemwege vor ansteckenden Invasoren verwendet werden können. Sie gelten als wirksame Erste Hilfe, wenn sich Husten und Schnupfen bemerkbar machen. Minze, Thymian und Ingwer aktivieren die Durchblutung, bekämpfen Entzündungen und unterstützen endogene Entgiftungsprozesse. Die Gewürzapotheke hat insbesondere gegen Atemwegsinfektionen viele nützliche Kräuter zu bieten, die sowohl zur Vorbeugung als auch zur Behandlung erfolgreich eingesetzt werden können.

Die Anwendungsmöglichkeiten der Heilkräuter sind vielfältig. Man kann sie sowohl für die Gewürzküche bei der Zubereitung von Speisen als auch für Tees und Getränke benutzen. Sie sind empfehlenswert für den vorbeugenden Infektionsschutz und als direkte Anwendungen zur Akutbehandlung. Heilende Gewürzkräuter sind gegen ein breites Spektrum von Erregern wirksam – das zeigt die Forschung. Heißwasserauszüge und Tees sind wohltuende Gewürzmedizin und sehr gut verträglich. Beispielsweise lindert eine Tasse Pfefferminztee Atemwegsbeschwerden, wenn alljährlich Blütenpollen im Anflug sind – man kann wieder befreit durchatmen.

MINZE *Mentha* spp.

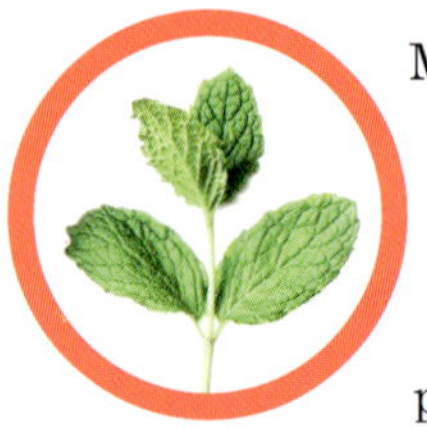

Minzgewächse sind die primären Heilkräuter, wenn es um die Gesundheit der Atemwege geht. Pfefferminze ist die bei Weitem populärste Gewürzmedizin bei vielen Atemwegsinfektionen. Reich an ätherischen Ölen, hilft Pfefferminze sehr gut, Bronchialbeschwerden aller Art zu lindern. Als Tee und zur Inhalation ist Pfefferminze am wirksamsten. Erkältungssalben für Einreibungen der Brust enthalten häufig Pfefferminze, die bei Sekretstau und Schleim in den Bronchien die Abhustung und Atmung unterstützt. Wenn Sie Pfefferminztee zu Hause zubereiten, ist die Luft mit antimikrobiellen und schleimlösenden Stoffen der ätherischen Öle geschwängert. Eine Tasse Pfefferminztee wirkt wie ein sanfter Schleimlöser, wenn nervige Allergien, Erkältungen oder Grippe Sekretstau in den Bronchien verursachen und die Atmung beeinträchtigen. Für Asthmatiker empfiehlt sich Pfefferminztee als tägliches Tonikum – Stressabbau für die geplagten Atemwege.

Via Dampfinhalation erreichen die Kräuterwirkstoffe problemlos auch tiefere Lungenregionen und können dort direkt wirksam werden. Das ist sehr wohltuend, wenn Bronchitis oder Verschleimung der Atemwege vorliegen.

Zu den besten heilenden Gewürzen, die für Dampfinhalationen geeignet sind, zählen Thymian, Pfefferminze und Ingwer – auch Rosmarin, Salbei und Fenchel sind traditionell bewährte Heilkräuter. Jedes Kraut kann allein oder in einer Gewürzmischung sehr hilfreich wirken. Meist werden ätherische Öle zur Behandlung von Atemwegsinfektionen empfohlen. Bei der Anwendung ist allerdings Vorsicht geboten: Eine verträgliche Inhalationsdosis zu finden, bedarf etwas Übung, Augen und Haut können leicht gereizt oder verätzt werden. Das lässt sich vermeiden, wenn man ganze Kräuter für Inhalationen benutzt. Sie sind sicherer, verträglicher, preiswerter und rasch zur Hand, wenn sie gebraucht werden.

Für eine Dampfinhalation benötigen Sie das Gewürzkraut oder die Gewürzmischung, eine große Schüssel mit heißem Wasser und ein Handtuch. Sie stellen die Schüssel auf den Tisch und rücken auf dem Stuhl in bequemer Position nahe genug heran. Sie gießen etwa einen halben Liter kochendes Wasser in die Schüssel und geben 1 Esslöffel Kräuter oder Gewürzmischung dazu. Testen Sie die Temperatur des Dampfs vorsichtshalber auf der eigenen Haut. Heißer Dampf kann die Haut und Schleimhäute verbrennen. Ist die passende Hitze gefunden, legen Sie das Handtuch über Kopf und Schüssel und atmen den Dampf einigen Minuten ein. Atmen Sie den Dampf ein, solange er heiß, aber erträglich ist.

INGWER *Zingiber officinale*

Die Antibiotikawirkung von Ingwer bei Atemwegsinfektionen ist wissenschaftlich untersucht worden. Eine Laborstudie prüfte Ingwer gegen antibiotikaresistente Erreger, die von Rachenabstrichen infizierter Patienten stammten. Die Betroffenen litten an Fließschnupfen,

Husten und Verschleimung der Atemwege. Man fand vier infektiöse Keime in den Proben, die gegen fünf von sieben Antibiotika resistent waren. Nur zwei der teuersten Reserveantibiotika zeigten Wirkung. Im Vergleich dazu waren Ingwerextrakte gegen alle vier resistenten Mikroorganismen aktiv! Wenn Sie also mit einer Atemwegsinfektion zu kämpfen haben, lesen Sie im Abschnitt Starkes Immunsystem, wie die antimikrobielle Abwehr funktioniert (siehe S. 84).

Ingwer hilft am besten dann, wenn die Atmung durch Sekretstau und zähen Schleim behindert wird. Das scharfe Rhizom fungiert als Schleimlöser – und zwar besser als manche klassischen Expektoranzien. Bei Erkältung und richtig hartnäckiger Verschleimung kommen wohltuende Wärmeeffekte hinzu. Frischer Ingwer ist ein wahres Tonikum für die Lungenfunktion, dank seiner feuchtwarmen Eigenschaften. Getrockneter Ingwer wird übrigens als heiß und trocken eingestuft, was für die Abheilung von entzündetem und verletztem Lungengewebe nicht wünschenswert ist. Zum Schutz der Atemwege ist Ingwertee ein probates Mittel: Sie lassen frisch geschnittene Ingwerscheiben etwa 10 Minuten köcheln. Jede Zubereitung mit frisch geriebenem Ingwer in der Küche ist besonders empfehlenswert – probieren Sie *Heiße Ingwer-Limonade* (siehe S. 152) oder *Pfefferkuchen-Feuerwerk* (siehe S. 123). Kaufen Sie sich eine kleine Ingwerreibe, es lohnt sich.

Auch bei schweren Atemwegsinfektionen war Ingwermedizin wirksam. Eine randomisierte klinische Studie untersuchte Ingwer bei Tuberkulose-Patienten, die mit einer Standard-Chemotherapie behandelt wurden. Die Teilnehmer bekamen zusätzlich 3 Gramm Ingwer täglich oder Placebo. Nach 4 Wochen waren Entzündungsmarker in der Ingwer-Gruppe signifikant reduziert – ein Beleg für die antientzündliche und antioxidative Potenz des Gewürzkrauts.

THYMIAN

Thymus vulgaris

Alle mediterranen Aromakräuter sind sehr gut antibiotisch wirksam – ein Vorteil bei hartnäckigen Atemwegsinfektionen. Thymian, Salbei, Rosmarin und Oregano können zum Schutz der Atemwege gut verwendet werden – am besten alle zusammen. Indikationen für die heilende Gewürzmedizin sind Verschleimung infektiösen Ursprungs und akute Atemwegserkrankungen.

Die besonders schleimlösende Wirkung von Thymian wurde in einer klinischen Studie mit Bronchitispatienten untersucht, die mindestens 10 Hustenattacken pro Tag hatten (bei unzureichendem Schleimabgang). Die Patienten nahmen 11 Tage ein Thymian-Efeublatt-Sirup ein, dreimal täglich – 15 ml pro Tag, bestehend aus 15 Prozent Thymian- und 1,5 Prozent Efeuextrakt. Verglichen mit Placebo verringerten sich die schlimmen täglichen Hustenattacken in der Thymus-Gruppe um 68 Prozent. Mit dem Thymian-Efeu-Hustensaft kam es verglichen mit Placebo bei den Patienten deutlich rascher zur Rückbildung aller Symptome.

GEWÜRZE BEI SPEZIELLEN GESUNDHEITSPROBLEMEN

	Chili	Fenchel	Ind. Basilikum	Ingwer	Kardamom	Knoblauch	Kreuzkümmel	Kurkuma
Angst und Depression			X					X
Atemwegstonikum			X	X				
Atemwegsinfektion	X			X		X		X
Bluthochdruck						X		X
Cholesterin			X	X		X	X	X
Diabetes	X		X	X		X	X	X
Entzündung			X	X		X		X
Gedächtnis			X					
Gelenkprobleme				X				X
Gicht			X					
Hautgesundheit und Abheilung								X
Herz-Kreislauf	X		X	X		X	X	X
Hitzewallungen			X					
Immunstärkung			X	X				X
Infektion			X	X				X
Magentonikum	X	X		X	X		X	X
Mundgesundheit								X
Nervenschutz			X	X				X
Nierentonikum								
Stress-Management			X					
Verdauungshilfe für Kinder		X		X	X		X	
Völlegefühl	X							

Lavendel	Minze	Petersilie	Pfeffer	Ringelblume	Rosmarin	Salbei	Selleriesamen	Senf	Thymian	Zimt
X	X				X					
	X			X	X			X	X	
	X			X	X	X		X	X	
X		X								
								X	X	X
										X
X	X			X	X			X		X
X	X		X		X			X		X
			X							X
		X		X		X	X	X		
X				X						
					X			X		X
X	X				X					
								X		
				X					X	
	X		X					X		X
			X	X					X	
X					X					X
		X		X		X	X			
X	X				X					
	X									

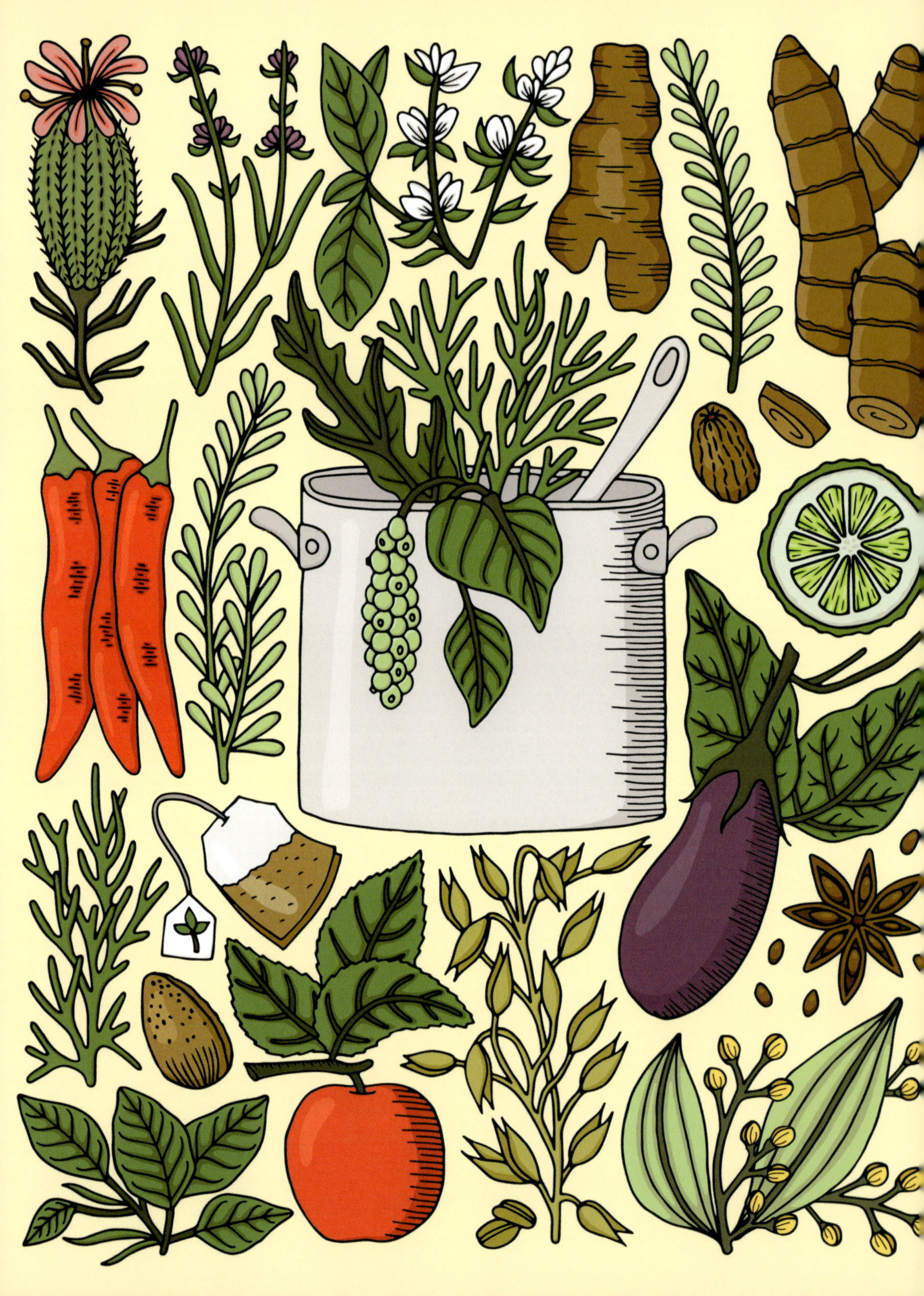

KAPITEL 5

Gewürze praktisch anwenden

Mit eigenen Kreationen aus getrockneten Gewürzen tauchen Sie mühelos in die Welt der Aromen ein. Sie können in diesem Kapitel Gewürzmischungen entdecken und ausprobieren, Gewürze austauschen oder hinzufügen, ganz nach Geschmack oder beabsichtigter Heilwirkung. Sie finden auch Vorschläge für den Einsatz von Küchenkräutern und einfache Rezepte mit frischen Kräutern und Gewürzen.

TÄGLICH GEWÜRZE

Es gibt nicht viele Pi-mal-Daumen-Regeln, wie man Gewürzmedizin für die Gesundheit nutzt. Alles ist möglich und erlaubt, solange die Dosis hoch genug ist, um Wirkungen auszulösen: Die Art, wie Kräuter eingenommen werden, welche Kräuter konsumiert werden, wie lange sie eingenommen werden – Sie können alles undogmatisch handhaben! Die Rezepte in diesem Buch sind Anregungen und Startpunkte, die dazu motivieren sollen, Gewürze jeden Tag routinemäßig einzusetzen. Experimentieren Sie mit den Rezepten. Nehmen Sie manche Kräuter dazu, lassen Sie andere weg. Verändern Sie Rezepte nach eigenem Geschmack. Meine Empfehlung: tägliche Gewürzprisen über lange Zeit. Wenn Sie Ihre eigenen Würzmischungen hergestellt haben, ist es ein Leichtes, sie beim Kochen oder für viele fertige Gerichte zu verwenden.

GEWÜRZE MISCHEN

Jahrhundertelang hat man ganz bestimmte Gewürze so kombiniert, dass zugleich leckere und heilende Mischungen entstanden sind. Viele davon sind noch heute sehr populär, wie Zimt und Gewürznelken für Apfelmus oder Knoblauch, Basilikum und Oregano in der italienischen Küche. Die Kunst der eigenen Gewürzmischung erfordert aber ein wenig Know-how.

AROMATISCHE MISCHUNGEN

Wer verschiedene Aromen ausgewogen kombinieren möchte, braucht entweder einen geschulten Gaumen oder Kenntisse über traditionelle Kochkünste im jeweiligen Kulturkreis. Ohne Grundlagenwissen über Geschmacksrichtungen und die speziellen Eigenschaften von Gewürzen kann man sich nur schwer vorstellen, wie sie sinnvoll zu mischen sind. Es gibt aber einfache Richtlinien. Beispielsweise sind Kräuter und Gewürze, die in einer bestimmten Region heimisch sind oder traditionell zusammen in der Regionalküche verwendet werden, ausgezeichnete Kandidaten für Gewürzmischungen.

Wenn Sie Kräuter und Gewürze mischen möchten, werfen Sie am besten einen Blick auf die Weltregion (S. 6–7) – oder die Küche, aus der die Rezepte für Ihre Gerichte stammen. Häufig werden dort ortsspezifische heimische Gewürze traditionell zur Zubereitung bestimmter Speisen verwendet. Es gibt zudem zahlreiche Gewürze – am bekanntesten sind Knoblauch, Ingwer und schwarzer Pfeffer–, die in den Küchen rund um den Globus anzutreffen sind. Beginnen Sie mit Gewürzen einer Region/Küche, wenn Sie mit Kräutern experimentieren möchten, die gut harmonieren sollen.

GESUNDE MISCHUNGEN

Wenn Sie vorhaben, bestimmte Kräuter und Gewürze mit Gesundheitsvorteil in der Küche zu verwenden, denken Sie an die natürlichen Eigenschaften eines Krauts. Schmeckt es süß, würzig, scharf oder bitter? Löst es ein Wärmegefühl aus, wenn es gegessen wird (etwa wie Pfeffer, Knoblauch oder Ingwer)? Wirkt es abkühlend oder wohltuend (wie Minze und Ringelblume)? Halten Sie Ausschau nach ähnlichen oder komplementären Geschmacksrichtungen. Lassen Sie sich derartige Gewürzattribute durch den Kopf gehen und entscheiden Sie dann, welche Küchenkräuter für eine Mischung geeignet sind. Auf S. 106–107 finden Sie zudem eine prima Übersicht aller 19 Gewürzkräuter und bei welchen speziellen Gesundheitsproblemen sie helfen.

Sie können sich auch an den heimischen Gewürzen orientieren, die auf S. 8 vorgestellt werden, oder an Gewürzen der regionalen Küchen (auf den Seiten 112ff). Kurkuma ist typisch für die indische Küche und würde mit anderen Gewürzen dieser Weltregion gut zusammenpassen, beispielsweise Kreuzkümmel, Ingwer, Chili und Knoblauch. Seien Sie kreativ, experimentieren Sie mit den Gewürzen! Mischen Sie anfangs eher kleine Mengen. Testen Sie Geschmack und Aroma. Der finale Geschmackstest findet dann beim Essen statt! Genießen Sie Ihre Exkursionen in die Welt der Gewürze und entdecken Sie neue aufregende Kombinationen!

TROCKENE GEWÜRZMISCHUNGEN

Mischungen getrockneter Gewürze eignen sich gut dazu, den eigenen Gewürzkonsum anzukurbeln oder dafür zu sorgen, dass Sie eine therapeutische Dosis einer bestimmten Gewürzmedizin einnehmen. Wenn es eilt und frische Kräuter Mangelware sind, greifen Sie einfach zum Glas mit Ihren Lieblingsgewürzen. Getrocknete Gewürze können zum Kochen oder zum Abschmecken des fertigen Gerichts verwendet werden. Ich habe gerne Streuergefäße mit meinen Gewürzmischungen auf dem Tisch stehen.

Am besten benutzen Sie für Ihre eigenen Mischungen alle getrockneten Gewürze in der gleichen Form, beispielsweise gepulvert oder geschnitten/gesiebt. Allerdings sind manche getrockneten Gewürze nur als Pulver erhältlich, beispielsweise Ingwer. Wenn Sie eine Geschnitten/gesiebt-Mischung inklusive Ingwer machen möchten, kein Problem. Sie sollten aber wissen, dass das gepulverte Gewürz im Gefäß zu Boden sinkt. Das heißt, vor Gebrauch kräftig durchschütteln!

GEWÜRZMISCHUNGEN BEIM KOCHEN ANWENDEN

Gut gewürzte Speisen ermöglichen unvergessliche Geschmackserlebnisse. Frische Gewürzkräuter schmecken immer vorzüglich, sind aber gelegentlich schwer zu bekommen oder relativ teuer. Getrocknete Gewürze sind die pragmatische Lösung für eine breite Auswahl an leckeren Aromen für die tägliche Mahlzeit. Alle Kulturen der Welt haben Gewürzmischungen dazu benutzt, einzigartige Gerichte mit Kultstatus zu kreieren. Das können Sie auch – köstliche Gewürzmischungen mit Gesundheitseffekt.

Es ist sicher einfacher, über therapeutische Dosierungen von Gewürzen zu reden, wenn man die Einheit Gramm (g) benutzt. Die meisten Menschen ziehen beim Kochen der Einfachheit halber aber die Einheiten Teelöffel (TL) und Esslöffel (EL) vor. TL- und EL-Dosierungen können aber stark variieren, abhängig von der Gewürzzubereitung (geschnitten/gesiebt oder gepulvert). Auf S. 80–81 finden Sie eine Zusammenfassung der medizinischen Anwendungen, Dosierungen und Wirkungen mit Empfehlungen für die therapeutische Tagesdosis in Gramm und die Äquivalente im EL-/TL-Format für jedes der 19 Gewürzkräuter.

WELTWEITE GESCHMACKSPROFILE VON GEWÜRZMISCHUNGEN

NORDAMERIKA

TRAD. GEWÜRZMISCHUNGEN

Barbeque, Cajun

PROBIEREN SIE

ANNATTO
CHILI
DILL
KAKAO
KNOBLAUCH
KREUZKÜMMEL
LORBEER
MEXIKANISCHER DRÜSENGÄNSEFUSS
OREGANO
PFEFFER
PIMENT
SASSAFRAS
VANILLE
WACHOLDER
ZITRUSFRUCHT
ZWIEBEL

KARIBIK

TRAD. GEWÜRZMISCHUNGEN

Jerk, Westindien-Curry

PROBIEREN SIE

ARILLUS
CHILI
GEWÜRZNELKEN
INGWER
KARDAMOM
KNOBLAUCH
MUSKATNUSS
PFEFFER
PIMENT
THYMIAN
ZIMT

LATEINAMERIKA

TRAD. GEWÜRZMISCHUNGEN

Mole (grün, rot, schwarz, braun), Chilipulver

PROBIEREN SIE

ANNATTO
CHILI
ECHTER KORIANDER
GEWÜRZNELKEN
KAKAO
KNOBLAUCH
KORIANDER
KREUZKÜMMEL
LORBEER
MEXIKANISCHER DRÜSENGÄNSEFUSS
OREGANO
PFEFFER
PIMENT
VANILLE
ZITRUSFRUCHT

AFRIKA

TRAD. GEWÜRZMISCHUNGEN

Dukkah, Ras el-Hanout, Berbere

PROBIEREN SIE

AJOWAN
ANIS
ASANT
BERBERITZE
KARDAMOM
KREUZKÜMMEL
KUBEBENPFEFFER
LANGER PFEFFER
PARADIESKÖRNER
SCHWARZKÜMMEL
SESAM
TAMARINDE

NORD- UND MITTELEUROPA

TRAD. GEWÜRZMISCHUNGEN

Bouquet garni, Fines herbes

PROBIEREN SIE

BOCKSHORNKLEE
DILL
ECHTER KERBEL
ECHTER KÜMMEL
ESTRAGON
FENCHEL
GEWÜRZNELKEN
INGWER
KARDAMOM
KNOBLAUCH
KORIANDER
LORBEER
MEERRETTICH
MINZE
MUSKATNUSS
ORANGENSCHALE
PAPRIKA
PFEFFER
SAFRAN
SCHLAFMOHNSAMEN
SCHNITTLAUCH
SELLERIESAMEN
STERNANIS
WACHOLDER
ZIMT

MITTELMEERRAUM

TRAD. GEWÜRZMISCHUNGEN

Bharat, Ras el-Hanout

PROBIEREN SIE

ANIS
BASILIKUM
BOCKSHORNKLEE
ESTRAGON
FENCHEL
KNOBLAUCH
LAVENDEL
LORBEER
MAJORAN
MINZE
OREGANO
PETERSILIE
PFEFFER
ROSMARIN
SAFRAN
SALBEI
SCHNITTLAUCH
SENF
THYMIAN

SÜDPAZIFIK

TRAD. GEWÜRZMISCHUNGEN

Chilipulver, Fünf-Gewürze-Pulver, Garam Masala

PROBIEREN SIE

CHILI
GALGANT
INGWER
KNOBLAUCH
KORIANDER
KURKUMA
TAMARINDE

MITTLERER OSTEN

TRAD. GEWÜRZMISCHUNGEN

Zatar

PROBIEREN SIE

ECHTER KÜMMEL
GEWÖHNLICHER
KNOLLENKÜMMEL
GEWÜRZNELKEN
INGWER
KARDAMOM
KNOBLAUCH
KREUZKÜMMEL
KURKUMA
MINZE
MUSKATNUSS
OREGANO
PETERSILIE
PFEFFER
PIMENT
SAFRAN
SCHWARZKÜMMEL
SESAM
SUMACH
THYMIAN
ZIMT

INDISCHER SUBKONTINENT

TRAD. GEWÜRZMISCHUNGEN

Kurkuma-Curry, Vindalho

PROBIEREN SIE

AJOWAN
ASANT
BOCKSHORNKLEE
CHILI
FENCHEL
GEWÜRZNELKEN
INGWER
KARDAMOM
KNOBLAUCH
KORIANDER
KREUZKÜMMEL
KURKUMA
LORBEER
MINZE
PFEFFER
PIMENT
SENF
SESAM
ZIMT
ZITRUSFRUCHT

TRADITIONELLE ASIATISCHE GEWÜRZMISCHUNGEN

Kaeng Massaman (grün, gelb, rot), Curry-Paste

PROBIEREN SIE

BASILIKUM
CHILI
ECHTER KORIANDER
GALGANT
GEWÜRZNELKEN
INGWER
KNOBLAUCH
KORIANDER
PFEFFER
SENF
SESAM
STERNANIS
TAMARINDE
WASABI
ZIMT
ZITRONENGRAS
ZITRUSFRUCHT

MISCHUNGSVERHÄLTNIS BERECHNEN

Für die Rezepte der Gewürzmischungen in diesem Buch wird die in der Kräutermedizin allgemein übliche Einheit „Teile“ für getrocknete Gewürze verwendet. Die Maßeinheit ist teilbar und ermöglicht proportionale Mischungsverhältinsse für kleine und große Mengen. Jeder „Teil“ entspricht einer Maßeinheit für das gewünschte Gewürz. Sind für eine Mischung beispielsweise 2 Teile getrocknetes Basilikum, 2 Teile getrocknete Petersilie und 1 Teil Knoblauchpulver angegeben – und Sie möchten eine größere Menge der Mischung herstellen – können sie „50 g“ als Einheit für einen „Teil“ wählen. Für eine größere Menge würde es dann so aussehen: 100 g getrocknetes Basilikum, plus 100 g getrocknete Petersilie plus 50 g Knoblauchpulver. Und für kleinere Mengen wählen Sie 1 TL als Ihre Maßeinheit „Teil“. Dann wären es 2 TL Basilikum plus 2 TL Petersilie plus 1 TL Knoblauch.

VERWENDEN SIE TEILBARE MENGEN

GEWÜRZE	MASSEINHEIT	KLEINE MENGEN	GROSSE MENGEN
BASILIKUM: BLÄTTER	2 Teile	2 TL	100 g
PETERSILIE: BLÄTTER	2 Teile	2 TL	100 g
KNOBLAUCH: PULVER	1 Teil	1 TL	50 g
GEWÜRZMISCHUNG	–	5 TL	250 g

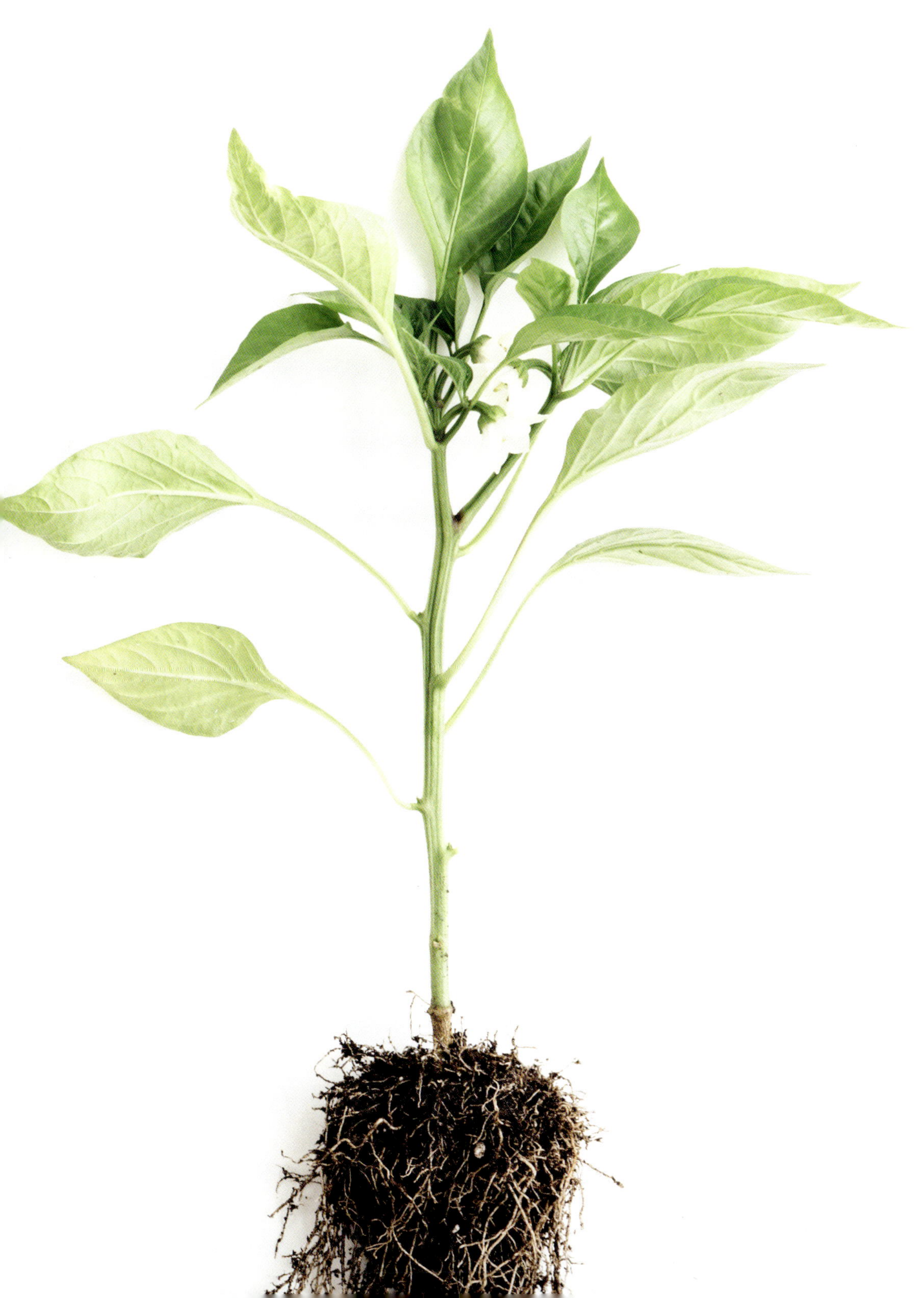

Täglich-auf-alles-Mischung

Universaltonikum, antientzündlich, gesund für Herz, Nieren und Atemwege

Die delikate Mischung passt zu fast jedem Essen, als Kochzutat oder auf das fertige Gericht gestreut – ideal im Streuer auf dem Esstisch. Sie können jederzeit Zutaten weglassen, die Ihnen nicht behagen, kein Problem. Ein Favorit von mir ist, die Gewürze unter die Eier zu mischen, wenn ich Omeletts zubereite.

2 Teile Rosmarin getrocknet

2 Teile Salbei getrocknet

2 Teile Kurkuma gemahlen

4 Teile Paprika- oder Poblanopulver

8 Teile Basilikum getrocknet

4 Teile Knoblauchpulver

2 Teile Zitronenschale getrocknet

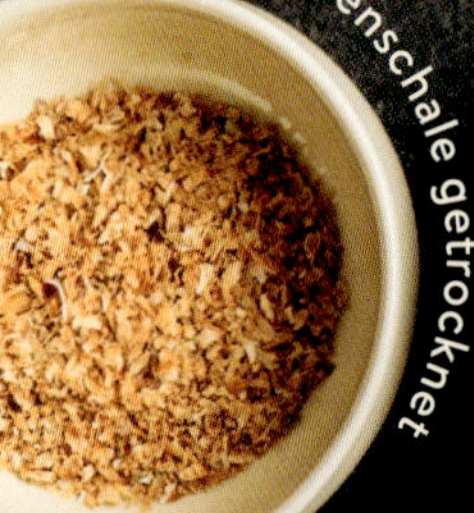

8 Teile Indisches Basilikum getrocknet

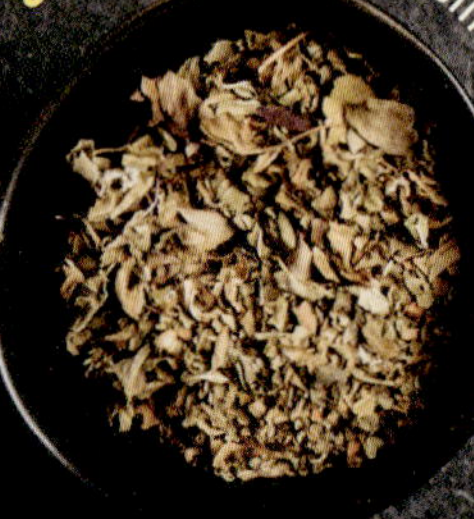

1 Teil Meersalz (optional)

2 Teile Schwarzer Pfeffer frisch gemahlen

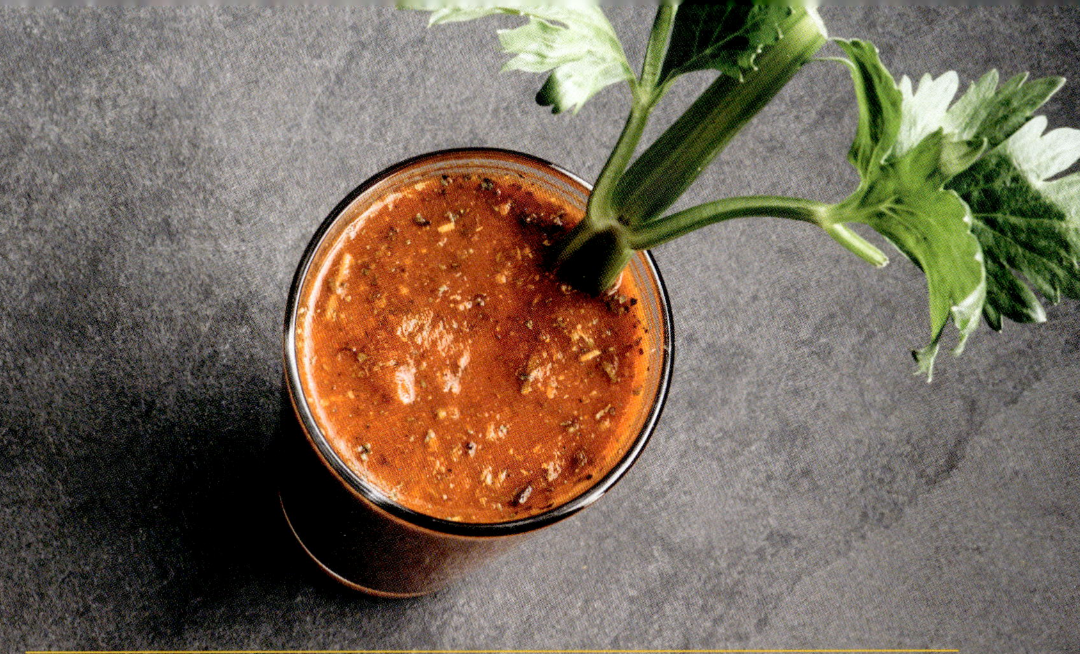

SPICY VIRGIN BLOODY MARY

Zubereitung: 1 Portion
Dosierung pro Portion: Schwarzer Pfeffer 1,3 Gramm | Basilikum getrocknet 1,2 Gramm | Knoblauch 3,0 Gramm | Indisches Basilikum 1,2 Gramm | Paprika oder Poblano (Ancho-Chili) 2,6 Gramm | Rosmarin 0,7 Gramm | Salbei 0,4 Gramm | Kurkuma 1,2 Gramm |

Sie werden überrascht sein, wie viel Gewürzmedizin ein einziges Glas Tomatensaft verträgt! Diese nicht-alkoholische Bloody-Mary-Version kann nach Belieben mehr oder weniger stark gewürzt werden.

- 2 EL Alles-auf-alles-Mischung
- 0,7 Liter Tomatensaft (oder andere Gemüsesäfte)
- Scharfe Sauce (optional)
- Sellerie, Kirschtomate oder Gurke als Garnitur (optional)

1. 2 EL der Alles-auf-alles-Mischung in den Tomatensaft einrühren. Gerne mehr, je nach Geschmack.
2. Mit scharfer Sauce abschmecken (falls gewünscht) und den Cocktail in Gläser abfüllen.
3. Jedes Glas nach Belieben mit Sellerie oder anderem Gemüse garnieren und servieren.

KRÄUTERSAUCE

Zubereitung: 6 Portionen
Dosierungen pro Portion: Schwarzer Pfeffer 0,1 Gramm | Chili 0,25 Gramm | Knoblauch 0,25 Gramm | Indisches Basilikum 0,1 Gramm | Rosmarin 0,07 Gramm | Salbei 0,03 Gramm | Kurkuma 0,1 Gramm |

Eine köstliche Kräutersauce, vollgepackt mit Aromen für Fleisch-, Tofu- oder pürierte Gemüsegerichte.

- 60 g zerlassene Butter oder Olivenöl
- 1 mittelgroße Zwiebel, fein geschnitten
- 120 g ungebleichtes Haushaltsmehl oder Hafermehl
- 750 ml Gemüse- oder Hühnerbrühe
- 2 EL Sojasauce oder Tamari
- 1 EL Worcestershire-sauce
- 1 EL Täglich-auf-alles-Mischung
- ¼ TL Schwarzer Pfeffer, frisch gemahlen

1. Die Hälfte der Butter im Stieltöpfchen bei mittlerer Hitze schmelzen. Die Zwiebelstückchen zugeben und 12 Minuten köcheln lassen, bis sie leicht gebräunt sind. Die restliche Butter hinzufügen und schmelzen lassen. Unter ständigem Rühren Mehl zugeben, bis die Zwiebeln komplett beschichtet sind – es sollte nichts anhängen! Weitere 30 Sekunden köcheln lassen.
2. Die Brühe, Sojasauce, Worcestershiresauce und die Täglich-auf-alles-Mischung dazugeben und bei kleiner Hitze mit dem Schneebesen homogen verrühren, bis sie leicht zu köcheln anfängt. Die Mixtur noch etwa 10 Minuten weiterrühren oder so lange bis sie die gewünschte Konsistenz hat. Mit Salz und Pfeffer nach Belieben abschmecken und sofort servieren.

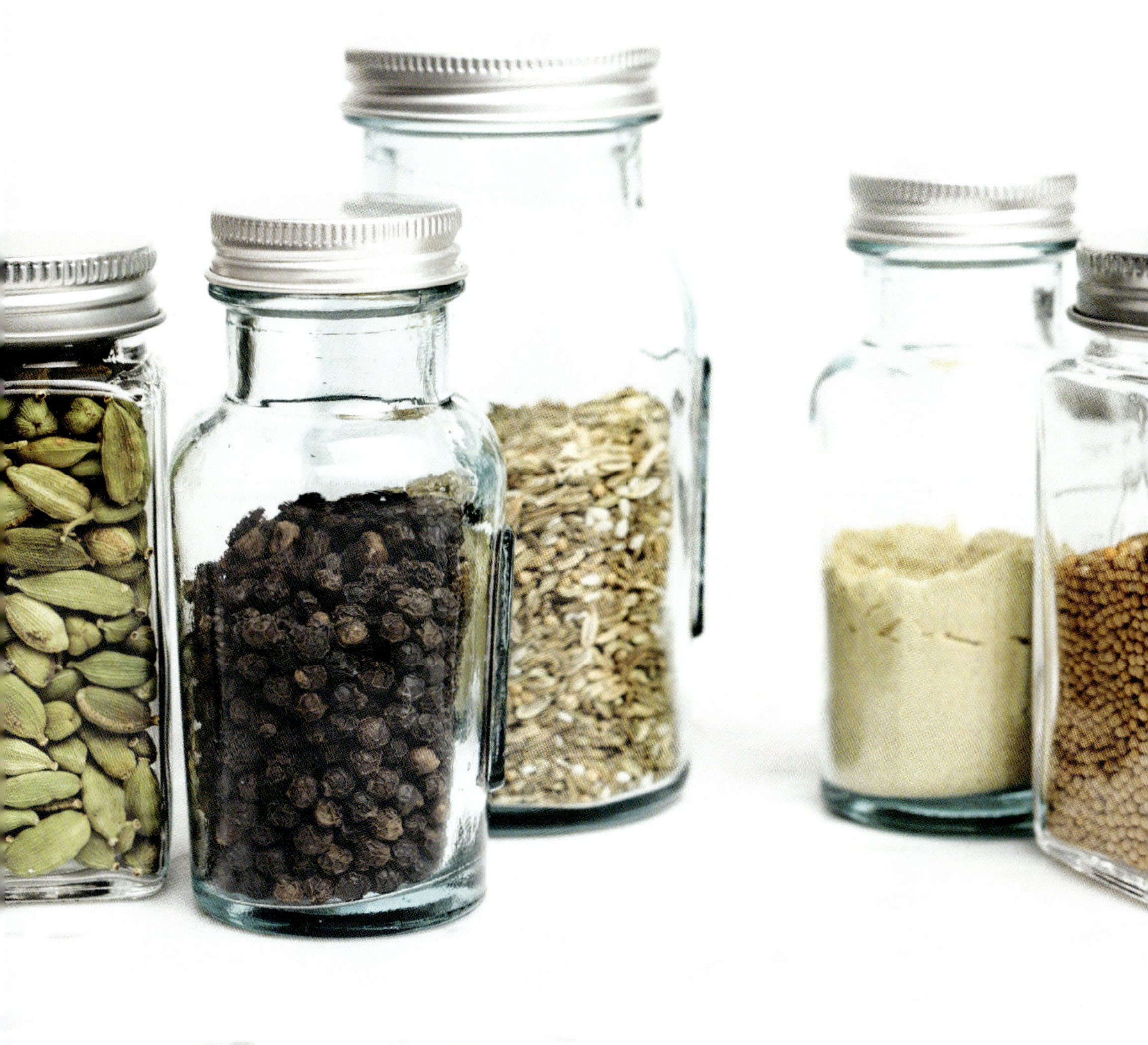

Feiertags-Mischung

Gut fürs Herz, stabilisiert die Blutzuckerwerte, aktiviert die Verdauung

Diese Gewürze werden häufig für herbstlich angehauchte Rezepte verwendet: Apfelauflauf oder leckere Kürbisgerichte. Die Mischung ist beste Herz-Kreislauf-Gewürzmedizin mit Zimt und Ingwer, macht sich gut im Hafermüsli und Joghurt oder auf Süßkartoffeln, Latte macchiato oder warme Mandelmilch gestreut.

4 Teile Ingwer gemahlen
16 Teile Zimt gemahlen
1 Teil Schwarzer Pfeffer frisch gemahlen
2 Teile Gewürznelken gemahlen
1 Teil Kardamom gemahlen

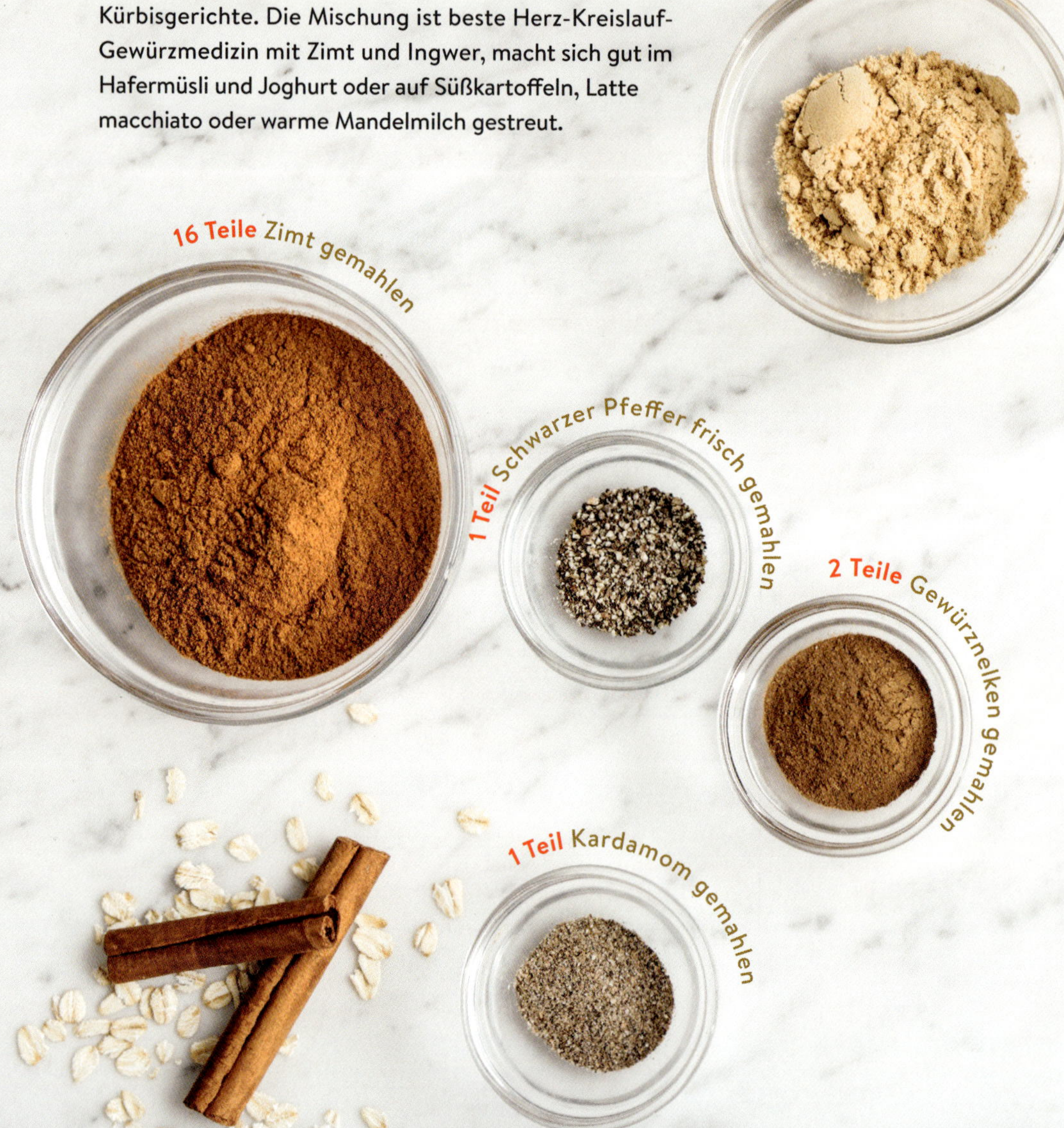

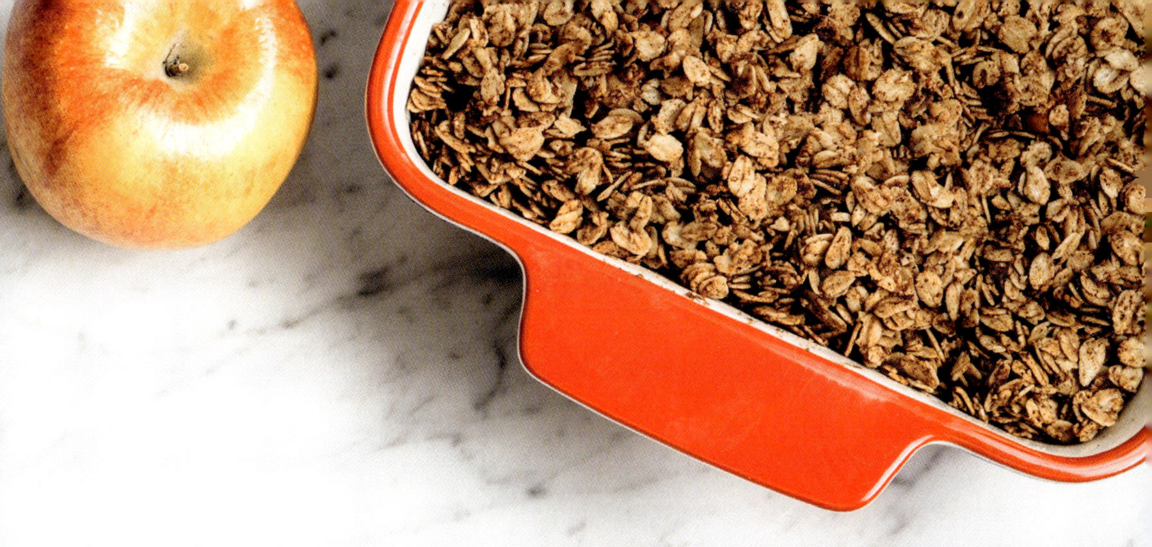

ZIMT-APFEL-HAFER-AUFLAUF

Zubereitung: 4 Portionen
Dosierung pro Portion: Schwarzer Pfeffer 0,4 Gramm | Kardamom 3,3 Gramm | Zimt 3,9 Gramm | Gewürznelken 0,5 Gramm | Ingwer 1,1 Gramm |

Dieser leicht süße Apfel-Hafer-Auflauf gibt ein sehr gesundes Dessert oder mit Joghurt-Topping ein köstliches Frühstück ab. Je mehr Hafer, desto besser fürs Herz!

- 3 EL Feiertags-Mischung
- 3 EL Ahornsirup
- 8 Apfelecken (geschält oder ungeschält), Kerngehäuse entfernt
- 450 g Haferflocken
- ½ TL Salz
- 110 g Kokosöl oder Butter, zerlassen

1. Ein Seitengitter im Backofen auf mittlerer Position einschieben und den Herd auf 175 °C vorheizen. Eine rechteckige Auflaufform einfetten.
2. In einem großen Topf die Apfelecken mit 1 EL Feiertags-Mischung und 1 EL Ahornsirup mischen. Die Mixtur in die vorbereitete Auflaufform schütten und gleichmäßig verteilen.
3. Haferflocken, Salz und die restlichen 2 EL Feiertags-Mischung in den nun leeren Topf geben und gut vermischen. Öl und 2 EL Ahornsirup zugeben und die Mixtur kurz bei schwacher Hitze homogen rühren.
4. Die Hafermixtur auf dem Apfelauflauf verteilen und 25 bis 30 Minuten backen, bis die oberste Schicht goldbraun ist und die Äpfel durchgebraten sind. Warm oder kalt servieren.

ZIMT-GÖTTERSPEISE

Zubereitung: 4 Portionen
Dosierung pro Portion: Schwarzer Pfeffer 0,25 Gramm | Kardamom 0,2 Gramm | Zimt 2,6 Gramm | Ingwer 0,75 Gramm |

Diese süßen Wackelpeter sind gesund und mit natürlichen Zutaten hergestellt. Experimentieren Sie mit Gewürzen, Fruchtsäften oder Früchten – ein cooler Spaß!

250 ml Apfelmost oder Apfelsaft, ungefiltert

1½ EL Gelatine (geschmacklos) oder Agar-Agar

2 EL Feiertags-Mischung

1. Den Apfelmost in einem Stieltopf bei mittlerer Hitze zum Kochen bringen. Den Herd ausschalten und die Gelatine unterrühren, bis sie sich komplett aufgelöst hat. Die Feiertag-Mischung unterrühren.
2. Die Mixtur in eine runde oder viereckige Back- oder Silikonform eingießen. Mindestens 2 Stunden kalt stellen, bis sie fest ist. In Würfel schneiden oder Ausstechformen verwenden. Kalt servieren oder im Kühlschrank aufbewahren.

PFEFFERKUCHEN-FEUERWERK

Zubereitung: 6 Portionen
Dosierung pro Portion: Schwarzer Pfeffer 0,12 Gramm | Kardamom 0,1 Gramm | Zimt 1,15 Gramm | Ingwer 2 Gramm | Senf 1 Gramm |

Eher scharfwürzig als süß, ist dieser Gewürzkuchen ein echter Gaumenkitzler! Als Dessert mit Schlagsahne obendrauf umwerfend.

- 6 EL Butter
- 70 g frische Ingwerwurzel, gerieben
- 8 EL Melasse
- 4 EL Honig
- 240 ml Vollmilchjoghurt
- 1 Ei
- 120 g Haushaltsmehl
- 120 g Vollkornmehl oder Hafermehl
- 4 TL Feiertags-Mischung
- 1½ TL Backpulver
- 1 TL Senf, gemahlen
- ¼ TL Salz

1. Ein Seitengitter im Backofen auf mittlerer Position einschieben und den Herd auf 175 °C vorheizen. Eine rechteckige Auflaufform einfetten.
2. In einem kleinen Tiegel die Butter bei mittlerer Hitze schmelzen. Den Ingwer leicht andünsten, bis er duftet, aber nicht bräunen. Beiseitestellen und abkühlen lassen.
3. In einer kleinen Schüssel die Melasse und den Honig mit einem Handmixer auf höchster Stufe 2 bis 3 Minuten verquirlen. Joghurt und Ei zugeben und weitere 2 Minuten zu einer einheitlichen Konsistenz mixen. Die abgekühlte Butter-Ingwer-Mixtur hinzufügen.
4. In einer großen Schüssel das Haushaltsmehl, Vollkornmehl, die Feiertags-Mischung, Backpulver, Senf und Salz verquirlen. In der Mitte der Teigmixtur ein Loch formen und die Flüssigmischung hineingeben. Gefühlvoll verrühren, aber nicht zu viel, sonst werden die Gewürzkuchen flach.
5. Den Teig in der Auflaufform verteilen. 30 bis 35 Minuten backen. Die oberste Schicht sollte leicht nachgeben, wenn man sie anstupst. Warm oder kalt servieren.

Grüne-Götter-Mischung

Antientzündlich, gesund für Herz und Nieren, beruhigend und nahrhaft

Die grünen Götter passen besonders gut zu cremigen Rezepten, Dips oder Dressings – griechischem Joghurt, Frischkäse, Mayonnaise, Buttermilch, saurer Sahne oder veganem Nusskäse. Gerne gleich eine Handvoll Gewürzmischung statt eines Teelöffel!

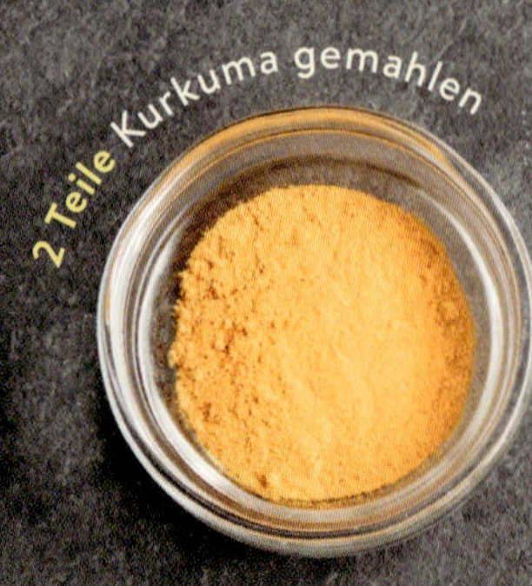

2 Teile Kurkuma gemahlen

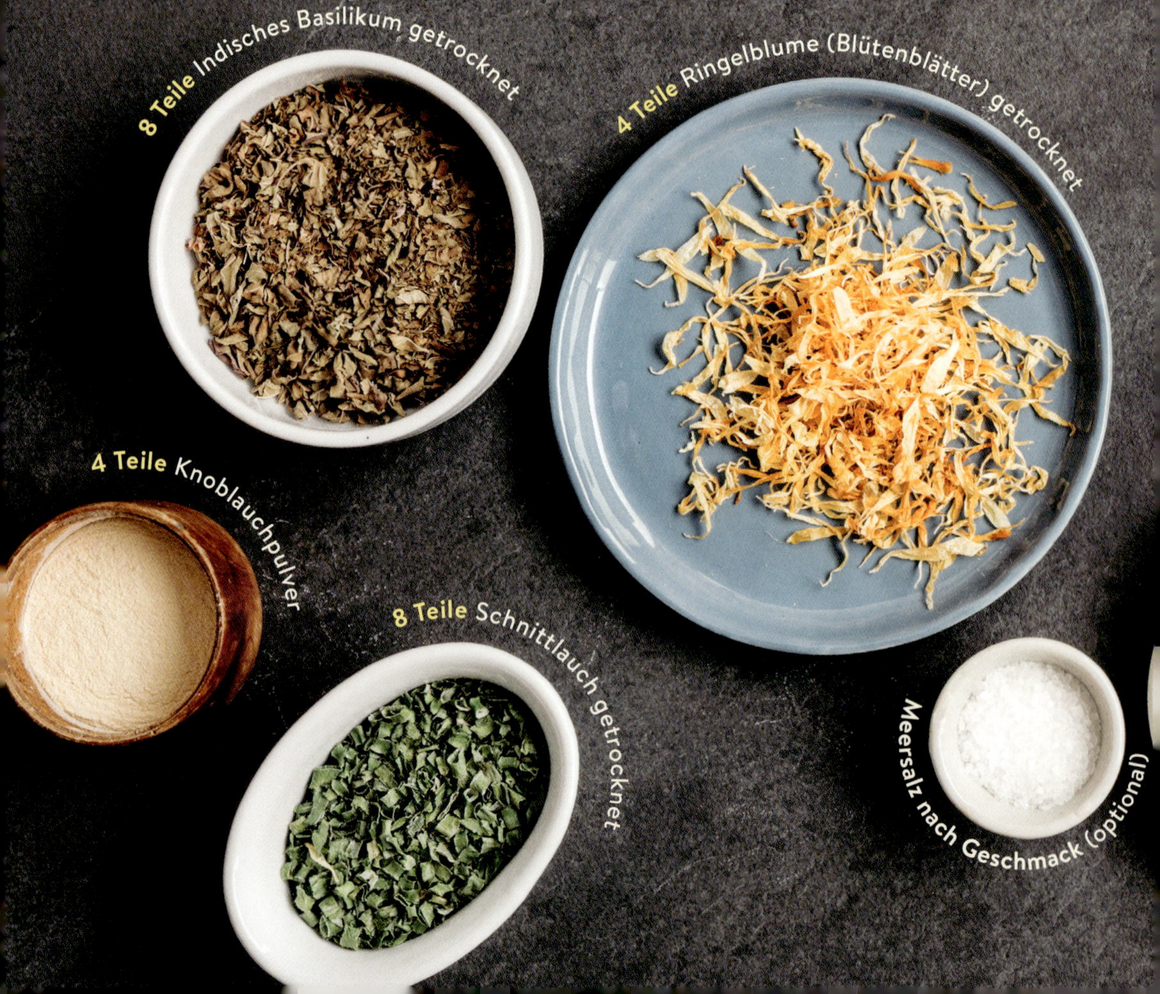

8 Teile Indisches Basilikum getrocknet

4 Teile Ringelblume (Blütenblätter) getrocknet

4 Teile Knoblauchpulver

8 Teile Schnittlauch getrocknet

Meersalz nach Geschmack (optional)

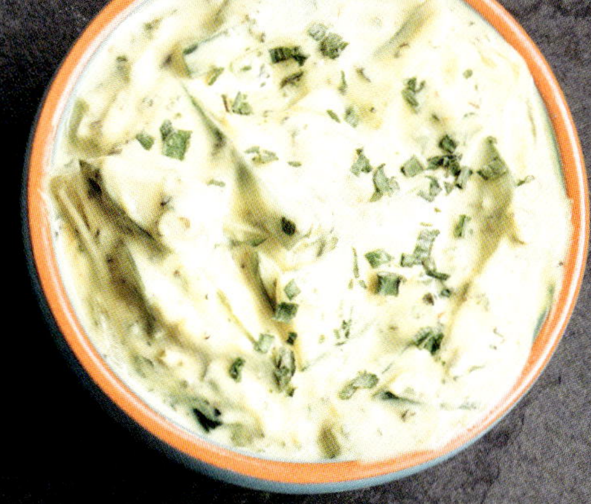

GRÜNKRAFT-DRESSING

Zubereitung: 4 Portionen
Tagesdosis pro Charge: Schwarzer Pfeffer 0,6 Gramm | Ringelblume 0,3 Gramm | Knoblauch 1,8 Gramm | Indisches Basilikum 1 Gramm | Petersilie 0,8 Gramm | Kurkuma 1 Gramm |

Dieses Salat-Dressing schmeckt auch hervorragend als Dip für Gemüse oder Brot. Der dickere griechische Joghurt eignet sich am besten. Mit den Gurkenstückchen verwandelt sich das Dressing dann in eine besonders würzige Tsatsiki-Sauce.

- 240 ml Vollmilchjoghurt oder Labneh
- 1 Gurke, in kleine Stückchen geschnitten
- 2 EL Grüne-Götter-Mischung
- 1 Knoblauchzehe, zerdrückt (optional)
- Salz

Gurkenstückchen, die Grüne-Götter-Mischung und den Knoblauch im Joghurt verrühren. Die Mixtur im Kühlschrank 1 Stunde (oder bis zu 3 Tage) kalt stellen, damit sich die Aromen entfalten können. Mit Salz abschmecken und servieren.

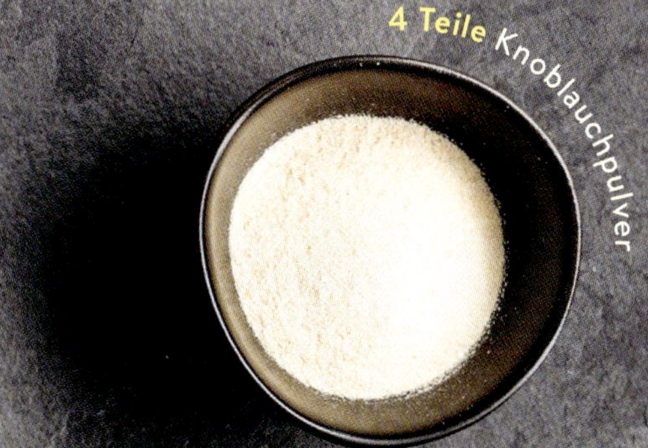

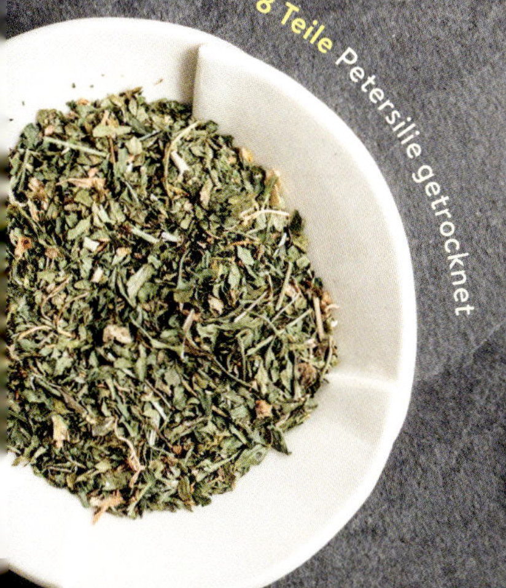

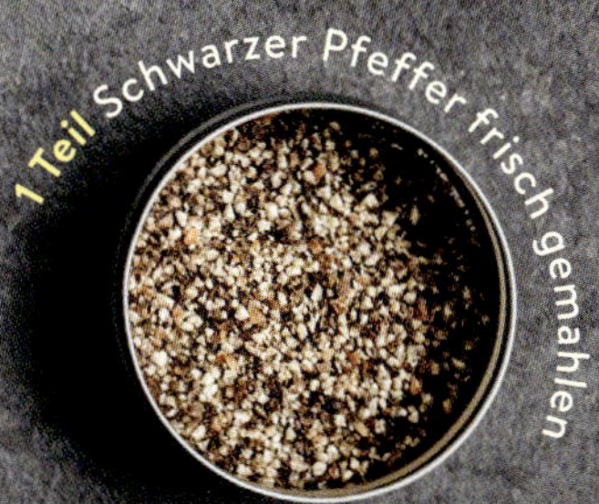

Samen-Mischung

Wärmt und aktiviert die Verdauung, antientzündlich, sättigend, gesund für die Nieren

Winzige Samen können ordentlich einheizen! Sie entfalten fantastische Aromen und ermöglichen starke Geschmackserlebnisse. Die Mischung kann mit ganzen Samen belassen, im Mörser zermahlen oder als feines Pulver verwendet werden.

1 Teil Sellerie-Samen
1 Teil Sesam-Samen
1 Teil Senf-Samen
1 Teil Kümmel-Samen
1 Teil Fenchel-Samen
1 Teil Kreuzkümmel-Samen
1 Teil Schwarzkümmel-Samen

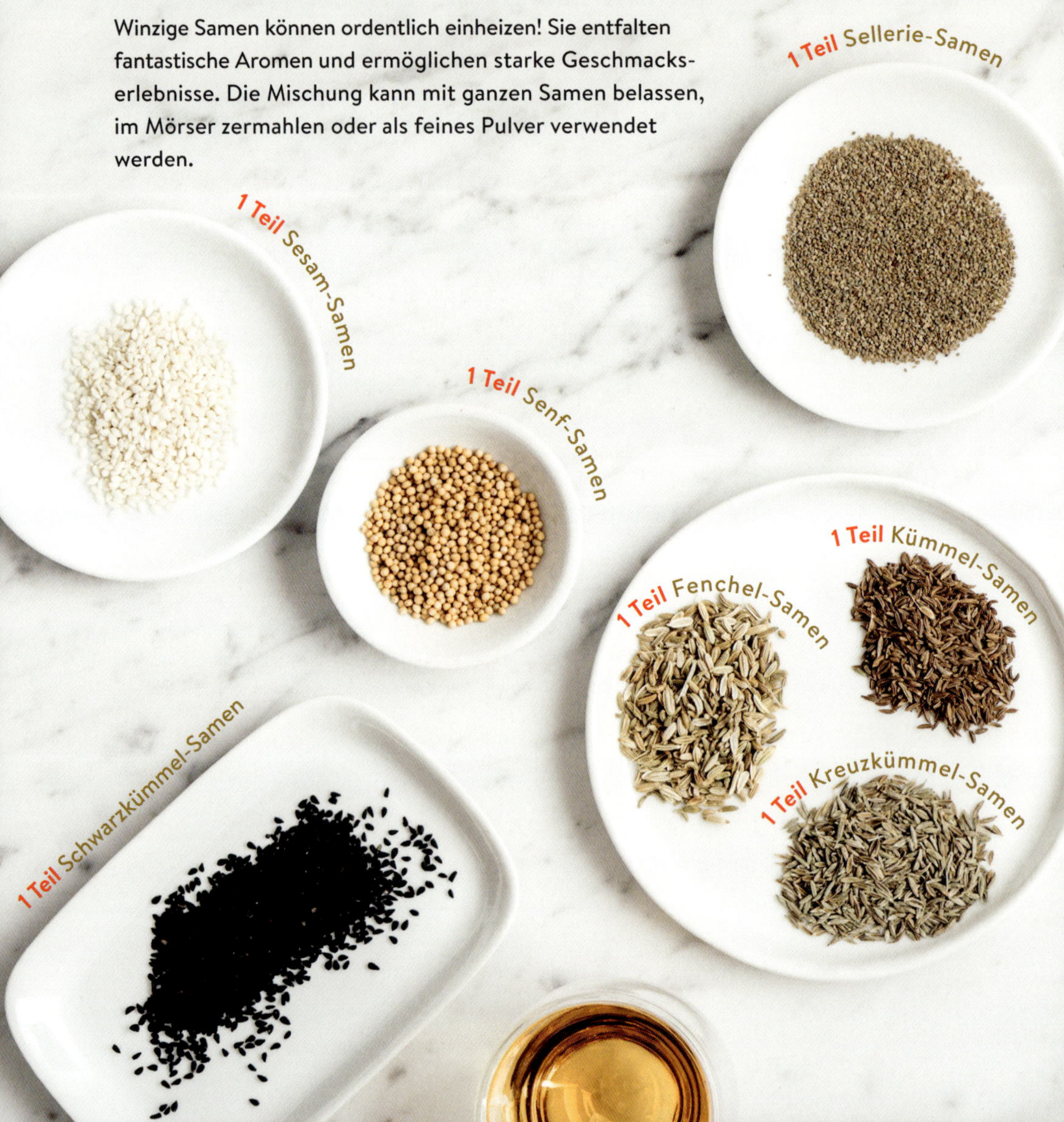

GEBACKENE AUBERGINEN MIT KNOBLAUCHJOGHURT

Zubereitung: 4 Portionen

Dosierung pro Portion: Sellerie-Samen 0,9 Gramm | Kreuzkümmel-Samen 0,9 Gramm | Fenchel-Samen 1 Gramm | Senf-Samen 0,8 Gramm |

Die gebackenen Auberginen können als Antipasti, und als Beilage zu Fleisch oder auf Reis gegessen werden. Sehr leacker auch als Dip.

- 1 große Aubergine
- 4 EL Olivenöl
- 1 große weiße Zwiebel
- 4 TL Samen-Mischung
- 240 ml griechischer Vollmilchjoghurt, plus Garnitur
- 2 Knoblauchzehen, fein gehackt oder gequetscht
- 1 TL Apfelessig

1. Ein Seitengitter im Backofen auf mittlerer Position einschieben und den Herd auf 200 °C vorheizen. Eine Backform mit 2 EL Öl einfetten und die ganze Aubergine hineinlegen. 45 Minuten bis 1 Stunde bei 200 °C backen, bis sie weich ist und die Haut Blasen wirft und ein wenig angekohlt ist.
2. Unterdessen die Zwiebel schälen und in 4 dicke Scheiben schneiden, mit intakten Ringen. Die Scheiben auf gefettetes Backpapier legen, mit 1 EL Öl beträufeln und 1 EL Samen-Mischung daraufgeben. 30 bis 45 Minuten im Ofen rösten, bis sie weich und leicht gebräunt sind.
3. Während das Gemüse im Ofen backt, Joghurt und Knoblauch vermischen und im Kühlschrank kalt stellen.
4. Die Aubergine ein wenig abkühlen lassen und längs halbieren. Die Haut abschälen, mit Stiel entsorgen. Das Fleisch, den Saft, die Zwiebel, 1 EL Öl und den Essig in den Mixer geben und etwa 5 Sekunden mixen. Das Ganze in eine Servierschüssel legen, mit Salz abschmecken, mit Joghurt beträufeln und warm servieren.

Minze-Chili-Mischung

Aktiviert die Verdauung, lindert Darmwinde und Blähungen und ist gesund fürs Herz

Minze und Chili ergeben eine Mixtur von Schärfe und Kühle. Sie können jede Art Chili verwenden. Wer sanfte Schärfe schätzt, nimmt Paprika oder Ancho-Chili (Poblano). Wer es scharf mag, nimmt Cayenne oder Chipotle. Eine exzellente Mischung im Joghurt für Currys oder Gegrilltes. Gleichermaßen empfohlen für Couscous oder Gemüse. Getrocknete Minze hält sich nur etwa 3 Monate.

1 Teil Minze getrocknet

1 Teil Chili-Pulver oder Flocken

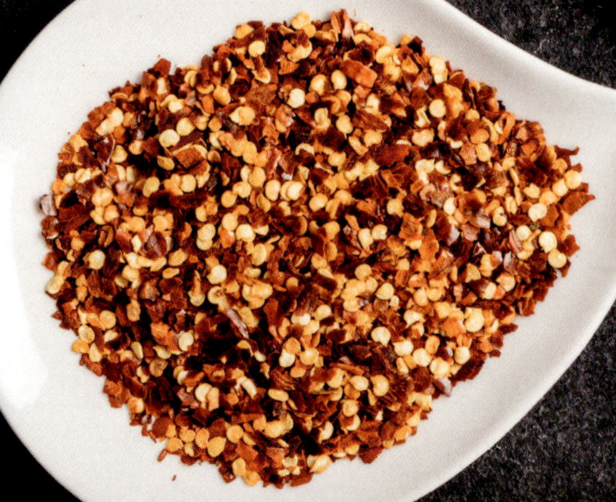

Meersalz nach Geschmack (optional)

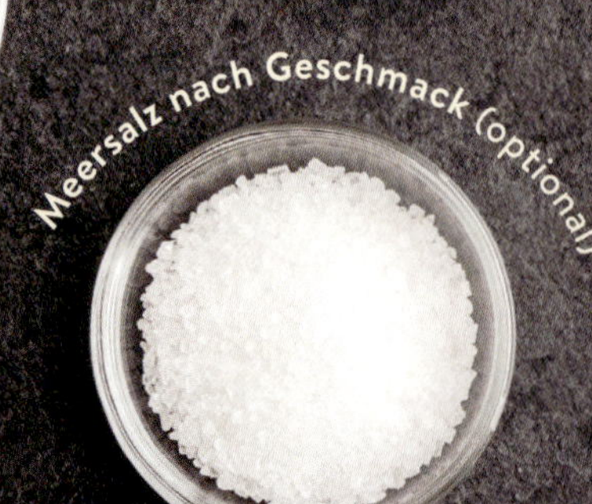

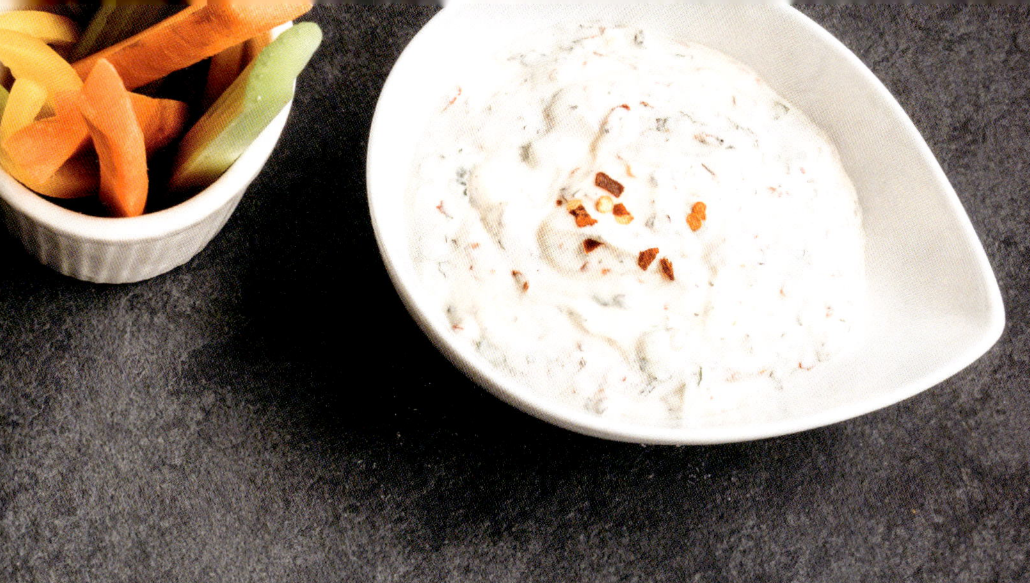

MINZE-JOGHURT-AUFSTRICH

Zubereitung: 4 Portionen
Tagesdosis pro Charge: Chili 11,4 Gramm | Minze 6,6 Gramm |

Ein leckerer Dip für frisches oder gebratenes Gemüse. Auch gut als Topping für Suppen, Eintöpfe oder delikate Currys. Griechischer Joghurt bervorzugt!

- 240 ml Vollmilchjoghurt, Ziegenmilchjoghurt oder Labneh
- 2 EL Minze-Chili-Mischung
- 3 EL frische Minze, fein gehackt
- Salz

In einer kleinen Schüssel den Joghurt, die Minze-Chili-Mischung und frisch gehackte Minzblätter vermischen. Den Aufstrich bei Raumtemperatur oder etwas gekühlt 30 Minuten stehen lassen, damit sich die Aromen enfalten können. Mit Salz abschmecken und servieren.

Digestif-Mischung

Wärmt und aktiviert die Verdauung, lindert Darmwinde und Blähungen, Völlegefühl und Verstopfung, gesund fürs Herz

Die süße, wärmende Mischung ist genau das Richtige, wenn Sie für Verdauungsprobleme wie Völlegefühl, Blähungen oder Verstopfung anfällig sind. Eine echte Wohltat für die gesamte Darmflora nach einer Erkrankung oder Antibiotikaeinnahme. Das Beste daran: Es schmeckt einfach köstlich!

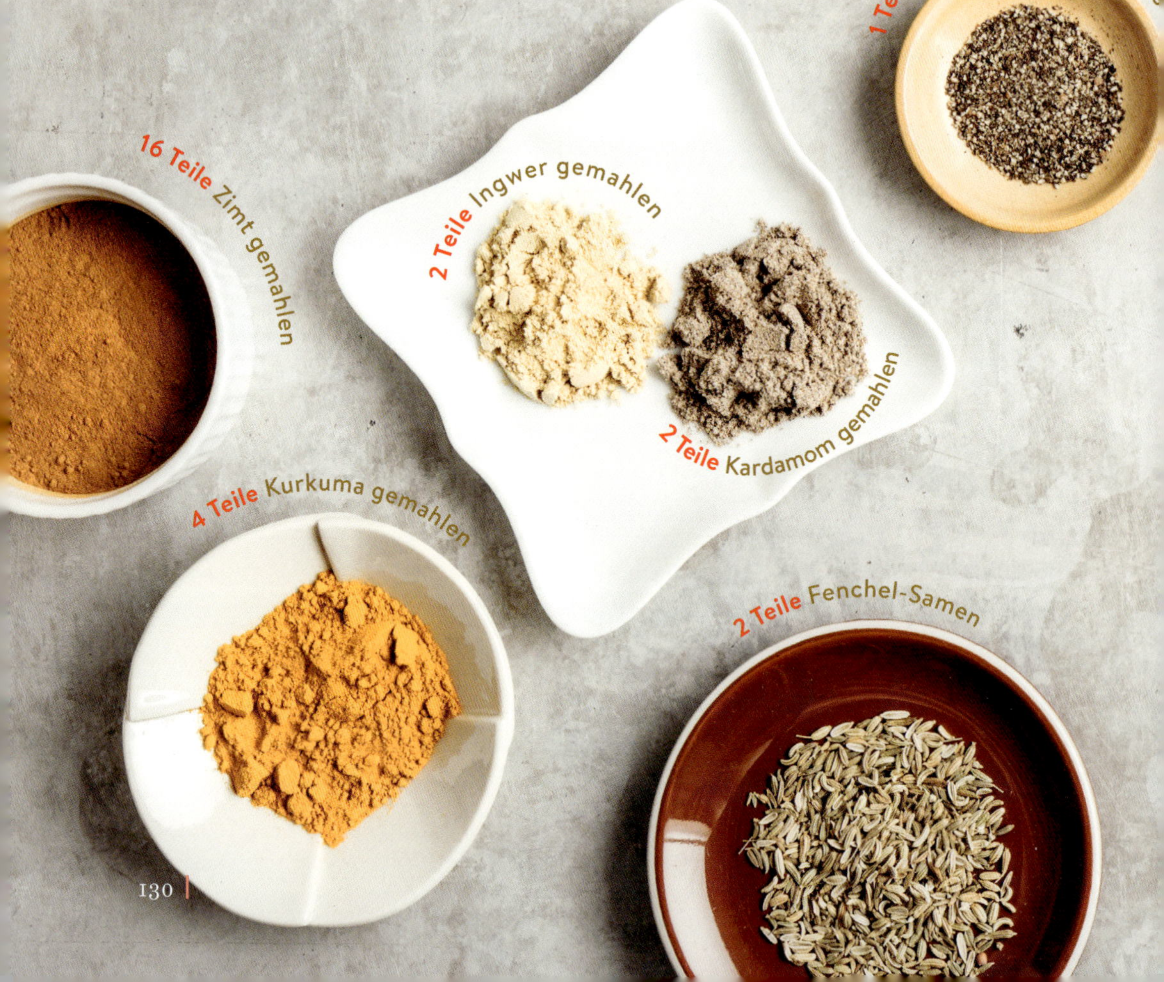

1 Teil Schwarzer Pfeffer frisch

16 Teile Zimt gemahlen

2 Teile Ingwer gemahlen

2 Teile Kardamom gemahlen

4 Teile Kurkuma gemahlen

2 Teile Fenchel-Samen

FRÜCHTE-KOMPOTT

Zubereitung: 4 Portionen
Dosierung pro Portion: Schwarzer Pfeffer 0,1 Gramm | Kardamom 0,2 Gramm | Zimt 1,1 Gramm | Fenchel 0,2 Gramm | Ingwer 0,2 Gramm | Kurkuma 0,4 Gramm |

Balsam für die gereizte oder überforderte Verdauung. Karminative Gewürze in diesem Kompott lindern Entzündungen und helfen gegen Bauchkrämpfe/-schmerzen. Über die Früchte freut sich Ihre Darmflora. Das Kompott kann warm oder kalt genossen werden, pur oder als Zugabe zu Joghurt oder Müsli. Ich bereite gern eine größere Menge zu und friere kleine Portionen davon ein, die dann schnell zur Hand sind, wenn der Bauch zwickt.

- 700 g frische Früchte, entkernt und zerkleinert (z. B. Äpfel, Kirschen, Aprikosen, Pfirsiche, Birnen, Pflaumen)
- 150 g Trockenfrüchte
- 1 EL Digestif-Mischung
- 2 EL Honig oder Zucker (optional)

Frische und getrocknete Früchte in einen Stieltopf geben und so viel Wasser hinzufügen, bis der Topfboden bedeckt ist. Die Digestif-Mischung einrühren und bei mittlerer Hitze bedeckt köcheln, bis die Früchte weich, aber nicht matschig sind. Nach Bedarf süßen. Vom Herd nehmen und abkühlen lassen. Warm oder kalt servieren.

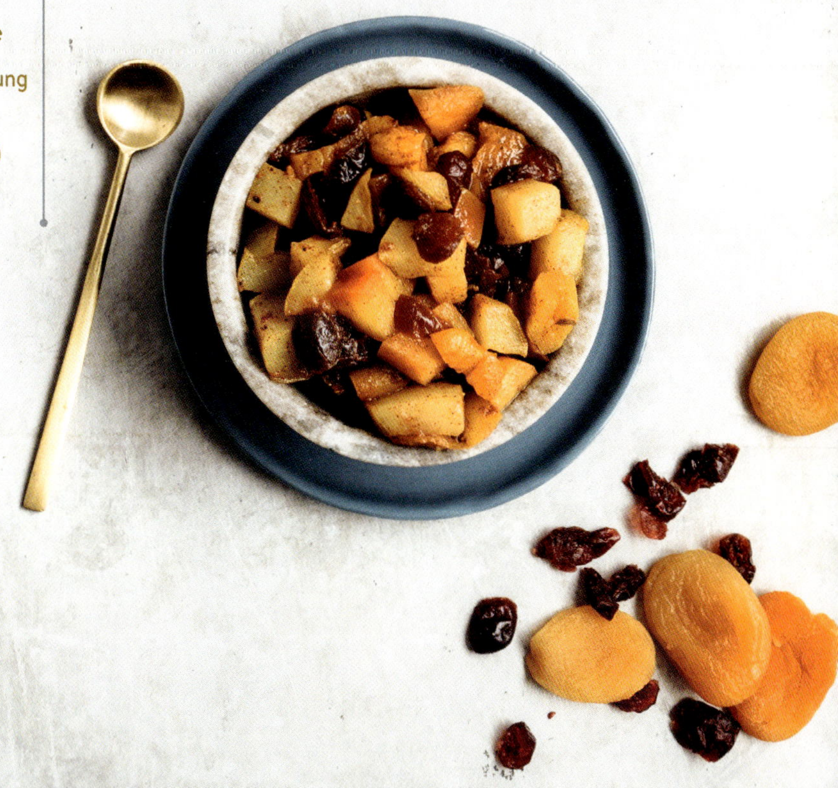

Fenchel-Dukkah-Mischung

Aktiviert die Verdauung, wärmt, lindert Darmwinde und Blähungen, Völlegefühl und Verstopfung, gesund fürs Herz

Die aromatische Mischung basiert auf einer traditionellen Gewürzmischung, die in Ägypten sehr populär ist. Sie harmoniert bestens mit ein wenig Olivenöl oder Joghurt, mit Salaten oder als Dip für Pitabrot. Achtung: Suchtfaktor! Im Mixer, im Mörser oder in der Mühle entfalten die aufgebrochenen Samen ihr volles Aroma – nicht zu fein ausmahlen!

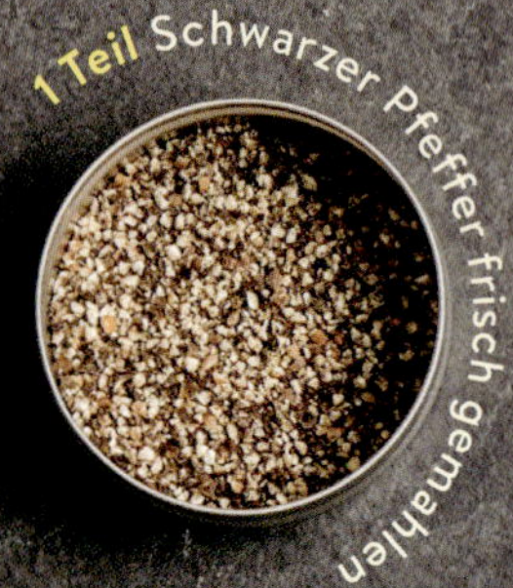

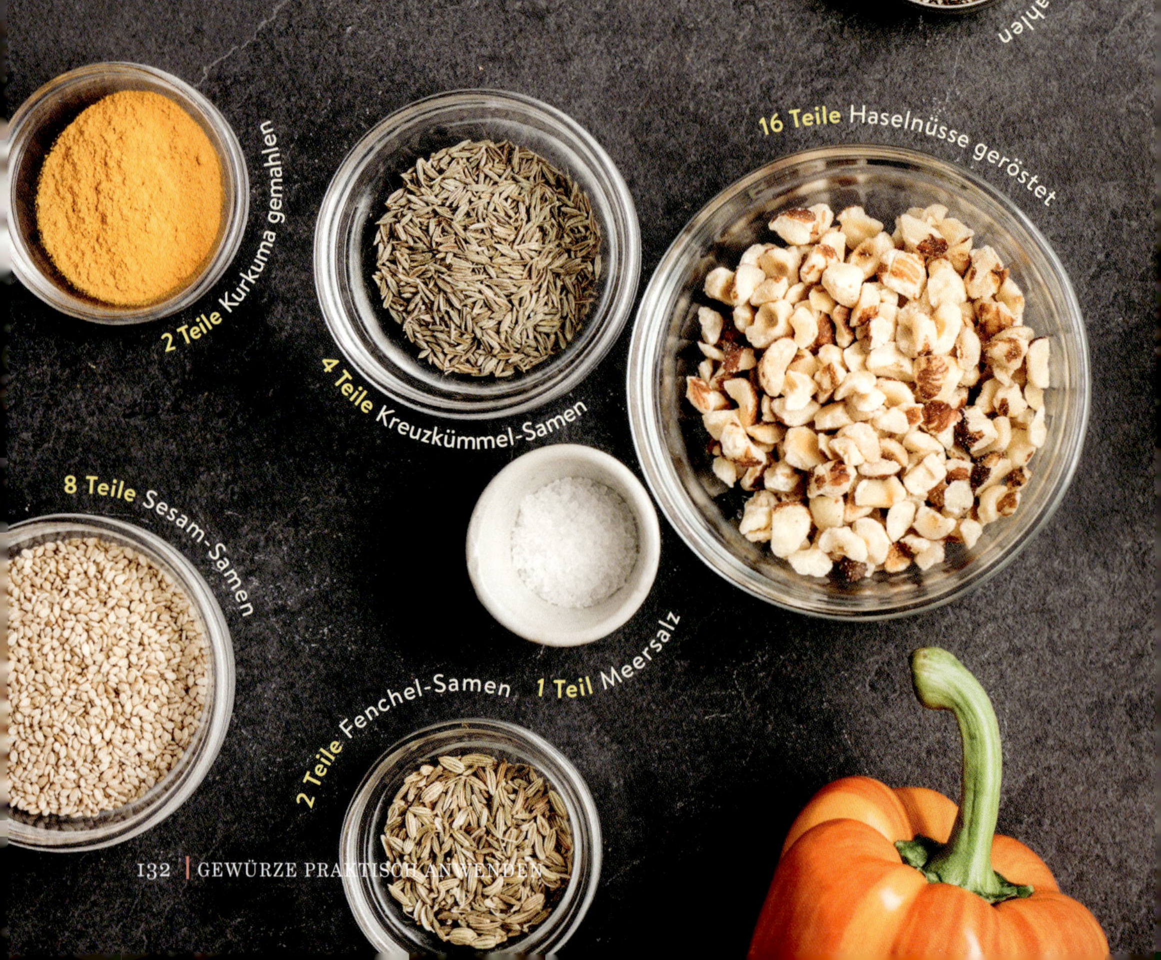

1 Teil Schwarzer Pfeffer frisch gemahlen

16 Teile Haselnüsse geröstet

2 Teile Kurkuma gemahlen

4 Teile Kreuzkümmel-Samen

8 Teile Sesam-Samen

1 Teil Meersalz

2 Teile Fenchel-Samen

DUKKAH-GEMÜSE-ANTIPASTI

Zubereitung: 4 Portionen
Dosierung pro Portion: Schwarzer Pfeffer 0,3 Gramm | Kreuzkümmel 0,8 Gramm | Fenchel 0,4 Gramm | Kurkuma 0,5 Gramm |

Der exquisite, nussige Geschmack von Dukkah passt hervoragend zu Olivenöl und frisch gebratenem Gemüse. Diese einfachen Antipasti schmeckenam besten mit Brot oder Pita, auch als Belag für Fladenbrot. Mit ein wenig Hummus sind Sie im Gewürzhimmel!

- 1 kg Gemüse in Scheiben geschnitten (z. B. Zwiebeln, Zucchini, Kürbis gelb, Paprika, Aubergine, Fenchelknolle)
- 2 EL Olivenöl
- 2 EL Fenchel-Dukkah-Mischung

Ein Seitengitter im Herd auf mittlerer Position einschieben und auf 170 °C vorheizen. Auf Backpapier das Gemüse verteilen, Olivenöl und die Fenchel-Dukkah-Mischung auf die Scheiben streichen. Etwa 20 Minuten backen bis es leicht angebräunt ist – nicht anbrennen lassen! Das Gemüse ab und zu wenden. Warm servieren.

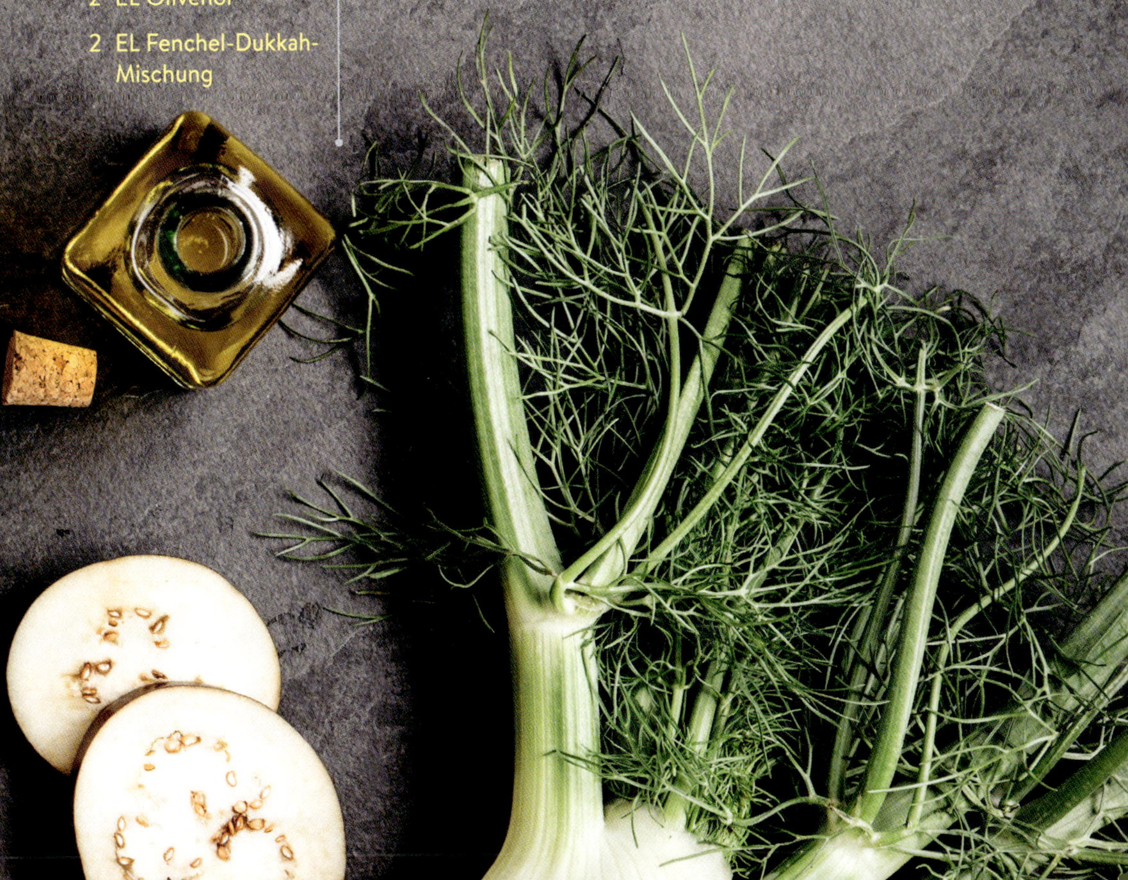

Herzkraft-Mischung

Gut für Herz und Kreislauf, stabilisiert die Blutzuckerwerte, antientzündlich

Eine köstliche Gewürzpackung mit gesunder Power für Herz und Kreislauf. Wer frischen Knoblauch bevorzugt, verzichtet auf das Pulver und schmeckt mit frischem Knoblauch ab.

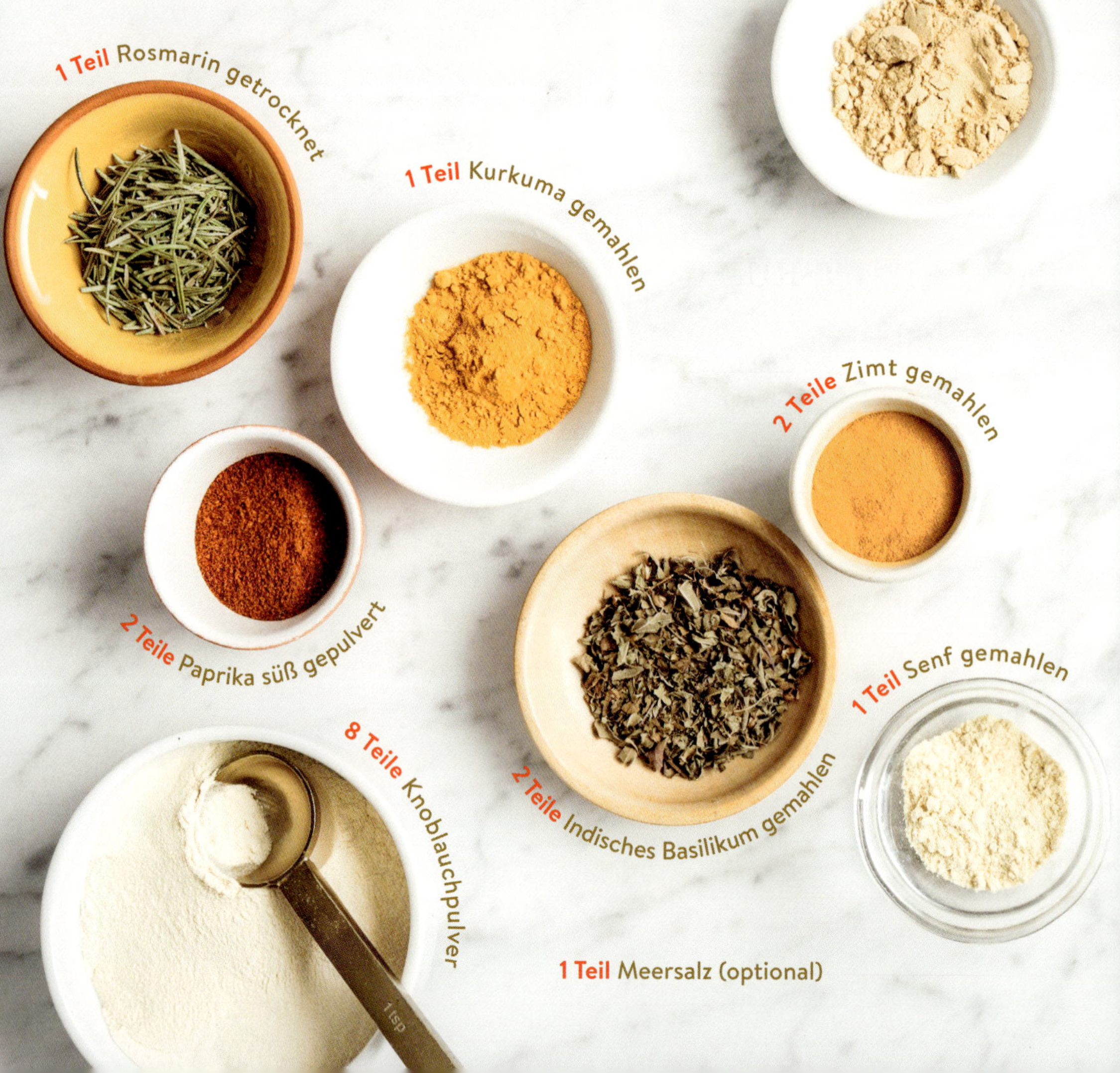

1 Teil Ingwer gemahlen

1 Teil Rosmarin getrocknet

1 Teil Kurkuma gemahlen

2 Teile Zimt gemahlen

2 Teile Paprika süß gepulvert

1 Teil Senf gemahlen

8 Teile Knoblauchpulver

2 Teile Indisches Basilikum gemahlen

1 Teil Meersalz (optional)

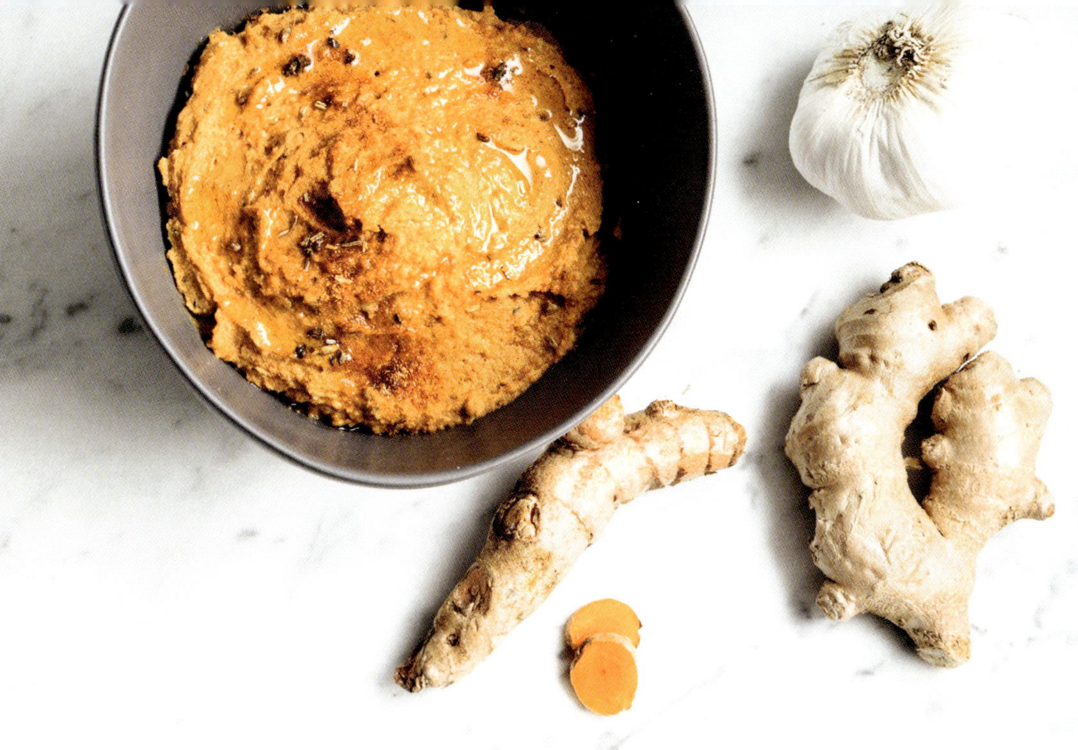

HERZKRAFT-HUMMUS

Zubereitung: 1 Portion
Dosierung pro Portion: Zimt 0,9 Gramm | Knoblauch 5,6 Gramm | Ingwer 0,5 Gramm | Indisches Basilikum 0,3 Gramm | Senf 0,4 Gramm | Rosmarin 0,3 Gramm | Kurkuma 0,6 Gramm |

Hummus (Kichererbsenpaste) ist an sich schon gut für die Herzgesundheit. Die Gewürze machen es zum medizinischen Power-Food und extrem lecker. Servieren Sie den Hummus mit Gemüsestiften als Dip oder als Aufstrich zu Vollkornbrot oder Kräckern.

- 1 EL Herzkraft-Mischung
- 60 g Hummus
- Olivenöl

Die Herzkraft-Mischung dem Hummus zugeben, umrühren und mit Olivenöl beträufeln. Mindestens eine Stunde stehen lassen. Hummus bleibt etwa eine Woche haltbar.

Mental-Mischung

Beruhigend und nahrhaft, fördert Konzentration, Gedächtnis und Vigilanz, antientzündlich, gut für die Verdauung

Die Mischung hilft, wenn das Denken schwerfällt oder Erschöpfung spürbar ist. Als Zutat beim Kochen oder über das fertige Gericht gestreut, ist man rasch wieder fit im Kopf. Wer möchte, macht die Mischung mit frischen Gewürzkräutern.

1 Teil Lavendel getrocknet
8 Teile Rosmarin getrocknet
4 Teile Thymian getrocknet
1 Teil Ingwer gemahlen
4 Teile Kurkuma gemahlen
Meersalz nach Geschmack
(optional)
4 Teile Minze getrocknet
16 Teile Indisches Basilikum getr.

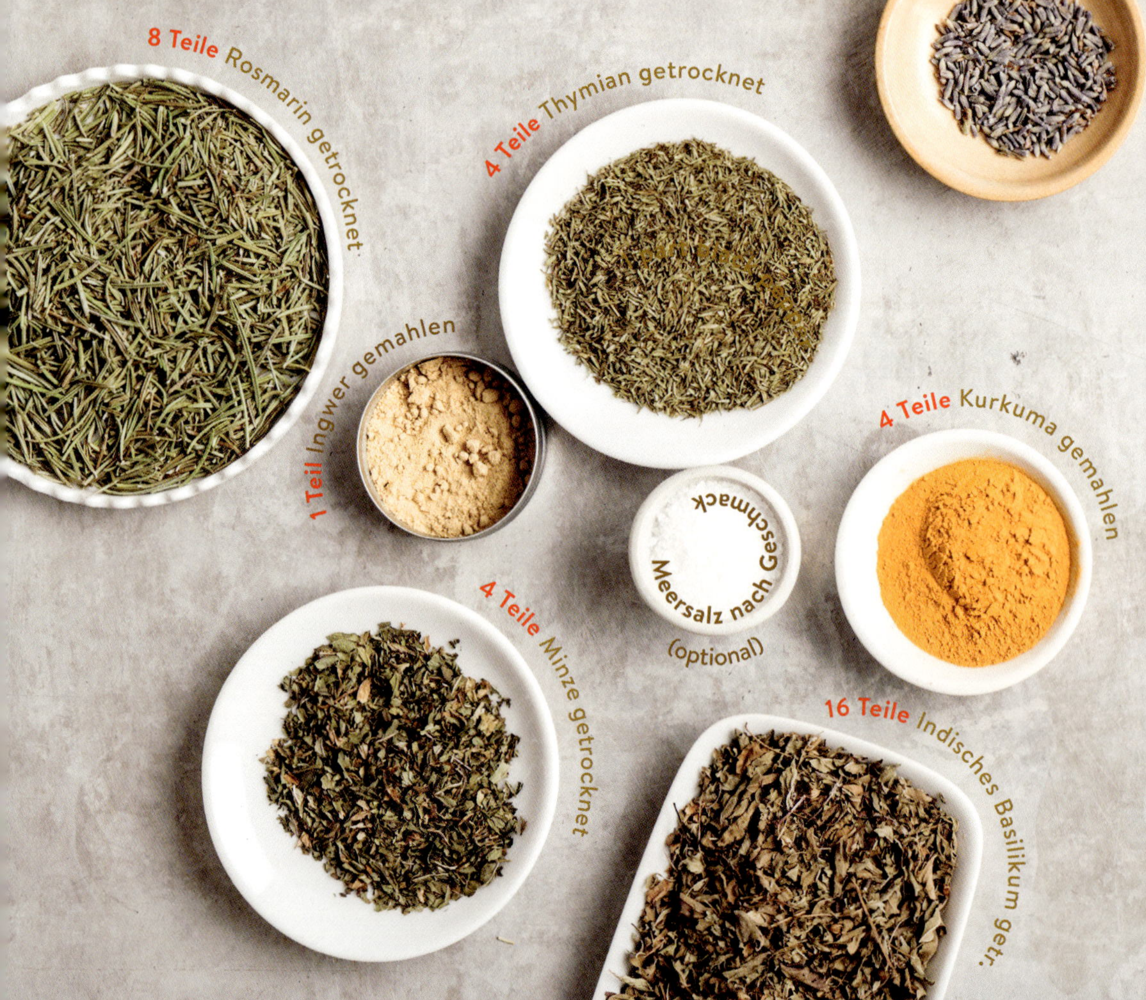

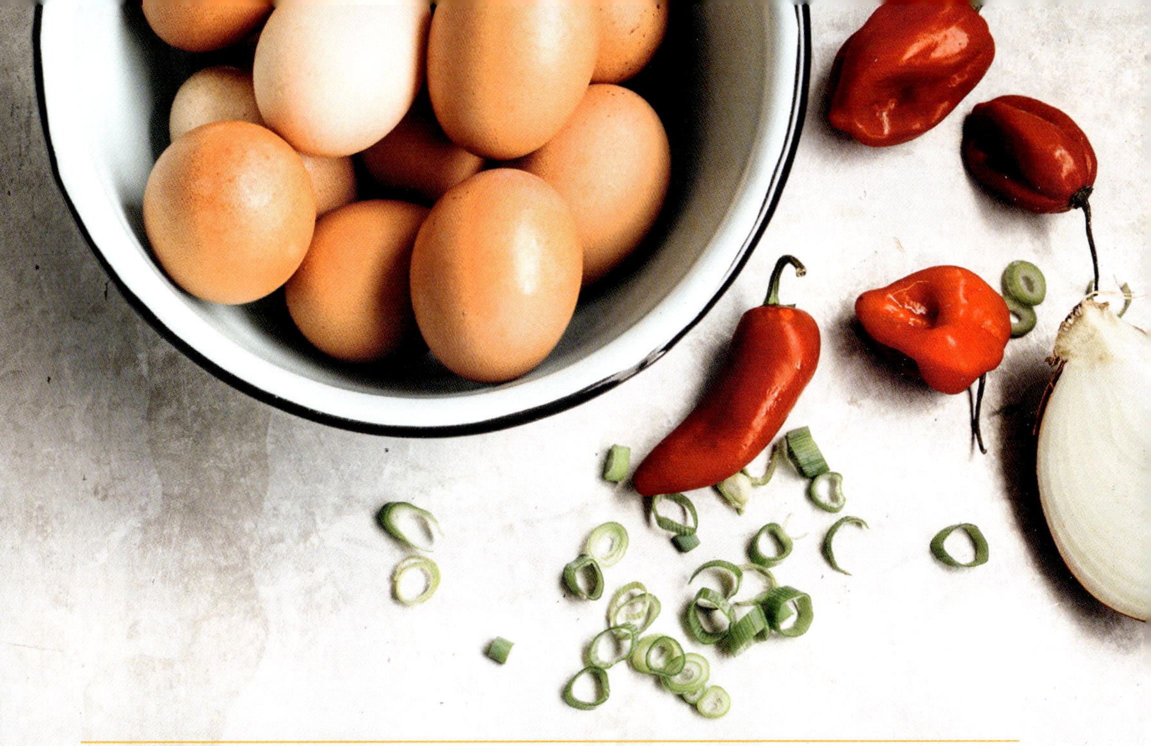

FITNESS-FRÜHSTÜCK

Zubereitung: 1 Portion
Dosierung pro Portion: Ingwer 0,2 Gramm | Indisches Basilikum 1,8 Gramm | Lavendel 0,1 Gramm | Minze 0,2 Gramm | Rosmarin 0,9 Gramm | Thymian 0,3 Gramm | Kurkuma 0,7 Gramm |

Eine Runde Rührei oder Tofu bringt Ihr Gehirn morgens im Nu auf Touren – genau das Richtige für den dynamischen Start in den Tag.

- 3 Eier oder 250 g Tofu, zerbröselt
- 2 TL Mental-Mischung
- 1 EL Butter
- 500 g gedämpftes Gemüse (z. B. Paprika, Zwiebel)
- 100 g Hüttenkäse (optional)

Die Eier mit der Mental-Mischung verquirlen, bis die Mixtur eine homogene Färbung hat. Butter in einer Pfanne bei mittlerer Hitze schmelzen lassen. Die verquirlten Eier zugeben und immer wieder umrühren, bis sich größere Rühreifladen gebildet haben. Das gedämpfte Gemüse hinzufügen und das Ganze noch etwa 1–2 Minuten braten. Den Herd abschalten, Hüttenkäse über die Eier streuen und schmelzen lassen. Sofort servieren.

Pfeffer-Synergie-Mischung

Gut für die Verdauung, stabililisiert die Blutzuckerwerte, antientzündlich, gesund für Haut und Gelenke

Die scharfwürzige Mischung aktiviert die Verdauung und verbessert die Nährstoffaufnahme. Schwarzer Pfeffer trägt wesentlich dazu bei, dass die in Kurkuma enthaltenen Curcumine maximal bioverfügbar sind. Sie können die Schärfe geschmacklich ausbalancieren – die Mischung wird aber gepfeffert bleiben!

4 Teile Zimt gemahlen
Chili-Pulver (optional)
1 Teil Schwarzer Pfeffer frisch gemahlen
4 Teile Kurkuma gemahlen

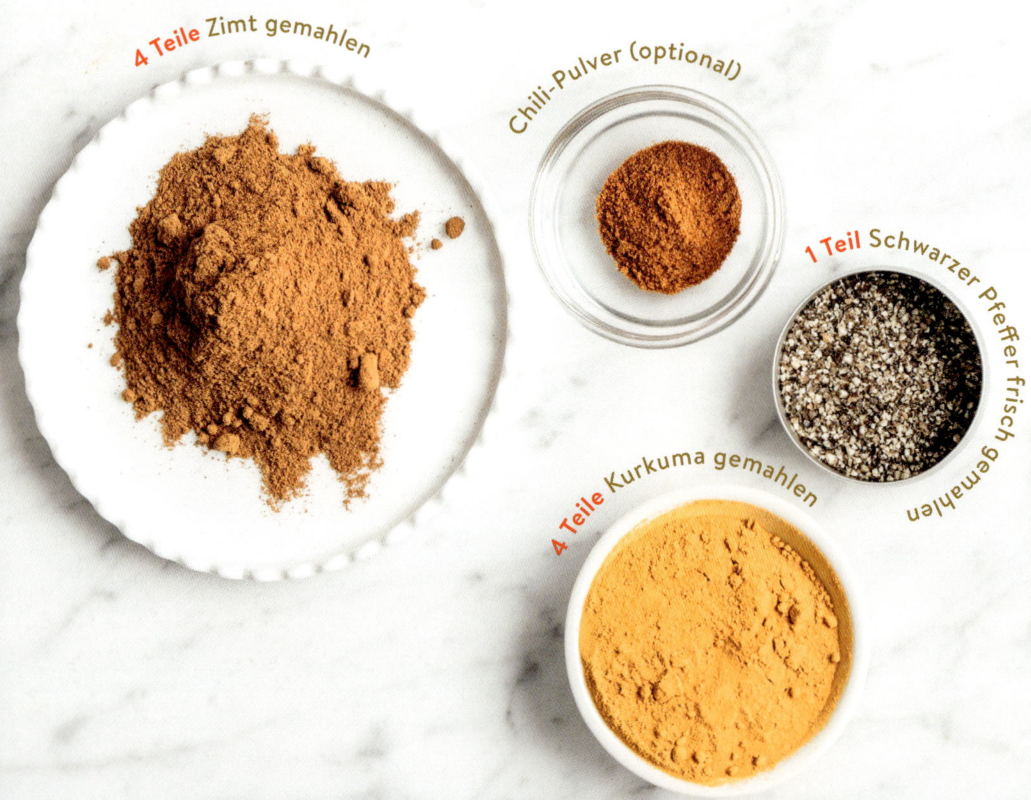

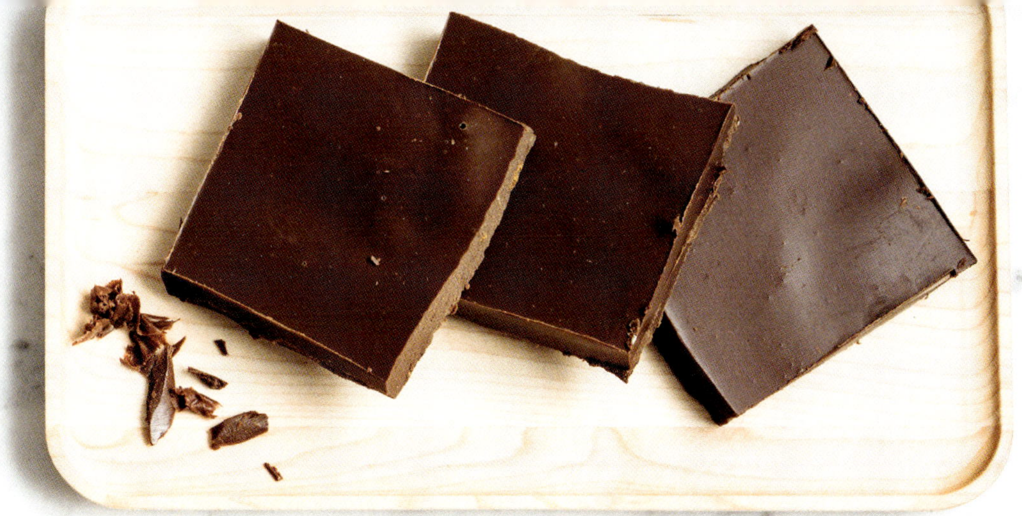

HERZ-POWER-KARAMELL

Zubereitung: 6 Portionen
Dosierung pro Portion: Schwarzer Pfeffer 0,46 Gramm | Zimt 1,15 Gramm | Kurkuma 1,55 Gramm |

Der leckere und gesunde Karamell ist die beste Möglichkeit, sich eine ordentliche Kurkuma-Dosis einzuverleiben. Anders als üblicher Karamell (mit Zucker als Stabilisator) schmilzt der Kurkuma-Karamell bei Zimmertemperatur und wird deshalb im Kühlschrank aufbewahrt.

- 180 ml natives Kokosöl
- 250 g schwarze Schokolade, 70 % Kakao, gehackt
- 2–4 EL Pfeffer-Synergie-Mischung
- 1 EL Ahornsirup (optional)

1. Das Öl in eine Pfanne mit Stahlboden geben und bei geringer Hitze die Schokolade unter beständigem Umrühren zum Schmelzen bringen. Die Pfeffer-Kombi-Mischung und den Ahornsirup untermengen.
2. Die Mixtur in eine rechteckige Glasbackform geben und leicht abkühlen lassen. Wenn sich der Karamell zu verfestigen beginnt, das Ganze in den Kühlschrank oder das Gefrierfach stellen und etwa 3 Stunden abkühlen lassen. Den Karamell in Stücke schneiden und servieren.

Milde Chili-Mischung

Gesund fürs Herz, aktiviert die Verdauung, stabilisiert die Blutzuckerwerte

Ein wunderbares Herztonikum mit gesunden und sanften Pfeffergewürzen – mehr Geschmack, weniger Schärfe. Die Mischung eignet sich sehr gut für Chili-Gerichte, oder man streut sie auf Tacos, Fajitas und Grillgemüse. Der milde, rauchig-süße Geschmack von Ancho-Chili passt bestens zu herzhaften Suppen und Eintöpfen.

2 Teile Kreuzkümmel gemahlen
Meersalz (optional)
8 Teile Poblanopulver (Ancho-Chili)
2 Teile Knoblauchpulver
Chili-Pulver (optional)
1 Teil Mexikanischer Oregano getrocknet

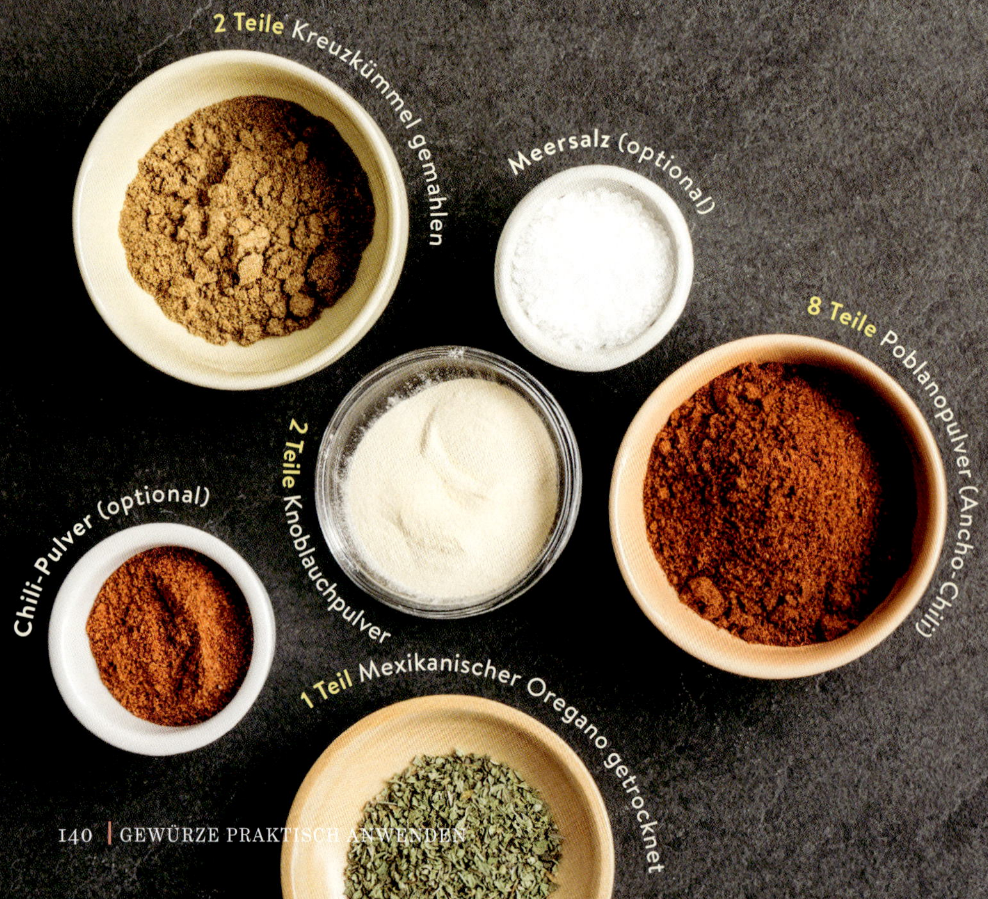

ROTE CHILI-POZOLE

Zubereitung: 4 Portionen
Dosierung pro Portion: Chili 14 Gramm | Kreuzkümmel 2,75 Gramm | Knoblauch 3,8 Gramm |

Die traditionelle mexikanische Suppe wird mit Kukuruzmehl (Maismehl) zubereitet. Man findet es auf lateinamerikanischen Märkten oder in gut sortierten Lebensmittelläden. Statt Steak kann man auch Huhn, Rinderhack, Tofu oder Tempeh nehmen. Freie Wahl der Brühe: Huhn, Rind oder Gemüse. Mit Arepas oder Maisbrot servieren.

- 3 EL Olivenöl
- 200 g Zwiebeln, gewürfelt
- 200 g Steak, mundgerecht klein geschnitten
- 100 g Milde Chili-Mischung, plus Nachwürze
- 500 g Gemüse, gewürfelt (z. B. Tomaten, Möhren, Mais, Zucchini, Paprika, Schalotten)
- 500 g weißes Maismehl (Kukuruzmehl)
- 1 l Brühe
- Salz
- scharfes Chili-Pulver (optional)

1. Öl in einem großen Topf bei mittlerer Temperatur erhitzen. Die Zwiebeln zugeben und 2 bis 3 Minuten kochen, bis sie weich ist.
2. Das Steakfleisch hinzufügen und etwa 5 Minuten durchkochen. Die Milde Chili-Mischung einrühren und 1 bis 2 Minuten duftend köcheln lassen.
3. Gemüse zugeben und weich kochen, 3 bis 4 Minuten. Kukuruzmehl und Brühe hinzufügen und 10 Minuten oder länger köcheln, bis sich die Aromen entfalten. Mit Salz und Chilipulver abschmecken und servieren.

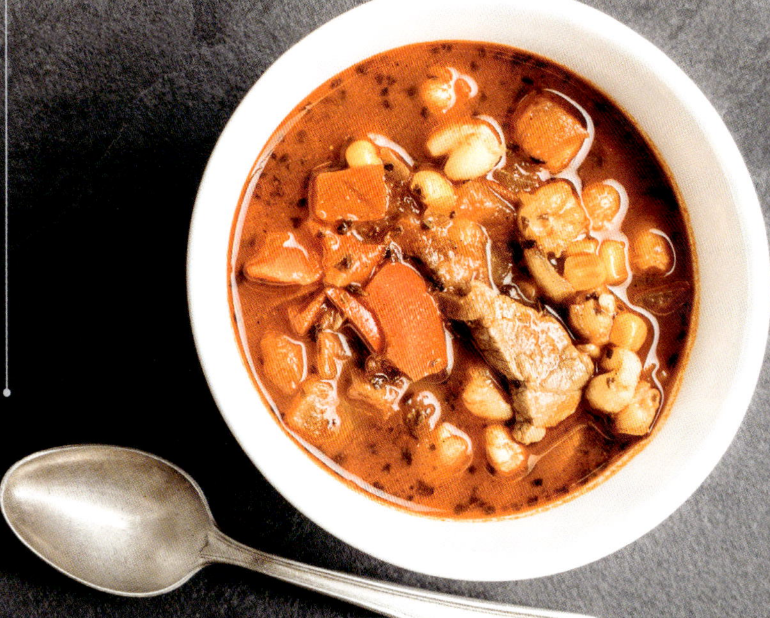

GEWÜRZE DER WELT: GRIECHENLAND

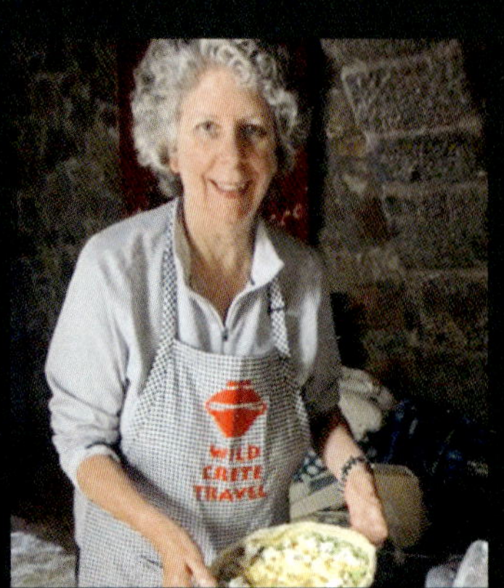

PATRICIA KYRITSI HOWELL ist eine griechisch-amerikanische Herbalistin und Köchin, die leidenschaftlich gerne Gewürze als Heilmittel und in der Küche einsetzt. Sie ist an *Wild Crete Travel* beteiligt. Ein Unternehmen, das sich auf geführte Touren und die Exploration der traditionellen griechischen Küche auf Kreta spezialisiert hat. Patricia weist darauf hin, dass es nicht „die eine" griechische Küche gibt. Griechenland hat eine Vielzahl an regionalen kulinarischen Einflüssen zu bieten. Der Norden profitiert von der Kultur des Balkans. Die Inseln der östlichen Ägäis nahe der Türkei sind vom Mittleren Osten beeinflusst. Tausende Jahre war Kreta ein Drehkreuz kultureller Strömungen.

Howells Urgroßmutter stammt aus Kreta. Im westlichen Teil ist der Einfluss der Venezianer spürbar, die 1205–1571 über die Insel herrschten. Im Osten dominiert eher die türkische Küche, da Kreta einst zum Osmanischen Reich gehörte. Viele Kräuter und Gewürze sind obligate Zutaten, leichte Aromen bevorzugt. „Griechen mögen keine scharfen Gewürze oder scharfe Speisen", meint Patricia. „Die griechische Küche ist sehr einfach und legt Wert auf saisonale Produkte bester Qualität." Die meisten griechischen Gerichte werden mit aromatischen Mittelmeerkräutern zubereitet. Sie sollen die Verdauung anregen. Oregano ist das populärste Küchenkraut. Es wird nicht mitgekocht, sondern auf das fertige Gericht gestreut, um das Aroma zu erhalten. In vielen Restaurants steht ein Oreganostreuer auf dem Tisch, neben Pfeffer und Salz.

Am häufigsten nutzt man die Kräuter und Gewürze der Insel als Teezubereitung zu medizinischen Zwecken. Alkoholextrakte oder Tinkturen sind auf Kreta kaum in Gebrauch: „Die Griechen glauben, dass die aromatische Qualität von Tee Heilwirkung hat. Wir kosten gerne dieses würzig duftende Getränk." Ein weit verbreitetes Hausmittel ist Bergtee. Es gibt kein Standardrezept für die Zubereitung. Jedes Dorf hat seine eigene Version, wie die meisten Familien. Zutaten sind die Blätter und Blüten von zwei Kreta-Kräutern: Malotira und Diptam.

GRIECHISCHE KRÄUTER UND GEWÜRZE IN KÜCHE UND MEDIZIN

Syrisches Gliedkraut/Malotira *(Sideritis syriaca)*, ein Lippenblütler wie Minze, wächst in Höhenlagen der weißen Berge von Kreta, bekannt als Psiloritis-Massiv. *Malotira* bedeutet: „Zieht heraus, was schlecht ist." Das Kraut schmeckt wie Salbei, aber weniger intensiv. Man betrachtet Malotira als Tonikum, nimmt es täglich ein. Es soll auch ein probates Mittel bei Erkältung sein.

Diptam-Dost/Diktamos *(Origanum dictamnus)* ist das wichtigste Heilkraut auf Kreta und in anderen Teilen Griechenlands. Bis vor Kurzem wurde er ausschließlich wild geerntet. Eine große Herausforderung für wagemutige Kräutersammler in hochalpinen, felsigen Bergregionen. Heute wird Diptam-Dost großflächig kultiviert und gilt als „Allheilmittel": bei Kopfschmerzen, Bauchschmerzen, Leberbeschwerden, Hautentzündung/-ausschlägen u. a. Er gehört schon lange zur klassischen griechischen Medizin. Theophrastos (3. Jh. v. Chr.) empfahl Diptam zur Geburtshilfe – Aphrodite soll Wehenschmerz damit behandelt haben. Als Tonikum soll er die Abwehr stärken. Diptam wird mit *Erondas* assoziiert – dem Kraut der Verjüngung.

Mastix *(Pistacia lentiscus)* ist das unter der Sonne getrocknete Harz des Mastixstrauchs, der auf der Insel Chios wächst. *Masticha* war ursprünglich ein Kaugummi, um den Atem zu erfrischen und Zahnfleischentzündungen zu behandeln. Als Likör hilft er der Verdauung und bei Erkältung. Mastix hemmt zudem den Magenkeim *Helicobacter pylori*. Er ist auch ein beliebtes Gewürz für Gebäck und Eiscreme. Die kleinen Harzstücke („Tränen") werden mit ein wenig Zucker im Mörser zerstoßen und als Gewürzzutat für Gerichte verwendet.

Salbei *(Salvia trilobal)* ist ein beliebtes Teekraut, bei kalt-feuchtem Winterwetter empfohlen. Der Tee wird meist in Cafés am Hafen oder Fischerkneipen angeboten. Gut für alle, die auf dem Wasser arbeiten.

Oregano *(Origanum anites und O. vulgare, ssp. hirtum)* findet man häufig als Wildkraut auf Kreta und in anderen Landesteilen. Nicht nur die Blätter beider Spezies, auch die Blütenspitzen werden verwendet. Oregano ist das wichtigste Gewürz der griechischen Küche: für Salate, gebratenes Fleisch, gegrillten Fisch und Souvlaki (gegrillte Huhn- oder Schweinefleischstückchen). Als Tee kommt er bei Atemwegsbeschwerden, Magendruck und Durchfall zum Einsatz. Die Volksmedizin empfiehlt, die Brüste mit Oreganotee zu waschen. Eine Wellnesskur für die Frau.

Rosmarin *(Rosmarinus officinalis)*, in Rotweinessig mit Olivenöl und Knoblauch vermischt, eignet sich für Fleischmarinaden. Rosmarin wird auch in die Glut geworfen, um Fleisch auf dem Grill ein duftig-würziges Aroma zu geben.

Indisches Basilikum *(Ocimum sanctum)* ist selten in der Küche, aber häufig bei feierlichen Anlässen anzutreffen. Als Topfpflanze vor der Haustüre soll Basilikum allen Glück bringen. Basilikumblätter werden auch bei Ritualen der griechisch-orthodoxen Kirche verwendet, mit Weihwasser besprengt und an Ikonen angebracht.

Thymian *(Thymus vulgaris)*. Griechische Tees werden oft großzügig mit Thymianhonig gesüßt. Er gilt als äußerst wirksames Mittel bei Erkältung, Husten, Magenverstimmung und Kopfschmerzen. Thymian ist ein weit verbreitetes Wildkraut auf Kreta und vor allem in Küstennähe zu finden. Imker stellen ihre Bienenstöcke gerne in der Nähe von Thymiansträuchern auf, um den Honig zu aromatisieren.

Patricias Masticha-Eiscreme

Eiscreme mit Mastixaroma ist ein Lieblingsrezept von Patricia. „Der Geschmack erinnert mich an Kreta und meine schönsten Momente dort!"

- 110 g Zucker
- ½ TL Mastix
- 240 ml Rahm
- 240 ml Milch
- 4 Eigelb
- 1 EL Mastixlikör (optional)

1. Zucker und Mastix in einem Mörser mischen. In einem mittelgroßen Stieltopf den Rahm, die Milch und die Zucker-Mastix-Mixtur etwa 5 Minuten mittelstark erhitzen, fast bis zum Siedepunkt. Dann die Hitze reduzieren.
2. In einer Schüssel das Eigelb mit dem Schneebesen schaumig schlagen. Unter ständigem Rühren die Mastix-Mixtur langsam zugeben, um das Eigelb zu temperieren. Die Eigelb-Mastix-Mischung wieder in den Stieltopf geben, Likör dazu, falls gewünscht. Unter Hitze eindicken, bis sich am Löffel ein Überzug bildet. Durch ein Sieb in eine saubere Schüssel geben.
3. Die Eiscrememasse im Kühlschrank vollständig abkühlen lassen. Mit einer Eismaschine weiterverarbeiten.

BONUSREZEPTE AUS DER GEWÜRZAPOTHEKE

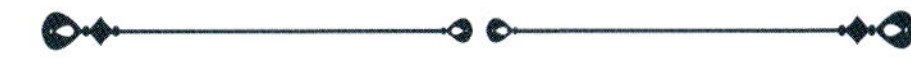

CURRY-KÜCHE

Curry ist der Oberbegriff für eine recht breite Palette von Gerichten, für die gerne Gewürzmischungen verwendet werden, die häufig Kurkuma, Kreuzkümmel, Koriander, Ingwer und Chili enthalten. Currys stammen vom indischen Subkontinent und werden in der Regel als Sauce für Fleisch oder Gemüse zubereitet. Es gibt diverse sehr delikate Curry-Gewürzmischungen aus indischen Regionen, Myanmar, Thailand, Malaysia, Vietnam, China und Japan. Auch Jamaika und andere Westindische Inseln haben die leckere Curry-Küche im Angebot.

Wenn Sie mit Currys experimentieren möchten, können Sie zum Einstieg auf viele fertige Curry-Mischungen zurückgreifen, in bester Qualität. Probieren Sie die eine oder andere Mischung aus, fügen Sie Kräuter hinzu oder erfinden Sie Ihr eigenes Curry. Die indische Küche bevorzugt Kurkuma, Kreuzkümmel und Ingwer.

In Thai-Currys findet man auch oft frische, würzige Kräuter wie Galgant und Blätter der Kaffernlimette, häufig auch Fischsauce und Kokosmilch. Massaman-Curry ist die milde Thai-Variante. Curry-Küchen in Malaysia und Myanmar fusionieren gekonnt indische und Thai-Aromen, in Japan und China zählt die Saucenkonsistenz. Curry-Mischungen gibt es als Pulver oder Paste in vielen Asia-Läden, im Supermarkt, Gewürzfachhandel oder in Onlineshops.

KAROTTEN-ZWIEBEL-KURKUMA-CURRY

Ein einfaches, indisch angehauchtes Curry mit reichlich Gewürzmedizin. Süße Karotten und Zwiebeln treffen auf scharfe Würze – die Extradosis Kurkuma inklusive. Mit gekochtem Fleisch, Tofu oder anderem Gemüse und mit Reis serviert steht Ihrem Curry-Festmahl nichts mehr im Wege.

- 2 EL Olivenöl
- 2 mittelgroße Zwiebeln, grob zerteilt
- 4 Karotten, geschält und in 5 cm große Stücke geschnitten
- 2 EL Currypulver
- 2 Knoblauchzehen, zerdrückt
- ½ TL Kurkuma, gemahlen

Öl in einem großen Topf bei mittlerer Temperatur erhitzen. Die Zwiebeln und Karotten zugeben, 5 bis 7 Minuten weich kochen und leicht bräunen. Currypulver, Knoblauch und Kurkuma einrühren und mit dem Gemüse vermengen. Weitere 5 Minuten köcheln lassen und warm servieren.

REZEPTE MIT FRISCHEN KRÄUTERN UND GEWÜRZEN

Die Kombination von frischen Kräutern und getrockneten Gewürzen bietet eine weitere Möglichkeit, in die aromatische Welt der Gewürze einzutauchen. Frische Kräuter und Gewürze in bester Qualität gibt es in vielen Geschäften zu kaufen. Kräuter im eigenen Garten oder in Töpfen anzubauen, ist natürlich die beste Option, wenn Sie frische, duftige Aromen für Ihre Menükreationen schätzen. Frische Gewürzkräuter sind zwar schneller verderblich als getrocknete, die hier vorgestellten Rezepte sind aber einige Tage im Kühlschrank und 4 Wochen oder länger in Ihrem Gefrierfach haltbar.

KNOBLAUCH-AUFSTRICH

Frischer Knoblauch und Olivenöl – besser geht's nicht! Der Knoblauch-Aufstrich kommt als Sauce, Marinade, oder Suppengrundlage großartig zur Geltung und ist auch für jede andere denkbare Zubereitung geeignet, die kräftig gewürzt sein soll.

- 120 ml Olivenöl, Erdnussöl oder Sesamöl (ungeröstet)
- 1 Knoblauchknolle, geschält und zerdrückt oder fein gehackt
- 1 Chili, frisch, entkernt und gehackt
- 1 EL Ingwerwurzel, gerieben
- 2 TL Kurkuma, frisch, gerieben oder ½ TL Kurkuma, gemahlen
- 1 TL Indisches Basilikum, getrocknet
- ½ TL Senf gemahlen
- Salz

Öl, Knoblauch, Chili, Ingwer, Kurkuma, Indisches Basilikum und Senf so lange mit dem Schneebesen verrühren, bis die Mischung homogen ist. Mit Salz abschmecken und servieren (oder im Kühlschrank aufbewahren, bis zu 4 Wochen).

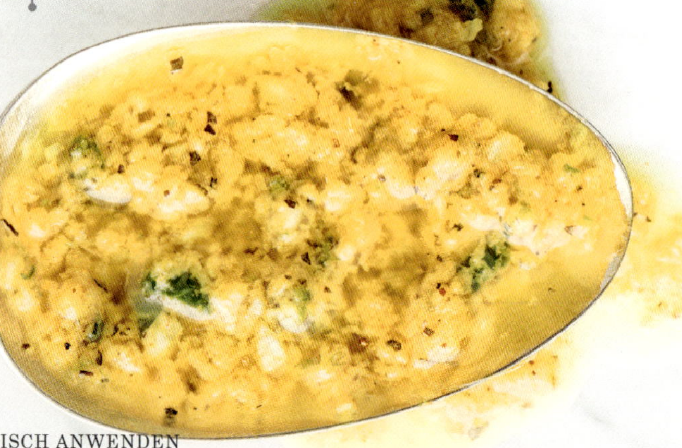

GEWÜRZMEDIZINISCHE MISO-SUPPE

Miso ist eine traditionelle japanische Würzpaste, hergestellt aus fermentierten Sojabohnen, Salz, Koji-Sporen und häufig auch Gerste. Manche Misos sind mild und süß, andere schmecken streng und scharf. Sie haben die Wahl. Knoblauch-Aufstrich in dieser gesunden Suppengrundlage ergibt volle gewürzmedizinische Power. Kochen nicht nötig. Ein perfekter und leckerer Muntermacher für den Nachmittag.

- 220 g Miso-Paste
- 2 EL Knoblauch-Aufstrich
- ½ TL Senf gemahlen, (optional)

Miso-Paste, Knoblauch-Aufstrich und gemahlenen Senf in einer kleinen Schüssel so lange verrühren, bis die Mixtur eine homogene Konsistenz hat. Bis zu 4 Tage im Kühlschrank haltbar.

Zubereitung: 2 EL der Mischung mit 500 ml kochendem Wasser aufgießen – fertig ist die Suppe.

PESTO-POWER!

Der höchst populäre italienische Klassiker wird traditionell aus frischem Basilikum, Pinienkernen, Olivenöl, Knoblauch, Salz und Parmesan hergestellt. Pesto ist undogmatisch – es gibt Hunderte Varianten! Knoblauch ist eine prominente Zutat, muss aber nicht unbedingt sein.

Für Pesto eignen sich fast alle aromatischen Blattkräuter, manchmal wegen der Nährstoffe mit nicht-aromatischen Blattgewächsen kombiniert. Für mich sind Blattkräuter, Öle, Nüsse und Salz so unwiderstehlich, dass ich mich öfter dabei ertappe, wie ich im Garten und in den Küchenschubladen herumstöbere, um „Futter" für meinen Mixer aufzutreiben.

OPTIMAL FÜR PESTO

Primäres frisches Kraut: Basilikum, Brennnessel, Brunnenkresse, Grünkohl, Helmkraut, Indisches Basilikum, Minze, Monarda, Petersilie, Knoblauchrauke, Spinat, Zitronenmelisse

Optionale frische Kräuter: Dill, Fenchel, Goldrutenblätter, Koriander, Rosmarin, Salbei, Thymian

Öle: Avocado, Haselnuss, Mandel, Olive, Sesam (ungeröstet), Sonnenblume, Traubenkern, Walnuss

Nüsse und Samen: Haselnüsse, Macadamia-Nüsse, Pinienkerne, Pistazien, Sesam-Samen, Sonnenblumenkerne, Zedernnüsse

Extras: Knoblauch, Salz, Zitronensaft

PESTO MENTALE

Dieses delikate, halb traditionelle Pesto mit Indischem Basilikum bringt die mentalen Fitmacher Rosmarin, Walnuss und Walnussöl mit. Sehr lecker als Crackerdip oder mit Pasta – auch als Marinade.

- 2 Bund Indisches Basilikum, frische Blätter
- 120 ml Walnüsse- oder Olivenöl
- 110 g Walsnüsse oder Pinienkerne
- 8 Knoblauchzehen
- 2 EL Rosmarin, frisch fein gehackt
- 1 EL Zitronensaft, frisch gepresst
- Salz

Basilikum, Öl, Walnüsse, Knoblauch, Rosmarin und Zitronensaft im Mixer glatt pürieren (mit Messer und Mörser bekommen Sie eine etwas grobere Pesto-Konsistenz). Mit Salz abschmecken. Pesto-Portionen sind im Tiefkühler bis zu 9 Monate haltbar.

GRÜNER PESTO-MIX

Grüner geht's nicht. Das perfekte Pesto für jeden Tag. Sie können Knoblauchrauke, Brunnenkresse, Spinat, Grünkohl oder Brennnessel nehmen – mein Favorit ist eine Mischung aus Knoblauchrauke und Brennnessel. Grüner Pesto-Mix passt immer: zu Pasta, als Brotaufstrich, zu Fleisch, Fisch oder Tofu.

- 800 g Blattgemüse
- 240 ml Olivenöl
- 1 Bund Basilikumblätter, frisch
- 110 g Pinienkerne
- 4 Knoblauchzehen
- 30 g Parmesan, frisch gerieben (optional)
- Salz

Grünzeug, Öl, Basilikum, Pinienkerne, Knoblauch und Parmesan im Mixer glatt pürieren. Mit Salz abschmecken. Pesto-Portionen sind im Tiefkühler bis zu 3 Monate haltbar (falls Käse enthalten ist, kann sich die Konsistenz verändern).

PETERSILIEN-PESTO

Diese Pesto-Kreation ist nicht nur köstlich, sondern auch gesund für die Nieren, die ableitenden Harnwege und die Prostata. Petersilie ist fast das ganze Jahr über verfügbar, beste Wahl für Pesto-Power. Die Pistazien müssen geschält werden, aber der Zeitaufwand wird mit einem mediterranen Aroma belohnt.

- 2 Bund Petersilie, frische Blätter
- 110 g Pistazien, geschält
- 120 ml Olivenöl
- 1 TL Zitronenschale
- ½ TL Sellerie-Samen
- Salz
- Zitronensaft, frisch gepresst

Petersilie, Pistazien, Öl, Zitronenschale und Sellerie-Samen im Mixer zerkleinern, aber nicht glatt pürieren (mit Messer und Mörser bekommen Sie eine etwas grobere Pesto-Konsistenz). Mit Salz und Zitronensaft abschmecken.

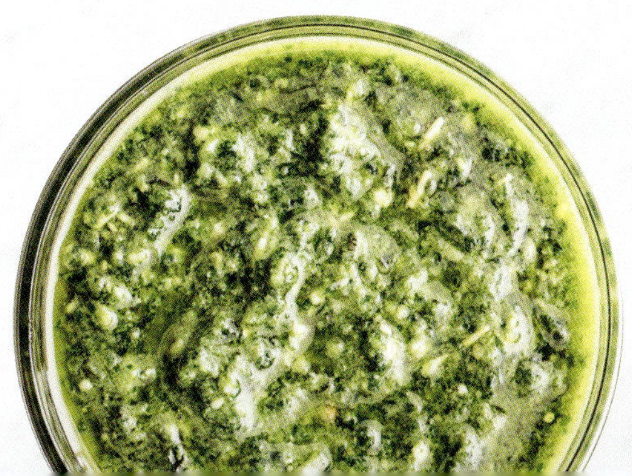

GEWÜRZE DER WELT: INDIEN

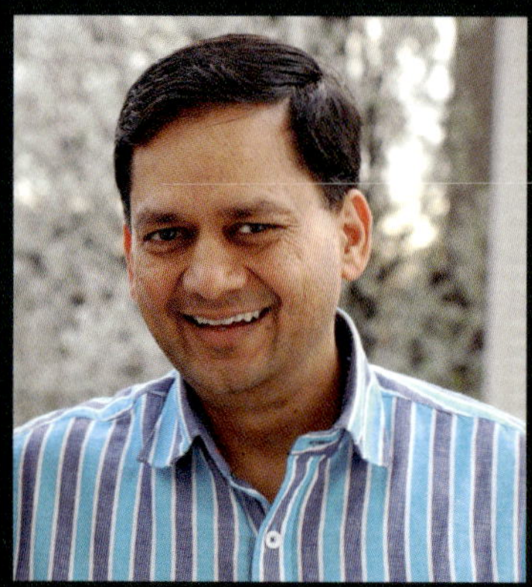

SANDEEP AGARWAL ist Eigentümer von *Pure Generation Foods* in fünfter Generation. Eine Manufaktur von Gewürzen, Ghee und anderen guten ayurvedischen Produkten. Als Herbalist bringt er reichlich Wissen über Kräutermedizin mit ein.

„Die indische Küche ist ohne Kräuter und Gewürze kaum vorstellbar", sagt Sandeep. „Für indische Gerichte verwendet man viele Gewürze. Was nicht heißt, dass sie scharf sein müssen. Es schmeckt einfach besser." An Curry denken wir als Erstes – es ist aber weder ein Einzelgewürz, noch gibt es ein bestimmtes Rezept. Sandeep erklärt, dass indische Currys durch Sautieren von frischen Zwiebeln, Knoblauch, Ingwer und Chili in Ghee oder Öl zubereitet werden – zusammen mit frischen Kräutern und getrockneten Gewürzen. Es gibt Tausende Kombinationen von Kräutern und Gewürzen für Currymischungen.

Die indische Küche verwendet meist mehr als 40 verschiedene Gewürze, am häufigsten Pfeffer, Kardamom, Chili, Zimt, Gewürznelken, Koriander, Kreuzkümmel, Kurkuma, Fenchel, Ingwer, Knoblauch, Senfsamen und Bockshornklee. Die Gewürzmischungen können süß, scharf oder wie Höllenfeuer schmecken. Gewürze und Kräuter mit Fett zu erhitzen, macht medizinische Komponenten bioverfügbar. Wer Currysauce zubereitet, befindet sich mitten im appetitanregenden Küchendunst. Mit Gemüse, Getreideprodukten oder Fleisch kombiniert, entsteht so das typische, leckere Currygericht.

HEILENDE GEWÜRZE

In Indien benutzt man Heilkräuter pragmatisch. Ein frisches Ingwerstück mit einer Prise Salz wird vor der Mahlzeit gekaut, um das „Magenfeuer" zu aktivieren. Oder man vermischt eine Prise Gewürznelken mit einem TL Honig, um Husten zu behandeln. Bei Erkältung, Grippe oder Fieber empfiehlt Sandeep Indisches Basilikum.

Sandeep zufolge wird Gewürzmedizin häufig auf Milchbasis zubereitet: „Jede indische Mutter weiß, dass warme Milch mit Kurkuma und Ghee bei Erkältung sehr gut hilft." Warmes Ghee mit einer kleinen Prise Kurkuma ist ein äußerliches Heilmittel bei Schnittverletzungen und Hautabschürfungen. Warme Milch plus Safran, Kardamom und Ghee gilt als Aphrodisiakum. „In der Hochzeitsnacht reicht die Braut ihrem Bräutigam traditionell diesen Trunk", bemerkt Sandeep.

Triphala („Drei Früchte") ist eine bewährte Ayurveda-Zubereitung aus drei heimischen Früchten: **Amla** *(Emblica officinalis)*, **Bibhitaki** *(Terminalia bellirica)* und **Haritaki** *(Terminalia chebula)*. Ein halber TL Triphala mit warmem Wasser vor dem Zubettgehen täglich eingenommen, fungiert als sanftes Digestif-Detox-Tonikum. Sandeep ergänzt, dass Triphala wegen der Detox-, Balance- und Heilwirkungen auch „Nektar des Lebens" genannt wird.

Sandeeps Kitchari

Kitchari ist ein köstlicher Eintopf mit Basmatireis und gelben Mungbohnen. Es wird wie Haferflocken-Porridge mit Salz und indischen Gewürzen zubereitet. Das Gericht ist bekömmlich und traditionell bei Erkrankungen oder zur Genesung empfehlenswert.

850 ml Wasser

250 g verschiedene Gemüse (optional)

250 g Basmatireis

250 g gelbe Mungbohnen (geschält, halbiert)

½ TL Kreuzkümmelsamen (ganz oder gepulvert)

½ TL Korianderpulver

½ TL Senfsamen (ganz oder gepulvert)

½ TL Kurkumapulver

1 TL Ingwerwurzel, gehackt oder gerieben

½ TL Salz

3 TL Bio-Ghee

1 Handvoll Korianderkraut

Den Reis und die gelben Mungbohnen mit fließend Wasser abspülen. Wasser, Gemüse, Reis, Mungbohnen, Kreuzkümmel, Kor-iander, Senfsamen, Kurkuma, Ingwer und Salz in einen Suppentopf geben. Die Mischung zum Kochen bringen, auf niedrige Hitze schalten, den Topf halb bedecken. Das Ganze 20 Minuten oder bis zur Eintopfkonsistenz köcheln lassen, umrühren. Falls nötig, Wasser zugießen. Vom Herd nehmen, Ghee zugeben und gut vermischen. Mit Korianderkraut garnieren und heiß servieren.

FRISCHER INGWER-ZITRONE-KRÄUTERTEE

Der frische Tee (heiß oder eiskalt) ist ein ausgezeichnetes Mittel, um Grippe und Erkältung vorzubeugen, zudem verdauungsfördernd und entzündungshemmend.

- 2 El Honig oder Ahornsirup
- ½ EL Zitronenschale plus 2 EL Zitronensaft
- 1 EL Ingwerwurzel, gerieben
- 1 TL Kurkuma, gemahlen

Zubereitung:
1 TL der Teemischung mit 250 ml heißem oder kaltem Wasser aufgießen und nach Geschmack ziehen lassen.

HEISSE INGWER-LIMONADE

Ein ausgezeichnetes Wintergetränk, vor allem an den Festtagen – wenn Freunde, Familie und „Keime aller Art“ zusammenkommen.

- 1 St. Ingwerwurzel, (ca. 10 cm), frisch, geschält und feingeschnitten
- 2 Zitronen, geviertelt
- Gewürznelken (optional)
- Honig

1. In einem Topf den Ingwer mit 2 l Wasser kurz aufkochen. Dann bei niedriger Hitze weitere 20 Minuten köcheln lassen.
2. Ein paar Gewürznelken in die Rinde der Zitronenviertel stecken. Den Saft in Tassen auspressen und die Viertel hineinwerfen. 250 ml Ingwerwasser in jede Tasse gießen. Mit Honig abschmecken.

Tipp: Sie können das Ingwerwasser bei geringer Hitze über Stunden weiterköcheln lassen und nach Bedarf frisches Wasser nachgießen.

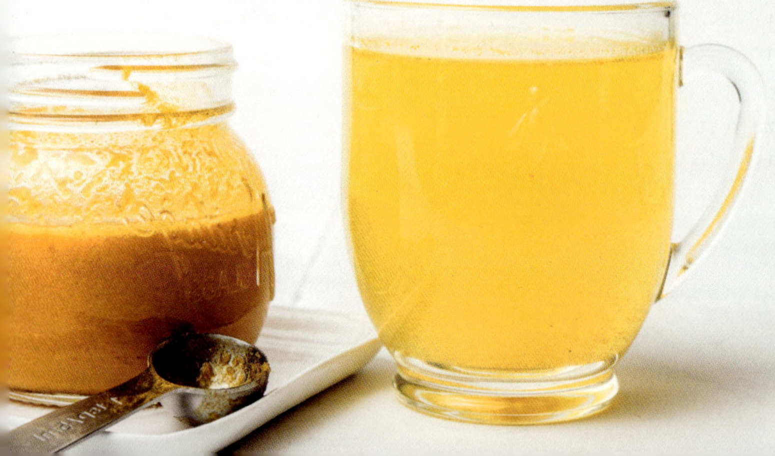

ANHANG: GESUNDHEITS-VORSORGE MIT GEWÜRZMEDIZIN FÜR HEILBERUFE

Wenn Sie im Bereich Gesundheit tätig sind und ganzheitliche Medizin und Ernährungsberatung im Programm haben, sind Sie möglicherweise auch auf Informationen über die medizinische Anwendung von Kräutern und Gewürzen gestoßen. Viele Heilkräuter werden als Gewürze in Küchen rund um die Welt eingesetzt. Wer seinen Klienten Gewürzmedizin empfehlen möchte, kommt nicht ohne verlässliche und spezifische Informationen aus, die die medizinische Dosierung von heilenden Kräutern betreffen.

Ich möchte darüber informieren, wie Sie Ergebnisse klinischer Studien in praktische Anweisungen zur Gesundheitsvorsorge für Ihre Klienten umsetzen können. Häufig sind die einfachsten Lösungen am wirksamsten und am besten anwendbar. Kann ein Klient die regelmäßige Einnahme kleiner Mengen an Gewürzen in sein Ernährungskonzept integrieren, sind teure Supplemente oftmals unnötig. Gewürze sind generell günstiger zu haben als kommerzielle Gesundheitsprodukte. Eine gute Nachricht für alle, die sparsam haushalten müssen. Hinzu kommt, dass Gewürze als Nahrungsmittel besser bioverfügbar sind und zusätzlich synergistisch wirksam sind – Eigenschaften, die Extrakte und Supplemente in der Regel nicht zu bieten haben.

LEITLINIEN GEWÜRZMEDIZIN

Wer sich mit Naturmedizin beschäftigt, hat sich von einer auf Medikamenten basierenden Gesundheitsvorsorge abgewandt. Naturheilkunde ist organischer und sinnlicher, aber auch weniger eindeutig. Mit der genauen Dosierung einer rezeptierten Pille fühlt man sich auf der sicheren Seite. Je mehr man über Gewürzmedizin lernt, desto weniger erscheint eine genaue Dosierung als Erfolgsgarantie – was sowohl die Anwendungssicherheit als auch die Ergebnisse betrifft. Die wichtigsten Kriterien für Gewürzmedizin als Nahrungsbestandteil sind die zuverlässige, nachhaltige Anwendung und das Verständnis von Bioverfügbarkeit. Forschungsergebnisse bestätigen, dass regelmäßiger Konsum von medizinischen Gewürzkräutern die Gesundheit nachhaltig stärkt – ohne strikte Vorgaben oder ganz präzise Dosierungen.

NEUE OPTIONEN

Die Gesundheitsberatung eines Klienten beginnt am besten mit der Analyse seiner bisherigen Ernährungsgewohnheiten. Wenn der Klient bereits eine kulturell oder auch regional geprägte Küche inklusive bestimmter Gewürzkräuter bevorzugt, ist das ein guter Ansatzpunkt, darüber nachzudenken, welche Kräuter medizinisch besonders interessant sind. Auf S. 112 finden Sie eine Liste, die die häufigsten Gewürze verschiedener Weltregionen enthält. Fragen Sie zuerst nach den Lieblingsgewürzen Ihres Klienten. Schätzt er generell gut gewürzte Speisen, bieten sich viele Möglichkeiten, neue Gewürze vorzuschlagen. Wenn fade, schlechte Kost oder reichlich vorverarbeitete

Nahrungsmittel konsumiert werden, empfehlen Sie, schrittweise kleine Mengen von Gewürzen einzunehmen. Meistens werden die Gewürze dann dem fertigen Gericht zugegeben (siehe Rezepte für diverse Gewürzmischungen ab S. 116). Ein gangbarer Weg ist ebenfalls, mit altbewährten und wohlbekannten Gewürzen zu starten, beispielsweise Knoblauch, Ingwer, Zimt, Minze oder schwarzem Pfeffer – je nachdem, was dem Klienten schmeckt. Fragen Sie bitte nach, welche Gewürze bereits im täglichen Nahrungsangebot enthalten sind. Möglicherweise profitieren Ihre Klienten bereits von einem häufig konsumierten Gewürz, allerdings in zu geringer Dosis. Dann beziehen sich Ihre Empfehlungen auf einfache Vorschläge zur sinnvollen Erhöhung der täglichen Gewürzaufnahme.

DOSIERUNGEN

Die Empfehlung passender Dosierungen ist der schwierigste Aspekt für die Verordnung von Gewürzmedizin. Am besten empfiehlt man zunächst, dass der Klient ein Gewürz jeden Tag zu sich nehmen soll – ohne spezifische Dosisvorgabe. Das ist der einfachste Weg. Der Klient beurteilt selbst, ob und wie er damit zurechtkommt. Es ist dann aber keineswegs sicher, dass die Gewürzdosis ausreichend hoch ist, um optimale Gesundheitswirkungen zu erreichen. Tagesdosisempfehlungen sind für jedes Gewürz sowohl in Gramm (g) als auch in Ess-/Teelöffel (EL/TL) angegeben (siehe Kapitel 3). Es sind Dosisvorschläge für jeweils ein bestimmtes Gewürz und seinen spezifischen therapeutischen Nutzen. Werden gleich mehrere medizinische Gewürze kombiniert, profitiert der Anwender von Synergieeffekten, und die Einzeldosierungen können dann verringert werden. Dosisempfehlungen in Gramm oder TL geben dem Anwender eine Vorstellung davon, wie viel Gewürz für seine Ernährung wünschenswert wäre. Um die zuverlässige Einnahme und die richtige Dosierung zu erleichtern, kann man eine Wochen- oder Monatsration einer Gewürzmischung herstellen und sie in Tagesdosierungen aufteilen. Das ist am einfachsten. Mit den Rezepten in diesem Buch kann jeder Laie und Anwender behutsam damit beginnen, ein bestimmtes Gewürz in den täglichen Speiseplan zu integrieren – insbesondere mit einem Gewürz, das bislang nicht regelmäßig benutzt wurde. Darüber hinaus gibt es selbstverständlich zahllose Kochbücher und Webseiten mit guten Rezepten, die man Klienten empfehlen kann, die ihr Gewürz-Know-how für die Küche erweitern und für die Gesundheitsvorsorge nutzen möchten.

PRÄVENTIVMEDIZIN: PREISWERT UND VERFÜGBAR

Gewürze sind eine gute Option für die Gesundheitsvorsorge. Sie sind preiswert und gewohnte Nahrungsmittel und können leicht im täglichen Speisenangebot untergebracht werden – und man kann die ganze Familie damit behandeln!

GESUNDE FAMILIEN

Am besten gefällt mir der Gedanke, ganze Familien mit gesunder Gewürzmedizin vertraut zu machen. Blickt man auf soziale Einflussfaktoren von Gesundheit, zeigt sich, dass manche Kinder für bestimmte Erkrankungen besonders anfällig sind, etwa Herzkrankheiten oder Diabetes. Die

Gewürze in diesem Buch können zur Vorbeugung und Behandlung der häufigsten Erkrankungen verabreicht werden, die vor allem Bevölkerungen mit Versorgungsdefizit oder gesellschaftliche Randgruppen betreffen – Diabetes, Herzkrankheiten, Arthritis und Arthrose, Infektionen und Immunstörungen eingeschlossen.

Dem Gesundheitsberater bietet sich hier die Gelegenheit, ganzen Familien Gewürzmedizin zu verordnen, sowohl zur direkten Behandlung als auch vorbeugend. Sind Gewürze zum gewohnten Bestandteil der Ernährung von Familien geworden, bekommen Erwachsene diejenigen Heilmittel, die sie bei bestimmten Gesundheitsproblemen brauchen. Jüngere Familienanghörige können sich mit Gewürzmedizin frühzeitig vor Erkrankungen schützen, lernen die unterschiedlichsten Geschmacksrichtungen kennen und behalten die gesunde Gewürzküche im Idealfall lebenslang bei – zum eigenen Vorteil.

BEZAHLBARKEIT UND BEZUGSQUELLEN

Manche Gewürze sind teuer oder schwer zu bekommen, beispielsweise Kardamom und Vanille. Glücklicherweise sind die meisten gängigen Gewürze jederzeit und fast überall verfügbar und erschwinglich, wie Knoblauch, Ingwer, Kurkuma, Kreuzkümmel und Zimt. Diese Gewürze sind zudem in getrockneter Form lange haltbar.

Am teuersten sind Markengewürze in kleinen Packungen im Supermarkt. Viele asiatisch, indisch und lateinamerikanisch sortierten Lebensmittelgeschäfte bieten Gewürzkräuter in größeren Packungseinheiten an. Die Preise sind vergleichsweise günstig und die Quantitäten sind oft groß genug, um Familien wochenlang mit gesunden Kräutern zu versorgen. In manchen Bioläden findet man Gewürze in Großbehältern, die in jeder gewünschten Menge abgefüllt und verkauft werden. Zu Hause sollte man die Gewürze möglichst in gut verschließbare Glasgefäße abfüllen – z. B. gereinigte Marmeladen- oder Gurkengläser. Plastiksäckchen sind gleichfalls empfehlenswert. Ich persönlich bevorzuge Glasbehälter, die lichtgeschützt untergebracht sind – eine Frage des Platzangebots.

Es gibt immer Möglichkeiten, Gewürzkräuter zu kultivieren: im eigenen Garten, in Töpfen auf dem Balkon oder dem Fenstebrett. Abhängig vom örtlichen Klima können Gewürze wie Rosmarin, Thymian, Salbei, Schnittlauch und Petersilie problemlos angebaut werden. Solche frischen Kräuter wachsen immer wieder nach und liefern reichlich Medizin für wenig Geld. Auch Wildsammlung ist eine prima Ergänzung, viele Kräuter wachsen gar nicht weit vor Ihrer Haustüre, auf der nächsten Wiese oder im nahen Wald. Es gibt gute Bücher, die Sie auf den ersten Schritten begleiten.

Gewürzmischungen sind vor allem für diejenigen ideal, die nur begrenzte Mittel für den Haushalt zur Verfügung haben. Mischungen sind am einfachsten zu handhaben. Sie könnten für Ihre Klienten auch Gewürzmischungen nach den Vorgaben in diesem Buch vorbereiten – oder Sie geben ihnen Rezepte mit, um eigene Mischungen herstellen zu können.

In jedem Fall sollte der Zugang zur Gewürzmedizin so einfach wie möglich, motivierend und bezahlbar gestaltet werden. Leckere, tägliche Gewürzmedizin ist in jeder Beziehung eine wesentliche Komponente des gesunden Lebensstils.

DANKSAGUNG

Jede Zeile in diesem Buch ist mit Dankbarkeit gegenüber denjenigen erfüllt, die mit Hand und Herz Kräuter gesammelt und zu Gewürzen verarbeitet haben – Dankbarkeit auch für viele Millionen Pflanzen, die solche Wunderwerke der Natur erschaffen. Ich danke Anne Harvey and Kristen McPhee, die unzählige Stunden damit verbracht haben, wissenschaftliche Studien zu finden und auszuwerten. Camille Freeman bin ich besonders dankbar dafür, dass sie eine (oder zwölf) tolle Ideen beigesteuert hat. Carleen Madigan, meine Lektorin, hatte immer ein offenes Ohr für meine vielen Fragen und ebenso viele gute Antworten. Ein riesiges Dankeschön geht an Patricia Kyritsi Howell, Michael Tims, Sandeep Agarwal, Funke Kolosheo, Mitarbeiter der Tangawizi Spice Farm sowie an Jennifer Gerrity und Mountain Rose, die sehr viel Zeit und Fachwissen mit mir geteilt haben – das ermöglichte eine umfassendere Darstel-lung der Welt der Gewürze, wofür ich ihnen wirklich sehr dankbar bin! Mein Dank gilt auch Maria Noël Groves und Rosalee de la Forêt, ohne die ich als Neuling dieses Buchprojekt niemals bewältigt hätte. Ich danke meiner Familie, die mich in Ruhe tippen ließ – wo immer wir auf diesem Planeten unterwegs waren.

BIBLIOGRAPHIE

CHILI

Ertürk, Ö. (2006). Antibacterial and antifungal activity of ethanolic extracts from eleven spice plants. Biologia, Bratislava, 61/3: 275–278, 2006. *Cellular and Molecular Biology*.

Janssens, P. L., Hursel, R., and Westerterp-Plantenga, M. S. (2014). Capsaicin increases sensation of fullness in energy balance, and decreases desire to eat after dinner in negative energy balance. *Appetite*, 77, 46–51.

FENCHEL

Portincasa, P., Bonfrate, L., Scribano, M. L., Kohn, A., Caporaso, N., Festi, D., . . . and Fogli, M. V. (2016). Curcumin and Fennel Essential Oil Improve Symptoms and Quality of Life in Patients with Irritable Bowel Syndrome. *Journal of Gastrointestinal and Liver Diseases*, 25(2).

INDISCHES BASILIKUM

Bhattacharyya, D., Sur, T. K., Jana, U., and Debnath, P. K. (2008). Controlled programmed trial of *Ocimum sanctum* leaf on generalized anxiety disorders. *Nepal Med Coll J*, 10(3), 176–179.

Sampath, S., Mahapatra, S. C., Padhi, M. M., Sharma, R., and Talwar, A. (2015). Holy basil (*Ocimum sanctum Linn.*) leaf extract enhances specific cognitive parameters in healthy adult volunteers: A placebo controlled study. *Indian Journal of Physiology and Pharmacology*, 59(1), 69–77.

INGWER

Akoachere, J. T., Ndip, R. N., Chenwi, E. B., Ndip, L. M., Njock, T. E., and Anong, D. N. (2002). Antibacterial effects of *Zingiber officinale* and *Garcinia kola* on respiratory tract pathogens. *East African Medical Journal*, 79(11), 588–592.

Black, C. D., Herring, M. P., Hurley, D. J., and O'Connor, P. J. (2010). Ginger (*Zingiber officinale*) reduces muscle pain caused by eccentric exercise. *The Journal of Pain*, 11(9), 894–903.

Boone, S. A., and Shields, K. M. (2005). Treating pregnancy-related nausea and vomiting with ginger. *Annals of Pharmacotherapy*, 39(10), 1710–1713.

Kulkarni, R. A., and Deshpande, A. R. (2016). Anti-inflammatory and antioxidant effect of ginger in tuberculosis. *Journal of Complementary and Integrative Medicine*, 13(2), 201–206.

Mashhadi, N., Ghasvand, R., Askari, G., Feizi, A., Hairiri, M., Darvishi, L., Bahrain, A., Taghiyr, M., Shiranian, A., and Hajishafiee, M. (2013). Influence of ginger and cinnamon intake on inflammation and muscle soreness endued by exercise in Iranian female athletes. *Int J Prev Med*. 2013 Apr, 4(Suppl 1), 11–15.

Matsumura, M. D., Zavorsky, G. S., and Smoliga, J. M. (2015). The Effects of Pre Exercise Ginger Supplementation on Muscle Damage and Delayed Onset Muscle Soreness. *Phytotherapy Research*, 29(6), 887–893.

Mozaffari-Khosravi, H., Naderi, Z., Dehghan, A., Nadjarzadeh, A., and Fallah Huseini, H. (2016). Effect of Ginger Supplementation on Proinflammatory Cytokines in Older Patients with Osteoarthritis: Outcomes of a Randomized Controlled Clinical Trial. *Journal of Nutrition in Gerontology and Geriatrics*, 35(3), 209–218.

Prasad, S., and Tyagi, A. K. (2015). Ginger and its constituents: role in prevention and treatment of gastrointestinal cancer. *Gastroenterology Research and Practice*, 2015.

Saenghong, N., Wattanathorn, J., Muchimapura, S., Tongun, T., Piyavhatkul, N., Banchonglikitkul, C., and Kajsongkram, T. (2012). *Zingiber officinale* improves cognitive function of the middle-aged healthy woman. *Evidence-Based Complementary and Alternative Medicine*, 2012.

Srinivasan, K. (2014). Antioxidant potential of spices and their active constituents. *Critical Reviews in Food Science and Nutrition*, 54(3), 352–372.

Yusha'u, M., Garba, L., and Shamsuddeen, U. (2008). In vitro inhibitory activity of garlic and ginger extracts on some respiratory tract isolates of gram-negative organisms. *International Journal of Biomedical and Health Sciences*, 4(2).

KNOBLAUCH

Arreola, R., Quintero-Fabián, S., López-Roa, R. I., Flores-Gutiérrez, E. O., Reyes-Grajeda, J. P., Carrera-Quintanar, L., and Ortuño-Sahagún, D. (2015). Immunomodulation and anti-inflammatory effects of garlic compounds. *Journal of Immunology Research*, 2015.

Budoff, M. J., Ahmadi, N., Gul, K. M., Liu, S. T., Flores, F. R., Tiano, J., . . . and Tsimikas, S. (2009). Aged garlic extract supplemented with B vitamins, folic acid and L-arginine retards the progression of subclinical atherosclerosis: a randomized clinical trial. *Preventive Medicine*, 49(2–3), 101–107.

Jain, A. K., Vargas, R., Gotzkowsky, S., and McMahon, F. G. (1993). Can garlic reduce levels of serum lipids? A controlled clinical study. *The American Journal of Medicine*, 94(6), 632–635.

Josling, P. (2001). Preventing the common cold with a garlic supplement: a double-blind, placebo-controlled survey. *Advances in Therapy*, 18(4), 189–193.

Sivam, G. P. (2001). Protection against *Helicobacter pylori* and other bacterial infections by garlic. *The Journal of Nutrition*, 131(3), 1106–1108.

Stevinson, C., Pittler, M. H., and Ernst, E. (2000). Garlic for treating hypercholesterolemia: a meta-analysis of randomized clinical trials. *Annals of Internal Medicine*, 133(6), 420–429.

Warshafsky, S., Kamer, R. S., and Sivak, S. L. (1993). Effect of garlic on total serum cholesterol: a meta-analysis. *Annals of Internal Medicine*, 119(7_Part_1), 599–605.

KREUZKÜMMEL

Taghizadeh, M., Memarzadeh, M. R., Asemi, Z., and Esmaillzadeh, A. (2015). Effect of the cumin cyminum L. intake on weight loss, metabolic profiles and biomarkers of oxidative stress in overweight subjects: a randomized double-blind placebo-controlled clinical trial. *Annals of Nutrition and Metabolism*, 66(2–3), 117–124.

KURKUMA

Chuengsamarn, S., Rattanamongkolgul, S., Luechapudiporn, R., Phisalaphong, C., and Jirawatnotai, S. (2012). Curcumin extract for prevention of type 2 diabetes. *Diabetes Care*, 35(11), 2121–2127.

Gupta, S. C., Sung, B., Kim, J. H., Prasad, S., Li, S., and Aggarwal, B. B. (2013). Multitargeting by turmeric, the golden spice: from kitchen to clinic. *Molecular Nutrition and Food Research*, 57(9), 1510–1528.

LAVENDEL

Kao, Y. H., Huang, Y. C., Chung, U. L., Hsu, W. N., Tang, Y. T., and Liao, Y. H. (2017). Comparisons for Effectiveness of Aromatherapy and Acupressure Massage on Quality of Life in Career Women: A Randomized Controlled Trial. *The Journal of Alternative and Complementary Medicine*, 23(6), 451–460.

Lillehei, A. S., Halcón, L. L., Savik, K., and Reis, R. (2015). Effect of inhaled lavender and sleep hygiene on self-reported sleep issues: a randomized controlled trial. *The Journal of Alternative and Complementary Medicine*, 21(7), 430–438.

MINZE

Cappello, G., Spezzaferro, M., Grossi, L., Manzoli, L., and Marzio, L. (2007). Peppermint oil (Mintoil®) in the treatment of irritable bowel syndrome: a prospective double blind placebo-controlled randomized trial. *Digestive and Liver Disease*, 39(6), 530–536.

PFEFFER

Abullais, S. S., Dani, N., Hamiduddin, N. P., Kudyar, N., and Gore, A. (2015). Efficacy of irrigation with different antimicrobial agents on periodontal health in patients treated for chronic periodontitis: A randomized controlled clinical trial. *Ayu*, 36(4), 380.

Pipalia, P. R., Annigeri, R. G., and Mehta, R. (2016). Clinicobiochemical evaluation of turmeric with black pepper and *Nigella sativa* in management of oral submucous fibrosis – a double-blind, randomized preliminary study. *Oral Surgery*, Oral Medicine, Oral Pathology and Oral Radiology, 122(6), 705–712.

Srinivasan, K. (2007). Black pepper and its pungent principle — piperine: a review of diverse physiological effects. *Critical Reviews in Food Science and Nutrition*, 47(8), 735–748.

RINGELBLUME

Carvalho, A. F. M. D., Feitosa, M. C. P., Coelho, N. P. M. D. F., Rebêlo, V. C. N., Castro, J. G. D., Sousa, P. R. G. D., . . . and Arisawa, E. A. L. S. (2016). Low-level laser therapy and *Calendula officinalis* in repairing diabetic foot ulcers. *Revista da Escola de Enfermagem da USP*, 50(4), 628–634.

Duran, V., Matic, M., Jovanovć, M., Mimica, N., Gajinov, Z., Poljack, M., and Boza, P. (2005). Results of the clinical examination of an ointment with marigold *(Calendula officinalis)* extract in the treatment of venous leg ulcers. *Int J Tissue React.* 27(3), 101–6.

Panahi, Y., Sharif, M. R., Sharif, A., Beiraghdar, F., Zahiri, Z., Amirchoopani, G., . . . and Sahebkar, A. (2012). A randomized comparative trial on the therapeutic efficacy of topical Aloe vera and *Calendula officinalis* on diaper dermatitis in children. *The Scientific World Journal*, 2012.

ROSMARIN

Moss, M., Cook, J., Wesnes, K., and Duckett, P. (2003). Aromas of rosemary and lavender essential oils differentially affect cognition and mood in healthy adults. *International Journal of Neuroscience*, 113(1), 15–38.

Pengelly, A., Snow, J., Mills, S. Y., Scholey, A., Wesnes, K., and Butler, L. R. (2012). Short-term study on the effects of rosemary on cognitive function in an elderly population. *Journal of Medicinal Food*, 15(1), 10–17.

SALBEI

Bommer, S., Klein, P., and Suter, A. (2011). First time proof of sage's tolerability and efficacy in menopausal women with hot flushes. *Advances in Therapy*, 28(6), 490–500.

Vandecasteele, K., Ost, P., Oosterlinck, W., Fonteyne, V., De Neve, W., and De Meerleer, G. (2012). Evaluation of the efficacy and safety of *Salvia officinalis* in controlling hot flashes in prostate cancer patients treated with androgen deprivation. *Phytotherapy Research*, 26(2), 208–213.

SENF

Gregersen, N. T., Belza, A., Jensen, M. G., Ritz, C., Bitz, C., Hels, O., . . . and Astrup, A. (2013). Acute effects of mustard, horseradish, black pepper and ginger on energy expenditure, appetite, ad libitum energy intake and energy balance in human subjects. *British Journal of Nutrition*, 109(3), 556–563.

Lett, A. M., Thondre, P. S., and Rosenthal, A. J. (2013). Yellow mustard bran attenuates glycaemic response of a semi-solid food in young healthy men. *International Journal of Food Sciences and Nutrition*, 64(2), 140–146.

THYMIAN

Kemmerich, B., Eberhardt, R., and Stammer, H. (2006). Efficacy and tolerability of a fluid extract combination of thyme herb and ivy leaves and matched placebo in adults suffering from acute bronchitis with productive cough. *Arzneimittelforschung*, 56(09), 652–660.

ZIMT

Akilen, R., Tsiami, A., Devendra, D., and Robinson, N. (2010). Glycated haemoglobin and blood pressure lowering effect of cinnamon in multi ethnic Type 2 diabetic patients in the UK: a randomized, placebo controlled, double blind clinical trial. *Diabetic Medicine*, 27(10), 1159–1167.

Khan, A., Safdar, M., Khan, M. M. A., Khattak, K. N., and Anderson, R. A. (2003). Cinnamon improves glucose and lipids of people with type 2 diabetes. *Diabetes Care*, 26(12), 3215–3218.

Shishehbor, F., Rezaeyan Safar, M., Rajaei, E., and Haghighizadeh, M. H. (2018). Cinnamon consumption jmproves clinical symptoms and inflammatory markers in women with rheumatoid arthritis. *Journal of the American College of Nutrition*, 1–6.

Soni, K. B., and Kuttan, R. (1992). Effect of oral curcumin administration on serum peroxides and cholesterol levels in human volunteers. *Indian Journal of Physiology and Pharmacology*, 36, 273–273.

Thangapazham, R. L., Sharma, A., and Maheshwari, R. K. (2007). Beneficial role of curcumin in skin diseases. In *The Molecular Targets and Therapeutic Uses of Curcumin in Health and Disease* (pp. 343–357). Springer.

BEZUGSQUELLEN UND TIPPS

Gewürze, einzigartige Gewürzmischungen oder frische Kräuter in bester Qualität können Sie heutzutage fast überall finden. Beim Gemüsehändler, im Supermarkt, in spezialisierten Gärtnereien oder bei Anbietern im Internet. Hier eine ganz kleine, individuelle Auswahl:

Altes Gewürzamt. Ausgewählte Gewürze und Mischungen in Topqualität aus einer feinen, kreativen und individuellen Familienmanufaktur. www.altesgewuerzamt.de

Kräuter Schulte. Die Welt der heilenden Kräuter und Gewürze. www.kraeuterschulte.de

Kreuterey. Basilikum- und Chilipflanzen direkt vom Biogärtner. www.kreuterey.de

Lebensbaum. Gewürze und Mischungen in Bioqualität. www.lebensbaum.com

Maienfelser Naturkosmetik Manufaktur. Tolle Gewürzöle, in der hauseigenen Ölmühle hergestellt, ein kulinarischer Traum. www.maienfelser-naturkosmetik.de

Sonnentor. Gewürze, Kräuter, Tees und mehr in Bioqualität. www.sonnentor.com

Vitalpilze Chiemsee. Heil- und Vitalpilze in Topqualität. www.vitalpilze-chiemsee.de

Filmtipp: ***Ratatouille*** von Disney! Ein kulinarischer Filmspaß für die ganze Familie rund ums Kochen mit den richtigen Gewürzen und Kräutern. Die sensationelle Story von Remy, der französischen Ratte, die davon träumt, Chefkoch zu werden ...

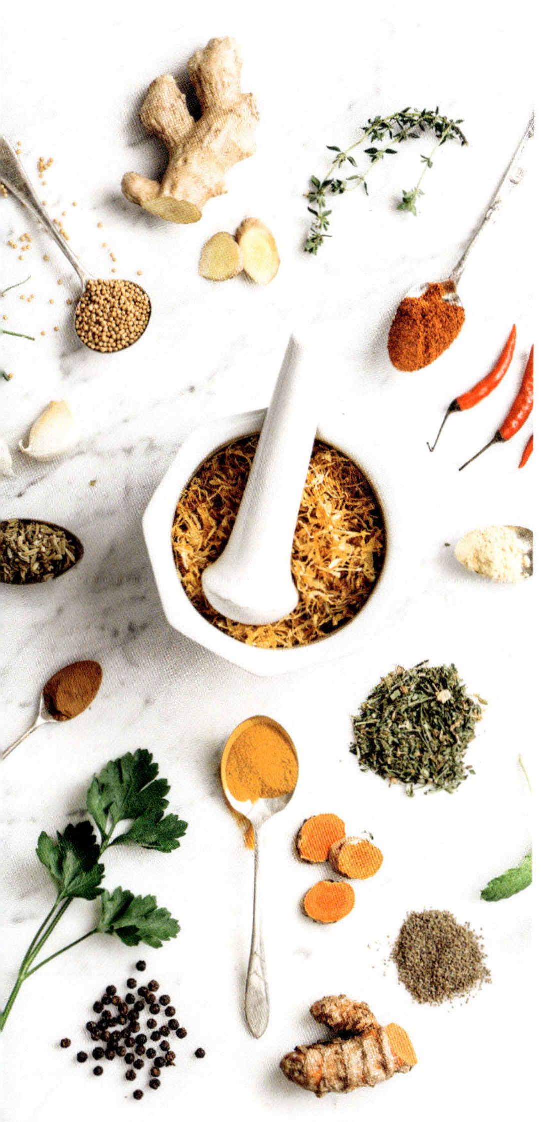

UMRECHNUNG VON TL UND EL IN GRAMM

MEDIZIN-GEWÜRZ	GRAMM PRO TL	GRAMM PRO EL
CHILI	3,8 g Pulver	11,5 g Pulver
FENCHEL	3,1 g Samen	9,3 g Samen
INDISCHES BASILIKUM	0,8 g g/g	2,4 g g/g
INGWER	3 g Pulver	9 g Pulver
KARDAMOM	3,5 g Pulver	10,5 g Pulver
KNOBLAUCH	4,2 g Pulver	12,6 g Pulver
KREUZKÜMMEL	3 g Pulver oder Samen	9 g Pulver oder Samen
KURKUMA	3,5 g Pulver	10,5 g Pulver
LAVENDEL	1 g Blüten	3 g Blüten
MINZE	1,1 g g/g	3,3 g g/g
PETERSILIE	0,7 g g/g	2,3 g g/g
PFEFFER	4,2 g Pulver	12,6 g Pulver
RINGELBLUME	0,5 g Kronbl.	1,5 g Kronbl.
ROSMARIN	2 g g/g	6 g g/g
SALBEI	1,1 g g/g	3,3 g g/g
SELLERIE	3 g Samen	9 g Samen
SENF	2,6 g Pulver oder Samen	7,8 g Pulver oder Samen
THYMIAN	1,3 g g/g	3,9 g g/g
ZIMT	2,6 g Pulver	8 g Pulver

g/g = geschnitten/gesiebt

Kronbl. = Kronblätter

MEIN LEBEN MIT GEWÜRZEN

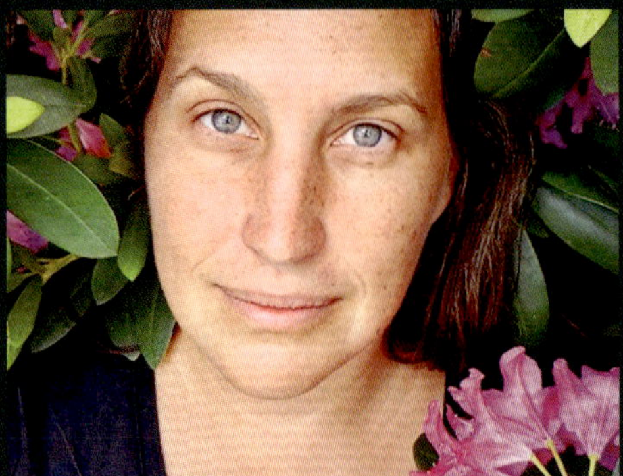

Bevin Clare

Die Menschheit hat leider schon viele Pandemien erlebt. Immer wieder tauchen neue Viren wie SARS-CoV-2 auf. Es ist nicht das erste und wird nicht das letzte Virus sein. Eine Pandemie macht uns unsere Verletzlichkeit bewusst. Wir erkennen wechselseitige Abhängigkeiten und dass unsere Spezies Teil der natürlichen Welt um uns herum ist. Es ist höchste Zeit, dass wir uns mit Kräutermedizin, traditionellen Heilmitteln und so einfachen Dingen wie der Anwendung von Gewürzmedizin befassen.

POWER UND HILFE AUS DER NATUR

Kräutermedizin hat eine lange Erfolgsgeschichte vorzuweisen, was die Behandlung von unbekannten, bedrohlichen Infektionen betrifft – vor allem dann, wenn es keine Antworten darauf gibt, was im akuten Krisenfall zu tun ist. Das neuartige Virus bedroht unsere Gesundheit, verursacht Fieber, schwere Atemwegsprobleme, Pneumonie und gefährliche Komplikationen durch Entzündung von Blutgefäßen im ganzen Körper. Kräutermedizin bietet unzählige Optionen, die allgemeine Gesundheit zu stärken, Schadwirkungen von pathogenen Erregern vorzubeugen und den Krankheitsverlauf abzumildern. Permanenter Wandel und immerwährende Lernprozesse kennzeichnen irdisches Leben. Deshalb gibt es keine einfachen Lösungen (medizinisch oder nicht-medizinisch) für solche neuen Pathogene. Am besten nutzen wir alle verfügbaren Optionen: traditionelles Heilwissen, moderne Wissenschaft und vor allem auch praktische Erfahrung.

In Krisenzeiten gerät zudem der globale Markt für Kräutermedizin unter Druck. Taucht ein neues Heilkraut auf, kommt es zu Hamsterkäufen und Lieferengpässen. Es gibt nur wenige pflanzliche Heilmittel, die einer starken globalen Nachfrage standhalten, ohne dass es zu Übererntungen und Fälschungen kommt.

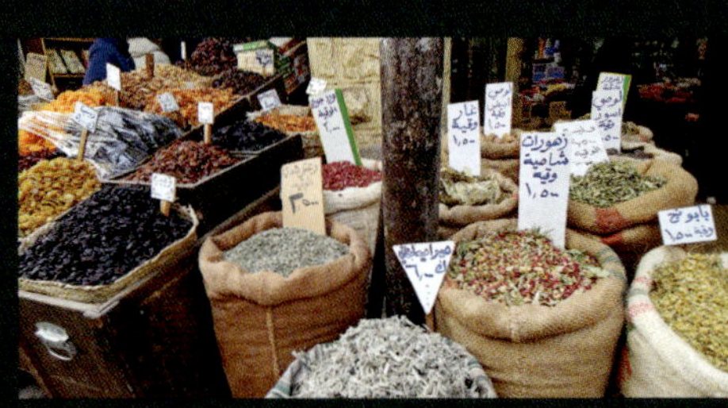

Eine Auswahl an kulinarischen Gewürzen und medizinischen Kräutern auf einem Markt in Amman, Jordanien

Nutzen Sie die Heilkräfte der Gewürzmedizin! Gewürze werden schon seit Jahrtausenden als Nahrung und Medizin verwendet. Sie sind überall verfügbar, preiswert, sicher, einfach anzuwenden und wohlschmeckend. Aromatische Heilmittel in Hülle und Fülle. Gesundheitsstärkende Wirkungen beim Menschen sind sehr gut erforscht und zweifelsfrei belegt. Dieses umfangreiche, interessante Buch erscheint zum bestmöglichen Zeitpunkt.

REISEN UND HEILEN MIT GEWÜRZEN

Als Reisende und Herbalistin habe ich Formen der Kräutermedizin kennengelernt, die für mich noch heute unbegreiflich sind. Ich war in meiner Jugend in abgelegenen Regionen Südostasiens unterwegs, insbesondere in Kambodscha, Myanmar, Laos und Indonesien. Dabei fiel mir auf, dass Kräutermedizin außerordentlich wirksam sein kann – vor allem dann, wenn es keine Gesundheitsversorgung gibt. Bewohner solcher Regionen betrachten eine weiße Frau entweder als Missionarin oder als Ärztin. In jedem Fall als jemanden, der Medizin für Kranke mitbringt. In der Regel fehlt es dort am Zugang zu medizinischer Versorgung.

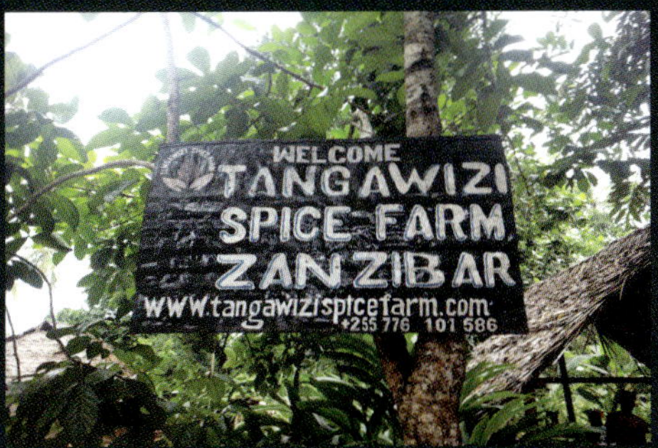

Zu Besuch bei der *Tangawizi Spice Farm* auf der Insel Sansibar

Ich war mit dem Rucksack unterwegs, Studentin und vorwitzige Jugendliche mit Vorliebe für Kräutermedizin. Man drängte mich dazu, zu helfen, so gut ich konnte. Pflanzen, die ich kannte, waren meistens

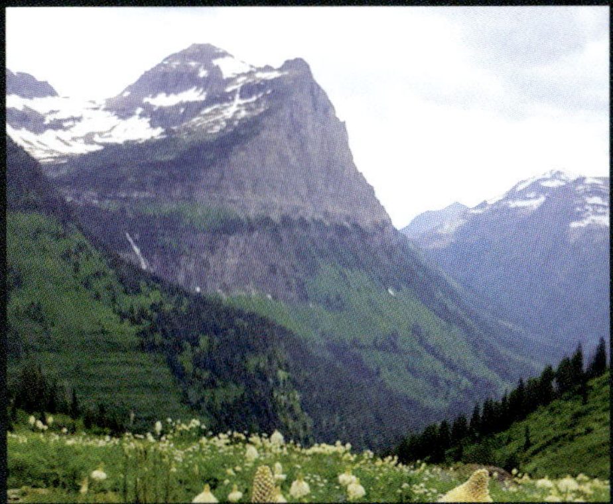

Naturstudien im *Glacier National Park* in Montana, USA

Nahrungsmittel oder medizinisch wirksame Gewürze. Sie waren leicht zu identifizieren, mit dem bloßen Auge, am Geschmack und Geruch. Ich wusste, wie man sie anwendet. Mit der Zeit konnte ich erstaunliche Heilwirkungen solcher Pflanzen beobachten. Viele Menschen mit Gesundheitsproblemen haben davon profitiert. Ich hätte niemals gedacht, dass Kräutermedizin so wirksam sein kann.

DIE AKTUALITÄT VON GEWÜRZMEDIZIN

Heute lebe ich in einem Land, das über eine erstklassige Gesundheitsversorgung verfügt. Das heißt aber nicht, dass es keinen Bedarf an Kräutermedizin für die tägliche Gesundheitsvorsorge und das allgemeine Wohlbefinden gibt. Je mehr wir über bedrohliche Krankheitserreger wissen, desto deutlicher zeigt sich, dass Menschen mit Gesundheitsproblemen wie Herz-Kreislauf-, Autoimmunerkrankungen und Diabetes besonders gefährdet sind. In Pandemiezeiten erkranken sie schwerer und sterben häufiger an Infektionen.

Kräutermedizin, vor allem Nahrungskräuter und Gewürze, ist für solche Risikogruppen besonders empfehlenswert. Sie stärkt die Gesundheit und die Abwehrkraft. Der Körper ist dann besser vor bekannten und unbekannten Angreifern geschützt. Mit Gewürzen steht uns eine komplette *Materia medica* zur Verfügung, zum Vorteil von Gesundheit und Wohlbefinden aller.

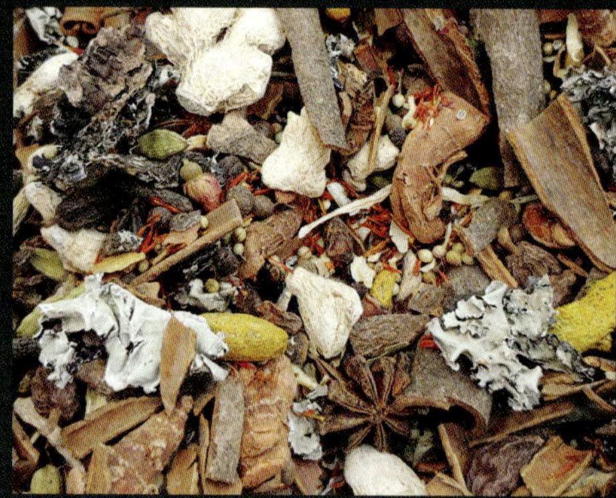

Medizinische Gewürzmischung auf einem Markt in Amman, Jordanien

Nachhaltig und biologisch. Tag für Tag. Aromatische Gewürzkräuter bringen uns zurück zur Natur. Was am wichtigsten ist: Sie sind absolut sicher und immer hilfreich – ohne jedes Risiko für die Gesundheit.

Kräuter- und Gewürzmedizin kann sowohl heilen und Krankheiten vorbeugen als auch schulmedizinische Behandlungen begleiten und verbessern. Kräutermedizin ist dort am wirksamsten, wo wir am dringendsten Hilfe benötigen – zur Stärkung des gesamten Immunsystems und Unterstützung unseres Wohlbefindens.

WENN AROMEN GESCHICHTEN ERZÄHLEN

Für mich als fröhliche Weltenbummlerin gehören Nahrungsmittel und Aromen in den Küchen der Welt zu den Highlights meiner Exkursionen. Der wichtigste Aspekt sind Kräuter und Gewürze, die bei der Zubereitung von Mahlzeiten verwendet werden. Aromen erzählen nicht nur Geschichten über ferne Orte und Zeiten, sondern erlauben auch einen umfassenderen Blick auf Gesundheit und gesunde Ernährung. In vielen Kulturkreisen sind frische Kräuter und Gewürze im Überfluss auch ein Kennzeichen der Gesundheit ihrer Bevölkerungen. Reichlich Gewürze in unserer Nahrung sind gute und wirksame Gesundheitsvorsorge, die sich jeder leisten kann.

ABSAGE AN FASTFOOD UND KÜNSTLICHE GESCHMACKSVERSTÄRKER

Eine Herausforderung unserer Zeit ist die Rückführung von den „Würzmitteln“ Zucker und Salz hin zur Wertschätzung von scharfen, bitteren und aromatischen Gewürzen. Unsere fein entwickelten Sinne werden vom aufdringlich grellen, süßen und salzigen Geschmack fertiger Speisen oder von Geschmacksverstärkern in die Irre geführt. Wir sind abgestumpft und zugleich überempfindlich geworden, was die stärkeren natürlichen Geschmäcker betrifft. Man muss sich Zeit lassen, um von fader, ungesunder, süßer oder überwürzter Kost zum vollmundigen Geschmackserlebnis zu kommen – aber es lohnt sich! Forschungsergebnissen zufolge können wir uns zum Beispiel innerhalb von 7 bis 10 Tagen wieder an den normalen Geschmack von gesunden Bitterstoffen gewöhnen, wenn sie täglich verabreicht werden. Die Intensität der Bitterempfindung nahm bei den Teilnehmern einer Studie bis zum zehnten Tag stetig ab – alles kann gelernt werden (spitlab.mystrikingly.com).

WIE BABYS UND KINDER GEWÜRZE LIEBEN LERNEN

Die einfachste Option, Gesundheit und Wohlbefinden zu fördern, ist die regelmäßige Anwendung von Gewürzmedizin schon bei Babys und Kindern. In der Schwangerschaft gehen die aromatischen Qualitäten gewürzreicher Ernährung in die Amnionflüssigkeit über. Je nachdem, wie aromatisch gegessen wird, verändert sich auch der Geschmack der Muttermilch. Auf diesem Weg kommen Kinder zur Welt, die einen wissbegierigen Gaumen mitbringen und bereit sind, manche Aromen auszuprobieren. Das belegt die Kultur der traditionellen Küche, die in der Familie an die Kinder weitergegeben wird. Es ist eine große Freude mitzuerleben, dass Kinder nicht nur mit Freuden solch starke Aromen tolerieren, sondern auch im täglichen Leben richtig zu schätzen wissen und genießen können. Ganz einfach nach draußen oder zum Garten auf dem Fensterbrett gehen und Kräuter für das Essen ernten – auch die Erfahrung unserer Verbundenheit mit der Natur wird dadurch gestärkt.

Gehen Sie zu Ihrem Gewürzregal, atmen Sie die Aromen tief ein. Dosieren Sie nach Lust und Laune, doppelt und dreifach, und lassen Sie sich die Aromen auf der Zunge zergehen. Körper und Geist werden jeden Tag vom Füllhorn der vielen medizinisch wirksamen Gewürze profitieren.

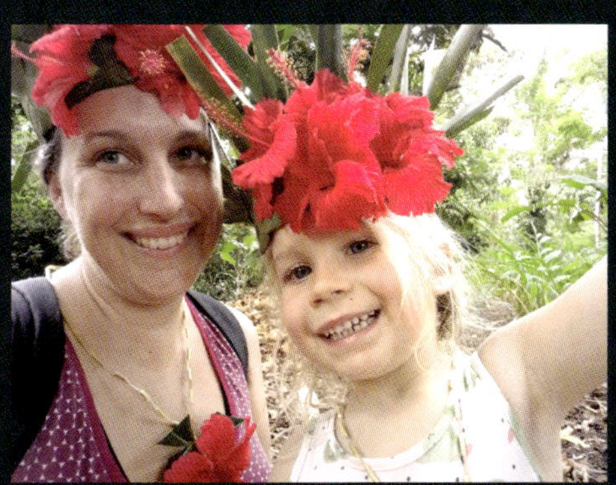

Bevin mit ihrer Tochter *Cassia*, die nach dem Zimtbaum auf Sansibar benannt ist

Bevin Clare, M.S., R.H., CNS, ist klinische Herbalistin, Ernährungsexpertin, Mutter, Pflanzenliebhaberin und Professorin an der *Maryland University of Integrative Health* (MUIH), Abteilung für klinische Kräutermedizin. Mit Vorträgen führt sie Studenten, Klienten und Therapeuten in die Kräuterheilkunde ein. Sie absolvierte eine umfangreiche Ausbildung an der *London School of Hygiene and Tropical Medicine* im Fach Infektiologie (M.Sc.) und befasste sich mit der heilsamen Kräutermedizin weltweit. Sie kombiniert ihr Wissen über die traditionelle Anwendung von Heilpflanzen mit moderner Wissenschaft und aktuellen Gesundheitsstrategien. Sie ist Vorstandsmitglied von *United Plant Savers*, einer Arbeitsgruppe zum Schutz bedrohter Heilpflanzen in Nordamerika, und derzeit Präsidentin der *American Herbalists Guild*, die sich für die Professionalisierung der klinischen Kräutermedizin einsetzt.

REGISTER

C

D

E

F

G

H

I

J

K

L

M

S

T

U

V

W

X

Y

Z

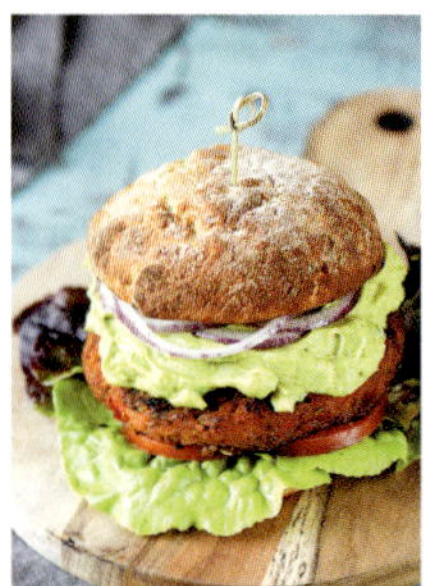
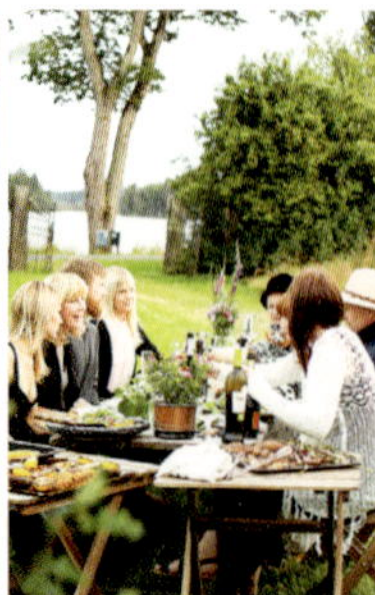
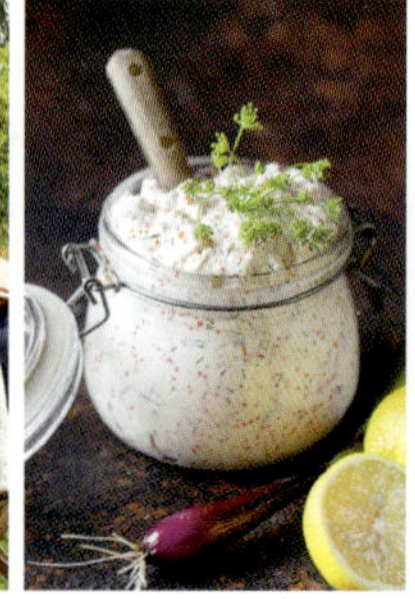
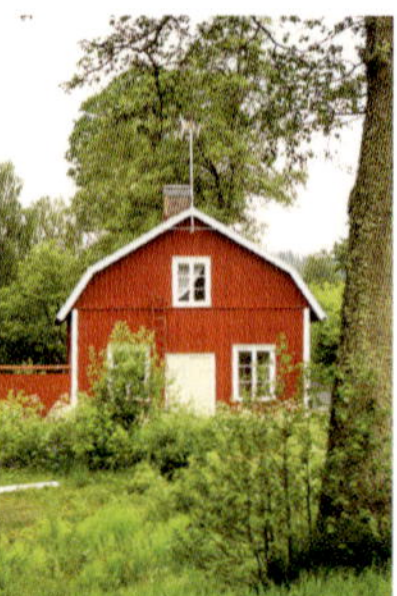
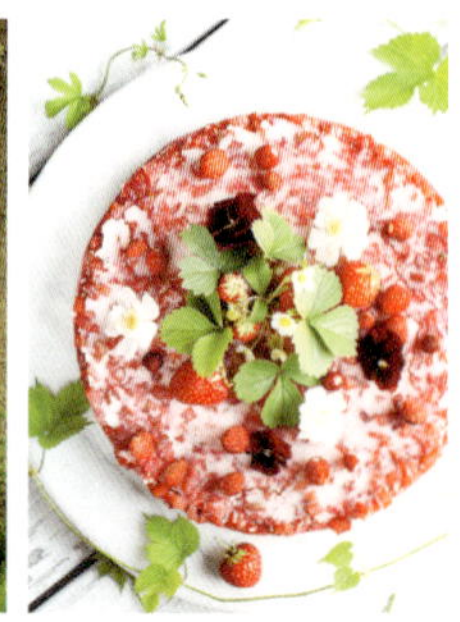

Vegan mit Genuss und Liebe

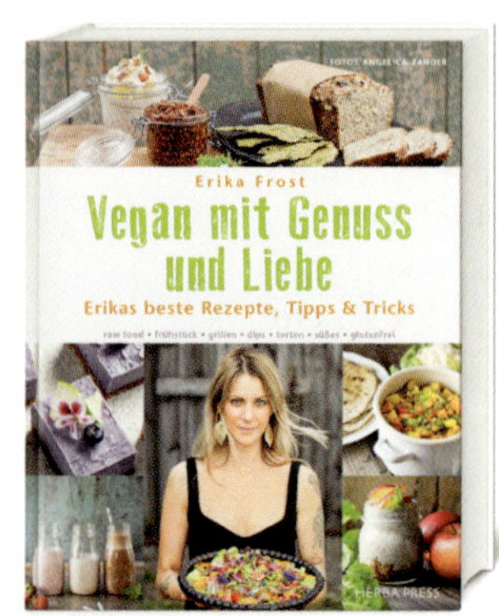

Ob Luxus-Frühstück, heiße Eintöpfe, schnelle Gerichte, Snacks, Hausmannskost oder farbenfrohe Salate: Schon die tollen Fotos von Köchin Erikas Rezepten wecken jede einzelne Geschmacksknospe aus dem Tiefschlaf – egal ob Sie Veganer oder Allesesser sind. Und erst ihre großartigen Torten: unwiderstehlich lecker!

Vegan mit Genuss und Liebe
Die besten Rezepte, Tipps & Tricks der schwedischen Köchin Erika! 192 Seiten, Hardcover, 22 x 28 cm.
ISBN 978-3-946245-04-9

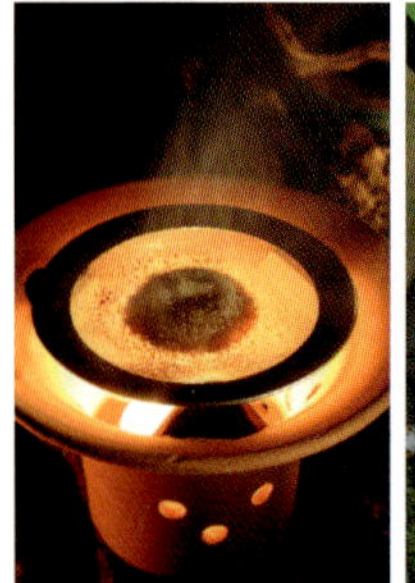
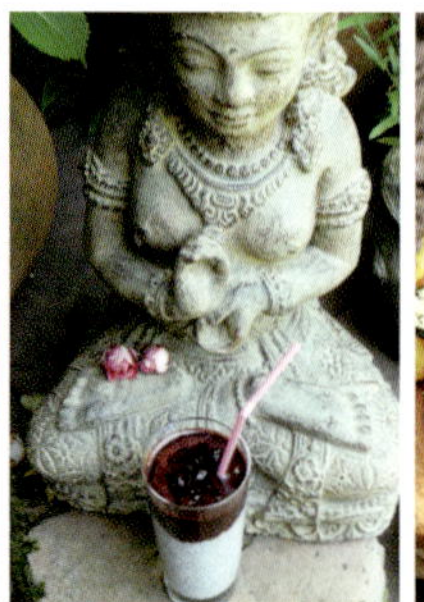
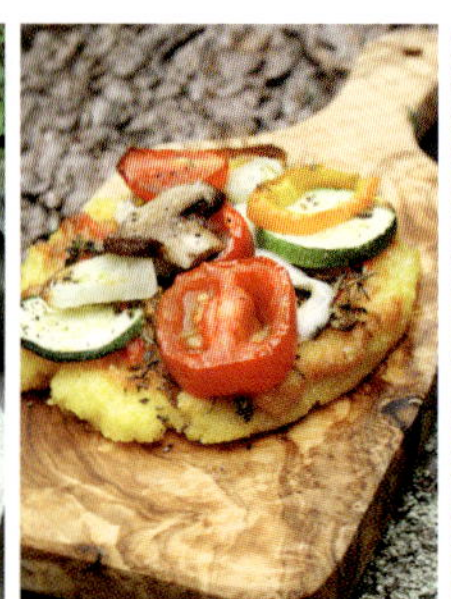
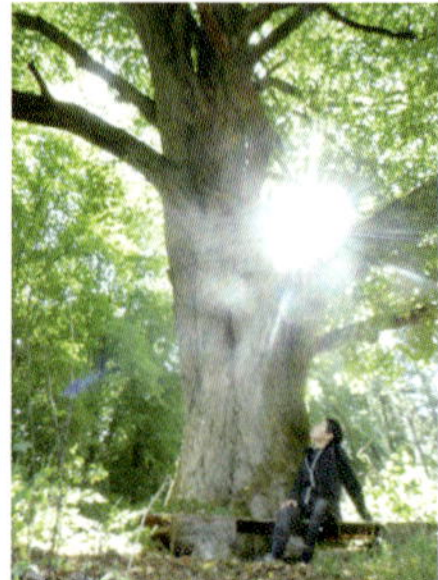
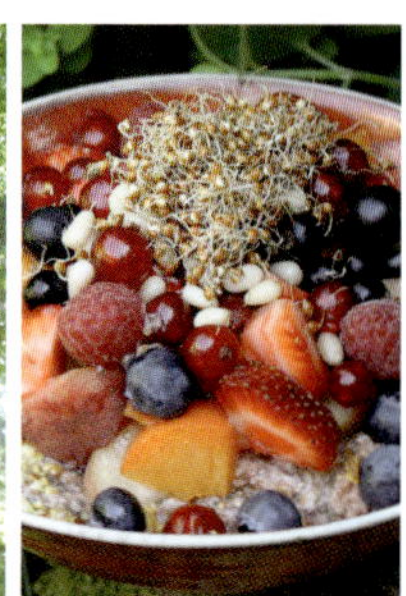

In Topform durch die Wechseljahre

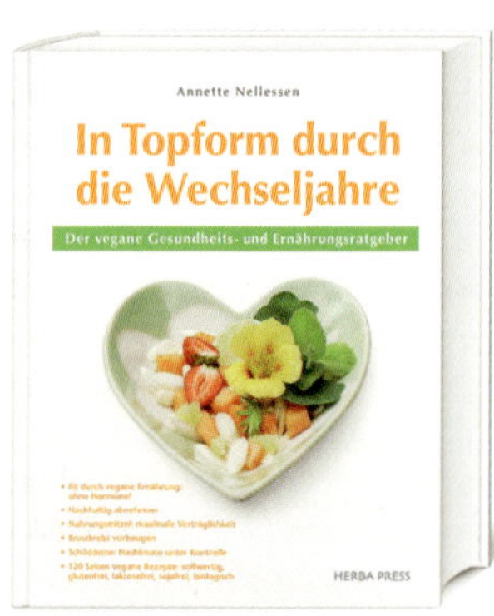

Wie wichtig eine gute Gesundheit für die Frau ist, macht sich besonders in den Wechseljahren bemerkbar. Die Autorin zeigt mit ihrem umfangreichen Ratgeber überzeugend auf, dass es jeder Frau in den Wechseljahren gelingen kann, ihren Körper auf natürliche Weise durch vollwertige pflanzenbasierte Ernährung wieder in Topform zu bringen. Ein wunderschönes Buch, liebevoll gestaltet und mit vielen farbigen Abbildungen. Auf über 120 Seiten finden Sie leckere pflanzliche Rezepte, jedes mit einem schönen Foto bebildert.

In Topform durch die Wechseljahre
Gesundheitsratgeber + Kochbuch.
Autorin: Annette Nellessen.
376 Seiten, Hardcover, 19 x 24 cm.
ISBN 978-3-946245-02-5

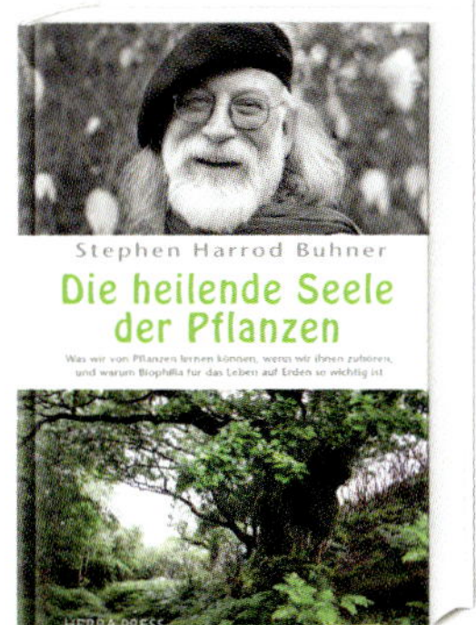

Die heilende Seele der Pflanzen
384 Seiten. Hardcover.
15,5 x 23 cm.
ISBN 978-3-946245-03-2.

Die heilende Seele der Pflanzen

Was wir von Pflanzen lernen können, wenn wir ihnen zuhören, und warum Biophilia für das Leben auf Erden so wichtig ist.

Pflanzen haben eine Seele und heilende Kräfte. Sie spüren, wenn wir Hilfe brauchen. Und sie helfen uns, wenn wir sie darum bitten. Schon Goethe wusste das. Aber wie offenbaren sie sich uns?

Eine Antwort gibt „Die heilende Seele der Pflanzen", ein Buch der Gedanken und Gefühle. Wie eine poetische Wegbeschreibung nimmt es uns mit auf eine Reise in die geheimnisvolle Welt der Pflanzen. Und wie ein Sachbuch vermittelt es wichtiges Wissen über die Probleme, die unser Überleben gefährden: Umweltzerstörung, resistente Bakterien, Luftverschmutzung, Krebs und Klimawandel.

Dieses wundervoll geschriebene Buch präsentiert die erstaunlichen Erkenntnisse eines Naturforschers, Poeten und Experten für Pflanzenmedizin. Buhner ist zutiefst davon überzeugt, dass die Erde ein einzigartiger und großer lebendiger Organismus ist, der seine Bewohner schützen und deren Lebensgrundlagen erhalten möchte. Die Pflanzen auf Mutter Erde waren schon immer und sind noch heute die primäre Medizin des Menschen und aller Erdenbewohner.

Die Natur ist tiefgründiger, als wir bislang glaubten – und als es uns beigebracht wurde. Buhners bemerkenswerte Sichtweisen und seine wissenschaftliche Analyse eröffnen uns neue Wege, die Zusammenhänge des Lebens besser zu verstehen.

Gutes Cholesterin – Böses Homocystein

Die wirklichen Ursachen der Arteriosklerose

Wir alle haben daran geglaubt, nicht wahr? Viele tun es noch immer. Es erschien zu plausibel und zu einfach, um nicht wahr zu sein: Die Absenkung der Cholesterinwerte verhindert Herz-Kreislauf-Erkrankungen.

In der Lebenswirklichkeit hat die flächendeckende Anwendung von Cholesterinsenkern aber wenig gebracht. Herzinfarkt, Schlaganfall und Co. sind nach wie vor Spitzenreiter bei den Todesursachen. Es ist höchste Zeit, sich mit der wahren Geschichte von Cholesterin und Homocystein zu befassen.

Der Erfolgsautor Dr. med. Eberhard J. Wormer entzaubert im ersten Teil seines Buchs den Mythos vom „schlechten" Cholesterin und erklärt, warum Cholesterin „gut", ja sogar lebenswichtig und unverzichtbar für den menschlichen Organismus ist.

Im zweiten Teil des Buchs erfahren Sie alles, was Sie über den Risikofaktor Homocystein wissen sollten. Homocystein rückt immer stärker in den Fokus gesundheitsbewusster Menschen. Viele Betroffene, die hohe Homocysteinwerte im Blut haben, wissen nichts davon und werden weder über Risiken informiert noch ausreichend untersucht. Dabei kann man sich sehr einfach vor Homocystein-Risiken schützen. Ein positives, aufbauendes und inspirierendes Buch, das zum Umdenken ermutigt.

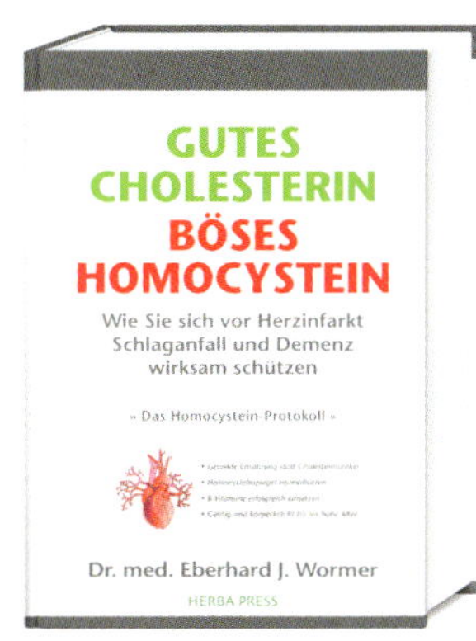

Gutes Cholesterin – Böses Homocystein
Viele farbige Abbildungen und informative Grafiken.
304 S. Solides Hardcover.
Format 16,5 x 24 cm.
ISBN 978-3-946245-06-3.

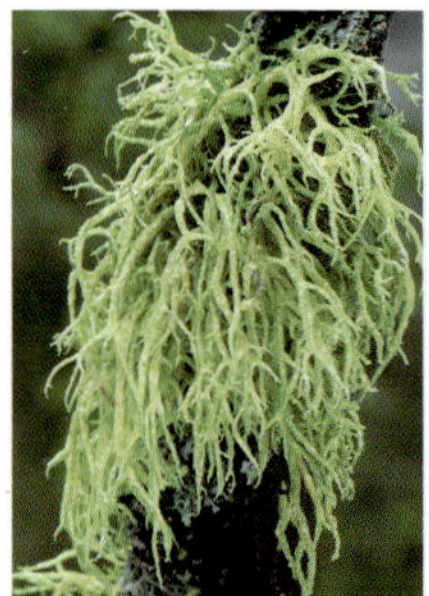
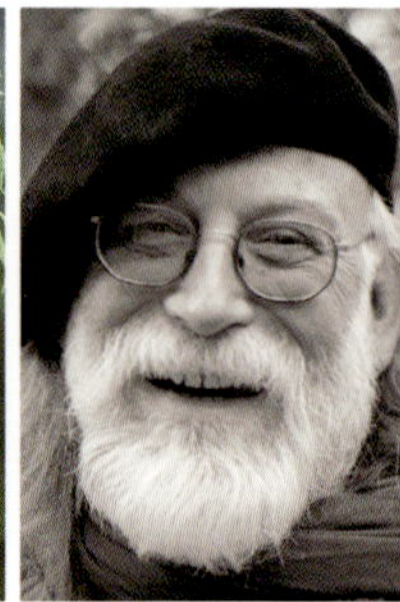
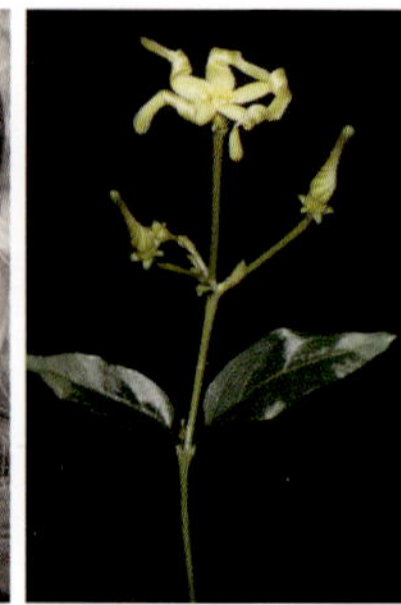
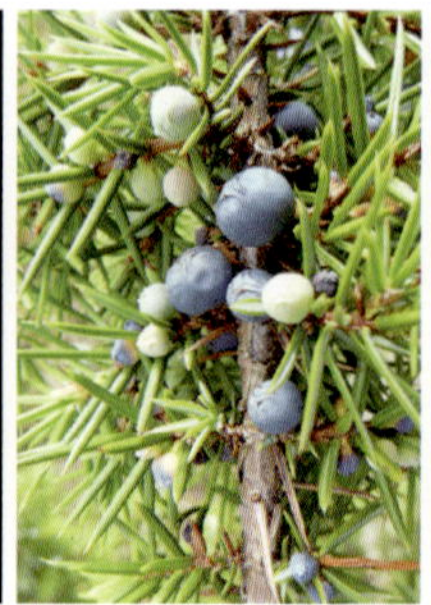
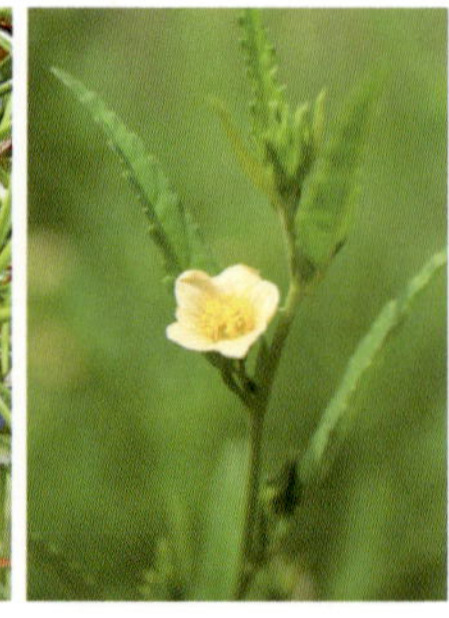

Pflanzliche Antibiotika

Stephen Harrod Buhner präsentiert in seinem Werk *Pflanzliche Antibiotika* schlüssige Belege dafür, dass Heilkräuter mit ihrer komplexen Mischung aus antibiotischen, systemischen und synergistischen Komponenten die beste Abwehrstrategie gegen resistente Infektionen sind.

„Es gibt Alternativen zu den Pharmazeutika, die einst unsere Retter zu sein schienen und uns nun zum Verhängnis geworden sind. Pflanzen waren lange Zeit die primäre Medizin des Menschen – und sie sind es heute noch."
Stephen Harrod Buhner

Pflanzliche Antibiotika
Alle Heilkräuter-Abb. in Farbe.
560 Seiten. Hardcover.
Format 16,5 x 24 cm.
ISBN 978-3-946245-00-1

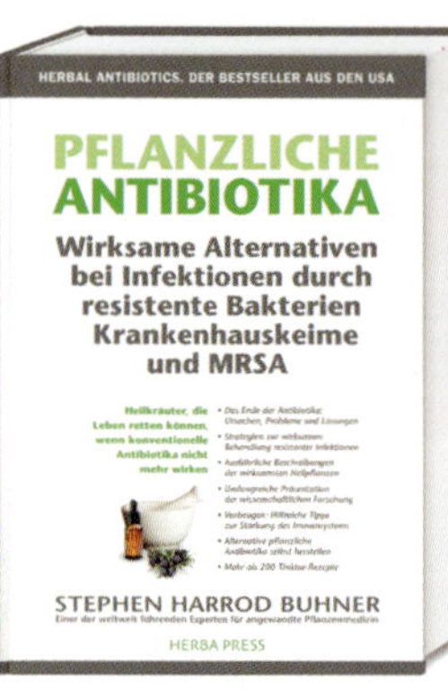

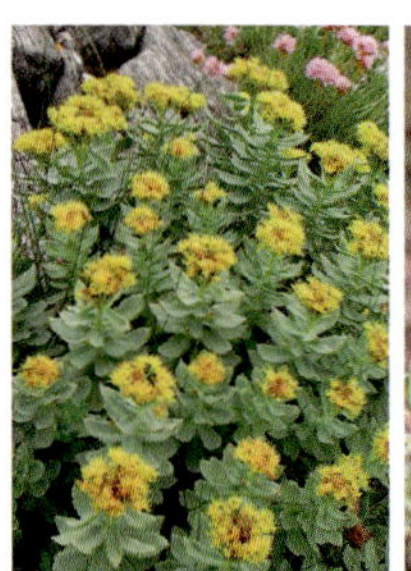
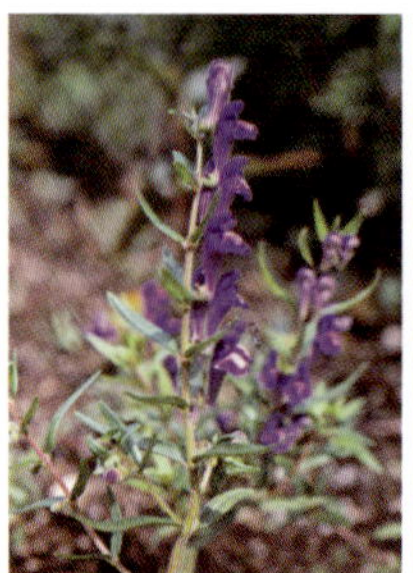
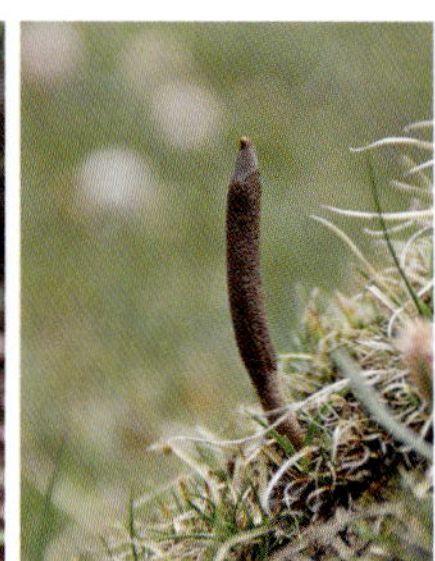
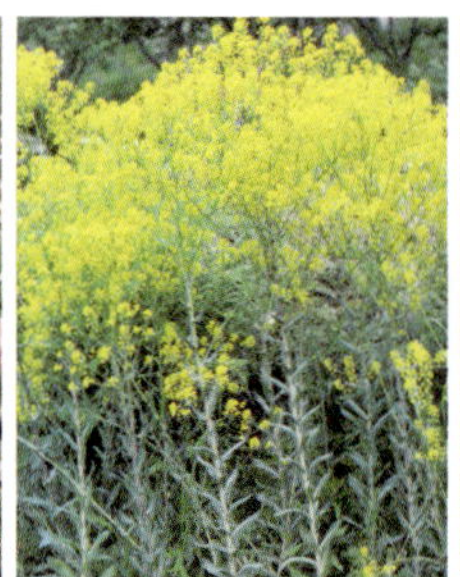
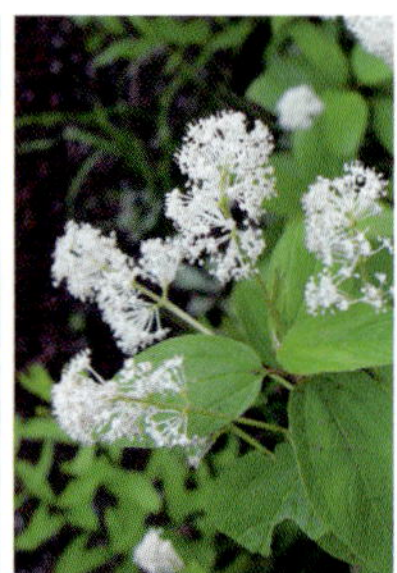

Pflanzliche Virenkiller

Der Autor Stephen Harrod Buhner, einer der weltweit führenden Experten für angewandte Pflanzenmedizin erklärt, was es mit „neu auftauchenden" Viren auf sich hat. Es werden nicht nur raffinierte Überlebensstrategien von Viren vorgestellt, sondern auch praxistaugliche und evidenzbasierte Vorschläge gemacht, wie man sich gegen Virusintelligenz mit Hilfe von Heilkräutern erfolgreich zur Wehr setzt.

„In meinem Buch finden Sie Informationen über einige der besten, systemisch und mit breitem Spektrum wirksamen antiviralen Kräuter, die es auf Erden gibt."
Stephen Harrod Buhner

Pflanzliche Virenkiller
Alle Heilkräuter-Abb. in Farbe.
472 Seiten. Hardcover.
Format 16,5 x 24 cm.
ISBN 978-3-946245-01-8.

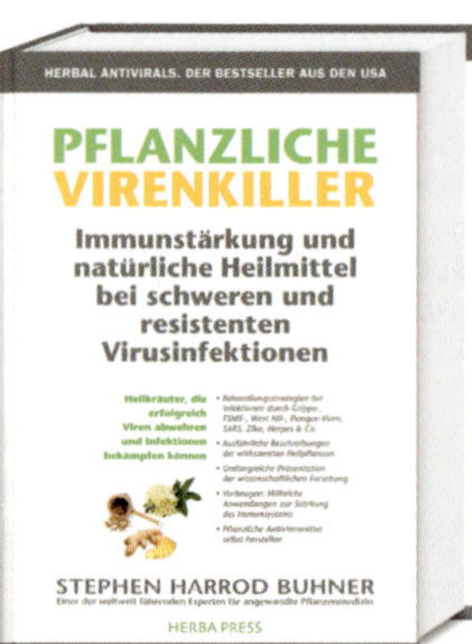

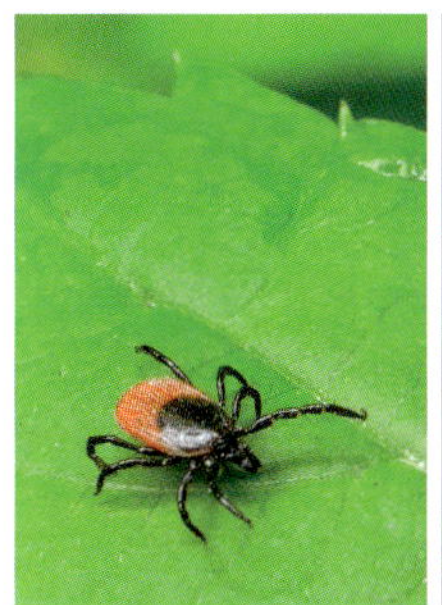
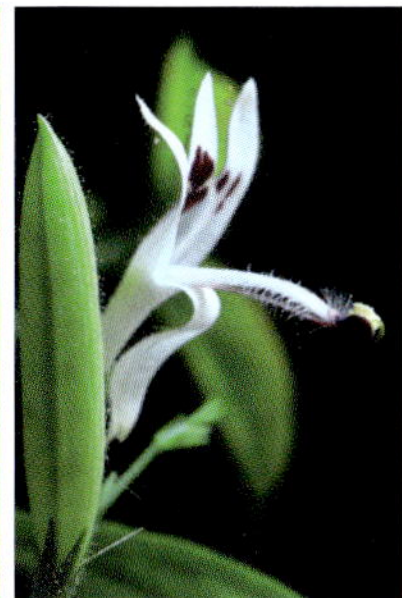
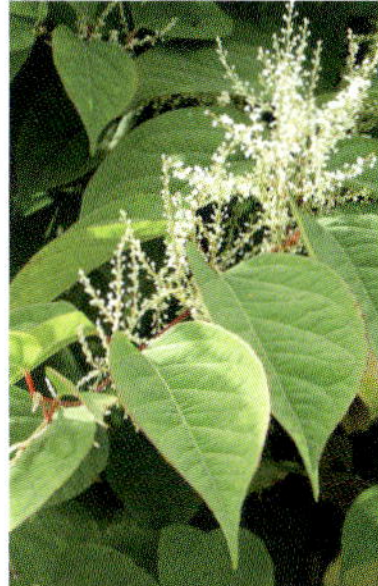
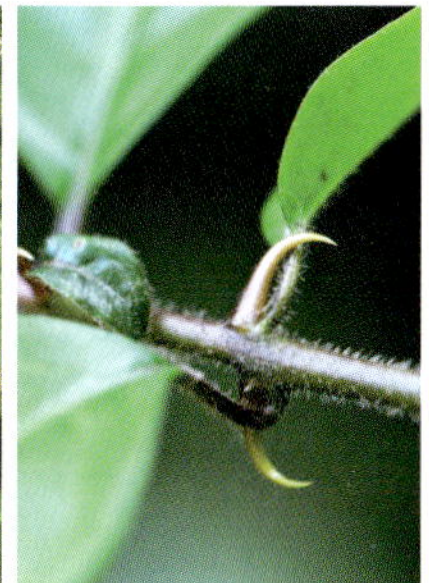
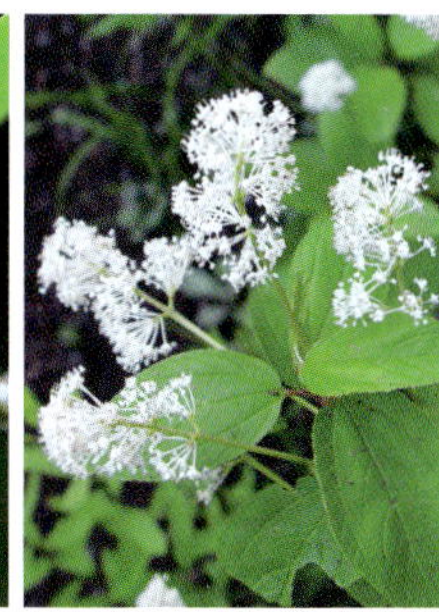

Lyme Borreliose natürlich heilen

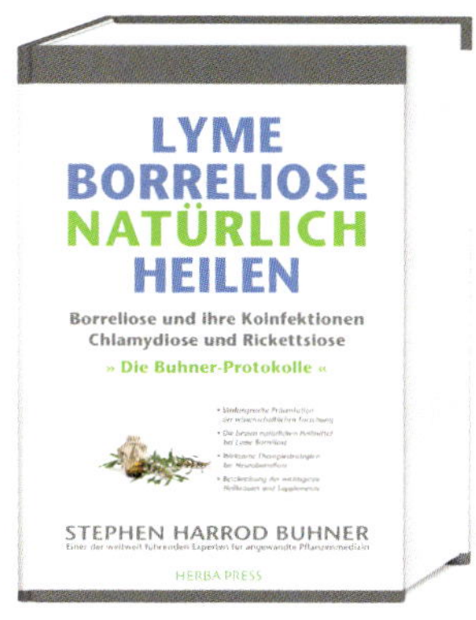

Im vorliegenden Buch schildert der Autor Stephen Harrod Buhner, was Borreliose-Bakterien im Körper anrichten und wie die Erkrankung mit natürlichen Mitteln geheilt werden kann. Lyme-Borreliose wird durch Spirochäten verursacht. Es handelt sich dabei um besonders clevere Keime. Sie können sich in Zellen verstecken oder ihre Form so verändern, dass sie das Immunsystem nicht identifizieren kann. Der Leser erhält wichtige Informationen über die Mechanismen der Borrelien-, Chlamydien- und Rickettsieninfektionen, Diagnostik, Tests und Nachweisverfahren sowie detaillierte Therapieprotokolle mit antiinfektiösen Heilkräutern.

Lyme Borreliose natürlich heilen. Alle Heilkräuter-Abb. in Farbe.
656 Seiten. Hardcover. Format 16,5 x 24 cm.
ISBN 978-3-946245-05-6

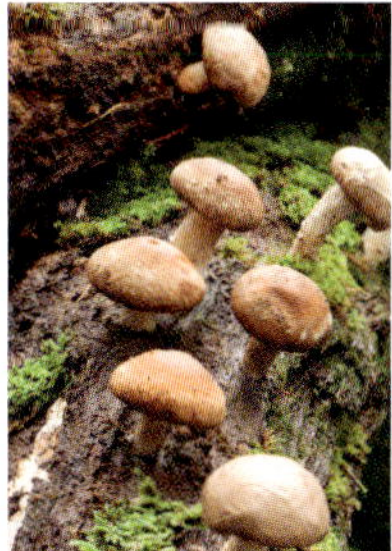
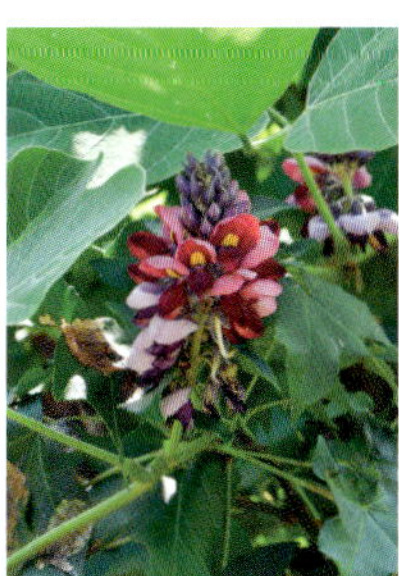
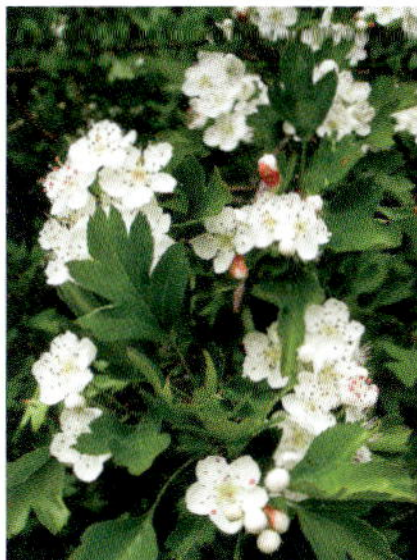
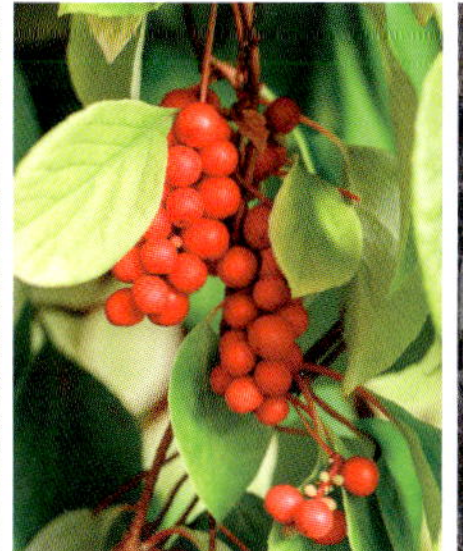
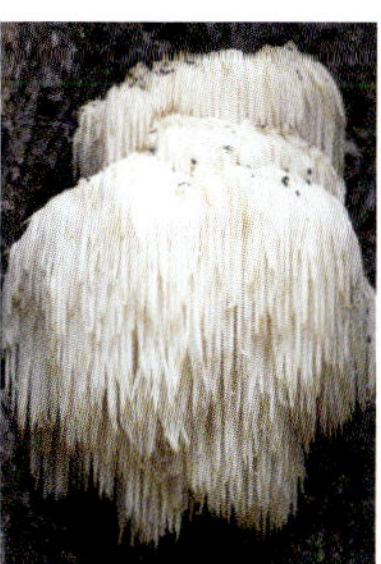

Borreliose Koinfektionen

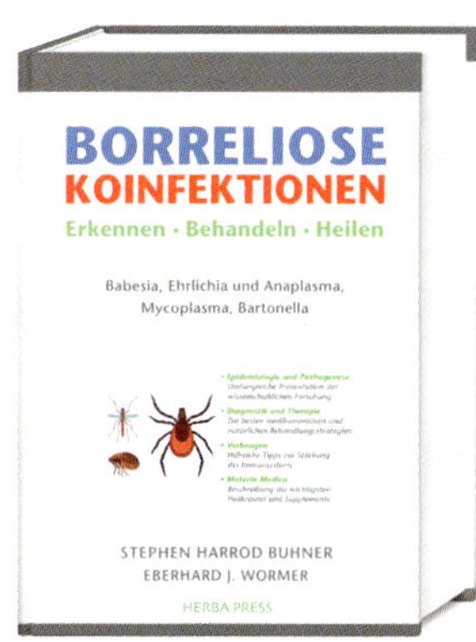

Erfahrung mit Heilpflanzen und wissenschaftliche Evidenz sind hier erstmals zu einem praktikablen Therapiekonzept von Borreliose-Koinfektionen zusammengefasst. Die Materia Medica enthält detaillierte Beschreibungen von 47 Heilkräutern und Supplementen mit Bezug auf die Behandlung von Koinfektionen. Vorgaben für Rezepturen und Dosierungsempfehlungen ermöglichen Hilfe zur Selbsthilfe. Pflanzen setzen sich seit Millionen Jahren gegen infektiöse Angreifer zur Wehr. Sie wissen. was zu tun ist. und helfen sich selbst. Pflanzen sind die besten Apotheker.

Borreliose Koinfektionen. Ein gemeinsames Werk der Bestseller-Autoren Stephen Harrod Buhner und Eberhard J. Wormer.
Viele farbige Abbildungen und Grafiken. 560 Seiten. Hardcover.
Format 16,5 x 24 cm.
ISBN 978-3-946245-07-0.

www.herba-press.de
Lesen. Wissen. Handeln.

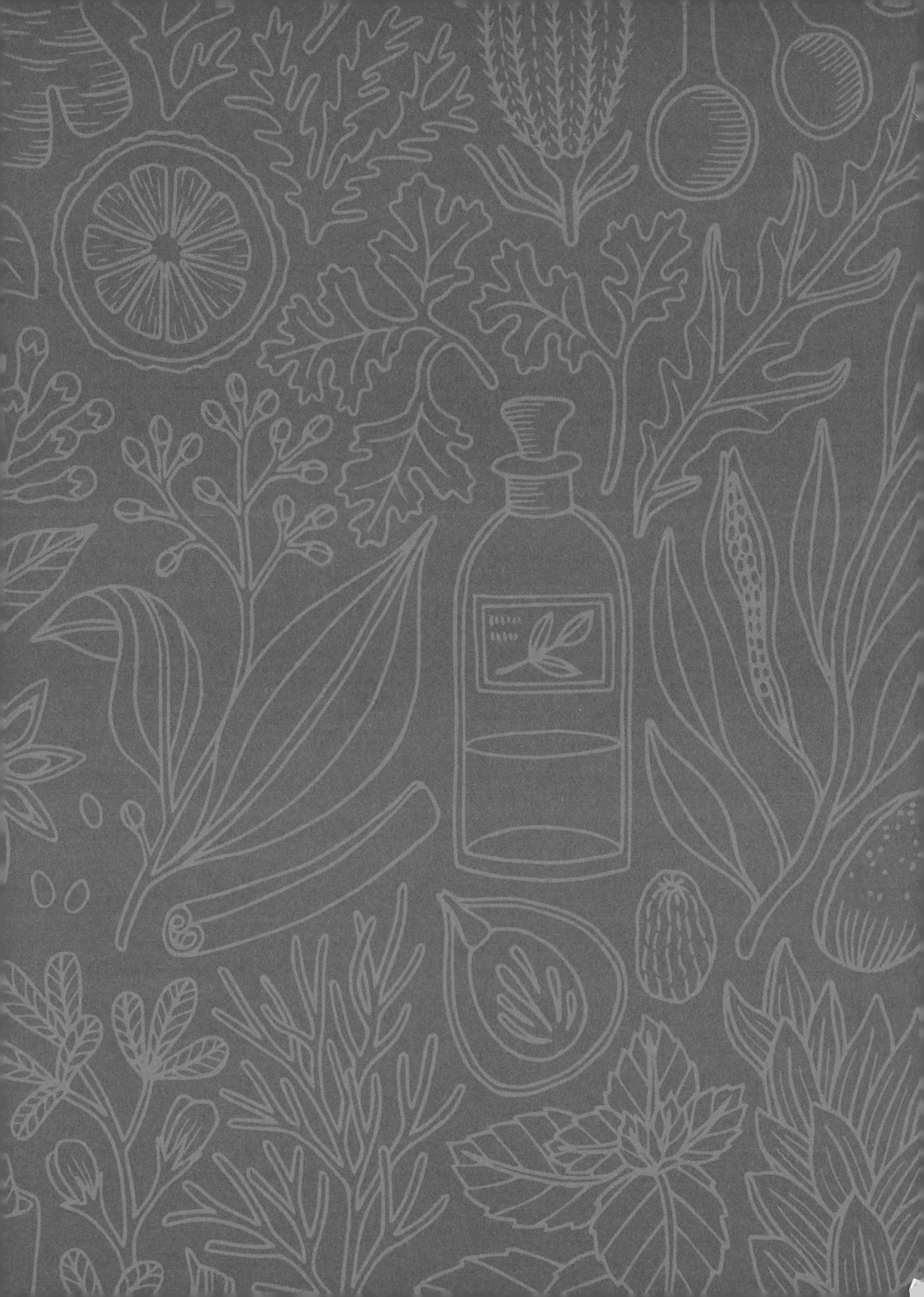